中西医结合执业助理医师资格考试医学综合最后成功四套胜卷
答案与解析

中西医结合执业助理医师资格考试医学综合最后成功四套胜卷（一）答案

第一单元

1.B	2.A	3.B	4.C	5.D	6.D	7.E	8.B	9.E	10.A
11.E	12.A	13.C	14.B	15.D	16.D	17.A	18.D	19.C	20.D
21.D	22.B	23.D	24.C	25.D	26.C	27.B	28.C	29.C	30.D
31.B	32.B	33.A	34.A	35.A	36.E	37.D	38.C	39.B	40.D
41.B	42.B	43.C	44.B	45.A	46.A	47.A	48.E	49.E	50.A
51.D	52.A	53.B	54.A	55.C	56.E	57.C	58.C	59.E	60.A
61.A	62.A	63.B	64.B	65.A	66.A	67.A	68.C	69.C	70.B
71.D	72.D	73.C	74.D	75.D	76.A	77.C	78.E	79.D	80.E
81.E	82.B	83.B	84.C	85.E	86.A	87.C	88.C	89.C	90.C
91.E	92.B	93.C	94.A	95.C	96.C	97.E	98.A	99.A	100.E
101.C	102.A	103.E	104.C	105.D	106.A	107.D	108.E	109.E	110.B
111.C	112.D	113.C	114.D	115.E	116.B	117.B	118.A	119.C	120.D
121.C	122.E	123.A	124.D	125.E	126.D	127.C	128.A	129.C	130.D
131.A	132.C	133.C	134.D	135.A	136.C	137.A	138.D	139.A	140.D
141.B	142.C	143.B	144.C	145.A	146.C	147.D	148.E	149.E	150.C

第二单元

1.A	2.D	3.E	4.C	5.B	6.A	7.B	8.C	9.C	10.E
11.A	12.A	13.E	14.C	15.A	16.C	17.B	18.E	19.C	20.C
21.A	22.E	23.D	24.A	25.B	26.C	27.B	28.C	29.E	30.A
31.A	32.A	33.A	34.D	35.B	36.C	37.C	38.A	39.A	40.D
41.B	42.A	43.C	44.B	45.B	46.B	47.B	48.E	49.B	50.B
51.C	52.E	53.A	54.C	55.C	56.D	57.E	58.E	59.D	60.E
61.E	62.E	63.E	64.C	65.B	66.C	67.B	68.B	69.E	70.E
71.A	72.B	73.D	74.A	75.B	76.E	77.A	78.B	79.C	80.A
81.E	82.E	83.A	84.E	85.D	86.A	87.D	88.A	89.B	90.E
91.A	92.C	93.A	94.B	95.C	96.C	97.C	98.E	99.C	100.D
101.D	102.E	103.A	104.C	105.C	106.C	107.C	108.C	109.A	110.D
111.E	112.A	113.A	114.B	115.E	116.E	117.E	118.E	119.C	120.D
121.A	122.B	123.B	124.C	125.E	126.B	127.E	128.D	129.B	130.E
131.B	132.C	133.E	134.A	135.A	136.B	137.B	138.C	139.B	140.D
141.B	142.D	143.B	144.E	145.D	146.B	147.A	148.E	149.B	150.A

中西医结合执业助理医师资格考试医学综合最后成功四套胜卷（一）解析

第一单元

1. 答案：B 解析：证，即证候，是疾病过程中的某一阶段或某一类型的病理概括，一般由一组相对固定的、有内在联系的、能揭示疾病某一阶段或某一类型病变本质的症状和体征构成。

2. 答案：A 解析：人体形体组织按阴阳属性划分，皮肤为阳中之阳，肌肉为阳中之阴，筋为阴中之阳，骨为阴中之阴。注意此处阴阳划分与五行属性无关。

3. 答案：B 解析：阴阳互根，指一切事物或现象中相互对立着的阴阳两个方面，具有相互依存、互为根本的关系。即阴和阳任何一方都不能脱离另一方而单独存在，每一方都以相对另一方的存在作为自己存在的前提和条件。若阴阳互根关系被破坏，便会导致"孤阴不生""独阳不长"，甚则"阴阳离决，精气乃绝"而死亡。

4. 答案：C 解析：相乘指五行中一行对其所胜的过度制约或克制。相乘的次序与相克相同：木→土→水→火→金→木。水气凌心指水气上逆，引起心脏的病变。由于脾肾阳虚，气化障碍，水液停留体内，不能正常排泄，产生痰饮、水肿等水气病。水气上逆，停聚胸膈影响心阳时，可致心阳不振，心气不宁，出现心悸、气促等症状。肾属水，心属火，病理状态下水过度克制火，即为相乘传变。

5. 答案：D 解析：肺覆盖于五脏六腑之上，又能宣发卫气于体表，具有保护诸脏免受外邪侵袭的作用，故有"脏之长"之称。

6. 答案：D 解析：肝气具有疏通、畅达全身气机的作用。血液运行和津液输布代谢，有赖于气机的调畅。气行则血行，气滞则血瘀；气行则水行，气滞则水停。肝主疏泄功能正常，则气机调畅，血与津液运行通利。

7. 答案：E 解析：肺肾阴阳，相互资生。肺阴充足，下输于肾，使肾阴充盈。肾阴为诸阴之本，肾阴充盛，上滋于肺，使肺阴充足。肾阳为诸阳之本，能资助肺阳，推动津液输布，则痰饮不生，咳喘不作。

8. 答案：B 解析：胃气将饮食物初步消化，并形成食糜。胃被称为"水谷气血之海""五脏六腑之海"。

9. 答案：E 解析：在病理上，肺失清肃，津液不能下达，大肠失润，传导失常，可导致大便干结难下。若肺气虚弱，推动无力，大肠传导无力，可导致大便困难。中医称之为"气虚便秘"。

10. 答案：A 解析：元气又称原气，是人体中最根本、最重要的气，是人体生命活动的原动力。

11. 答案：E 解析：宗气生理功能如下。①走息道以行呼吸——与呼吸、语言、发声有关。②贯心脉以行血气——与气血运行、心搏的力量及节律有关。③下蓄丹田以资先天。

12. 答案：A 解析：阴阳的对立制约，是指属性相反的阴阳双方在一个统一体中的相互斗争、相互制约和相互排斥。阳盛则阴病，阳偏盛的实热导致了阴虚，阴盛则阳病，阴偏盛的实寒导致了阳虚，都体现了阴阳双方的相互斗争、相互制约和相互排斥。

13. 答案：C 解析：湿邪的性质和致病特点如下。①湿为阴邪，易伤阳气。②湿性重浊。③湿性黏滞，易阻遏气机。④湿性趋下，易袭阴位。

14. 答案：B 解析：疠气的致病特点如下。①发病急骤、病情危笃。②传染性强、易于流行。③一气一病，症状相似。

15. 答案：D 解析：《素问·举痛论》云："劳则气耗。"

16. 答案：D 解析：继发，是指在原发疾病基础上，继发新的疾病。其特点是新的疾病与原发病在病理上有密切联系。如小儿食积而发生的疳积。

17. 答案：A 解析：通因通用，即以通治通，是指用通利的药物来治疗具有通泻症状的真实假虚证。如瘀血性崩漏、热结旁流、食积性腹泻等。

18. 答案：D 解析：阴中求阳，即补阳时适当佐以补阴药，所求为阳，补阳是重点，适用于阳虚则寒的虚寒证。

19. 答案：C 解析：疹为皮肤出现红色或紫红色、粟粒状疹点，高出皮肤，抚之碍手，压之褪色。斑为皮肤出现深红色或青紫色片状斑块，平摊于皮肤，摸之不碍手，压之不褪色。二者鉴别的重点在于是否高出皮肤、抚之碍手、压之褪色。

20. 答案：D 解析：瘀血、气滞、结石、虫积等有形实邪阻闭气机，或寒邪凝滞气机，常导致痛剧如刀绞割之绞痛。

21. 答案：D 解析：味觉减退，口中乏味，甚至无味，属脾胃虚弱。

22. 答案：B 解析：黑色主肾虚、寒证、水饮、瘀血、疼痛。其中，面色黧黑、肌肤甲错多由瘀血日久所致。

23. 答案：D 解析：牙齿燥如枯骨，为肾阴枯涸，精不上荣，见于温热病的晚期。

24. 答案：C 解析：绛舌主里热亢盛、阴虚火旺。舌绛少苔或无苔，或有裂纹，多属久病阴虚火旺，或热病后期阴液耗损。

25. 答案：D 解析：自言自语，喃喃不休，见人语止，首尾不续，病属独语，多因心气虚弱、神气不足，或气郁痰阻、蒙蔽心神所致，属阴证。常见于癫病和郁病。

26. 答案：C 解析：新病音哑或失音者，多属实证，多因外感风寒或风热袭肺，或痰湿壅肺，肺失清肃，邪闭清窍所致，即所谓"金实不鸣"。

27. 答案：B 解析：濡脉主虚证、湿困，故选B。

28. 答案：C 解析：凡肿块推之不移，痛有定处者，为癥积，病属血分；肿块推之可移，或痛无定处，聚散不定者，病属

气分。

29. 答案：C 解析：血虚证是指血液亏虚，不能濡养脏腑、经络、组织，以面、睑、唇、舌色白，脉细为主要表现的虚弱证候。血虚以"色白"为特征而无热象，阴虚以"色赤"为特征而有明显热象，故心烦常出现于阴虚证，而非血虚证。

30. 答案：D 解析：假神提示脏腑精气耗竭殆尽，正气将绝，阴不敛阳，虚阳外越，阴阳即将离决，属病危，常见于临终之前，为死亡的预兆，古人比喻为回光返照、残灯复明。E项为真寒假热证的病机，注意区分。

31. 答案：B 解析：性温、热，味辛、甘的多为升浮药。

32. 答案：B 解析：妊娠禁用药物指毒性较强或药性猛烈的药物，如巴豆、牵牛子、大戟、商陆、麝香、三棱、莪术、水蛭、斑蝥、雄黄、砒霜等。

33. 答案：A 解析：荆芥功效为解表散风，透疹消疮，止血。蝉蜕功效为疏散风热，利咽开音，透疹，明目退翳，息风止痉。共同功效是透疹。

34. 答案：A 解析：巴豆霜功效为峻下冷积，逐水退肿，豁痰利咽，外用蚀疮。大黄功效为泻下攻积，清热泻火，凉血解毒，逐瘀通经，除湿退黄。火麻仁功效为润肠通便。郁李仁功效为润肠通便，下气利水。松子仁功效为润肠通便，润肺止咳。

35. 答案：A 解析：金银花味甘、辛、苦，性寒，趋向升浮，芳香升散，归肺、心、胃经。金银花能清热解毒，疏散风热，善清肺卫之热；且质轻气香，又能宣散肺经之风热，为治风热表证及温病初起之良药。其宣散之性，既能开营热外达之路，通畅气机，清解由营分转出之气热，又能使初入营血之热邪转出，从气分而解，防止热邪进一步深入营分。此即叶天士所谓"入营犹可透热转气"之意，故温病在卫气营血各阶段均可应用本品。

36. 答案：E 解析：地骨皮功效为凉血除蒸，清肺降火。

37. 答案：D 解析：茯苓功效为利水渗湿，健脾，宁心。薏苡仁功效为利水渗湿，健脾止泻，除痹，排脓。共同具有的功效是

健脾。

38.答案：C 解析：干姜功效为温中散寒，回阳通脉，温肺化饮。主治病证：①脾胃寒证，腹痛吐泻。为温暖中焦之主药。②亡阳证。③寒饮喘咳。

39.答案：B 解析：青皮功效为疏肝破气，消积化滞。主治病证：①肝郁气滞，胸胁胀痛，疝气疼痛，乳癖。②脘腹胀痛，食积气滞。③癥瘕积聚、久疟痞块。

40.答案：D 解析：莱菔子功效为消食除胀，降气化痰。主治病证：①食积气滞证。消食化积，尤善行气消胀。②喘咳痰多，胸闷食少。

41.答案：B 解析：槟榔功效为杀虫消积，行气，利水，截疟。

42.答案：B 解析：蒲黄功效为止血，化瘀，通淋。三七功效为散瘀止血，消肿定痛。茜草功效为凉血，祛瘀，止血，通经。白及功效为收敛止血，消肿生肌。白茅根功效为凉血止血，清热利尿。

43.答案：C 解析：郁金功效为活血止痛，行气解郁，清心凉血，利胆退黄。丹参功效为活血祛瘀，通经止痛，清心除烦，凉血消痈。

44.答案：B 解析：竹茹功效为清热化痰，除烦止呕。主治病证：①肺热咳嗽、痰热心烦不寐。②胃热呕吐、妊娠恶阻。

45.答案：A 解析：黄芪功效为补气升阳，固表止汗，利水消肿，托疮生肌。

46.答案：A 解析：杜仲功效为补肝肾，强筋骨，安胎。主治病证：①肝肾不足，腰膝酸痛，筋骨无力，头晕目眩。善治肾虚腰痛。②肝肾亏虚，妊娠漏血，胎动不安。

47.答案：A 解析：龟甲功效为滋阴潜阳，益肾强骨，养血补心，固经止崩。主治病证：①阴虚潮热，骨蒸盗汗，头晕目眩，虚风内动。②肾虚筋骨痿弱。③阴虚血亏之惊悸、失眠、健忘。④崩漏经多。还能止血，可治阴虚血热，冲任不固之崩漏、月经过多。

48.答案：E 解析：肉豆蔻功效为温中行气，涩肠止泻。主治病证：虚寒泻痢，脘腹胀痛，食少呕吐。

49.答案：E 解析：反佐药是指在病重邪甚时，为防止拒药，配用的与君药性质相反而又能在治疗中起相反相成作用的药物。

50.答案：A 解析：逍遥散中柴胡疏肝解郁为君药。

51.答案：D 解析：小柴胡汤中柴胡透泄少阳半表之邪为君；黄芩清泄少阳半里之热为臣，二药一清一散，合而为和解少阳的基本结构。

52.答案：A 解析：桑菊饮的功效为疏风清热，宣肺止咳。主治风温初起，邪客肺络证。

53.答案：B 解析：参苓白术散的功效为益气健脾，渗湿止泻。主治脾虚湿盛证，症见饮食不化，胸脘痞闷，肠鸣泄泻，四肢乏力，形体消瘦，面色萎黄，舌淡苔白腻，脉虚缓。亦可用于治疗肺脾气虚，痰湿咳嗽。

54.答案：A 解析：四物汤的功效为补血调血。主治营血虚滞证。配伍特点为阴柔辛甘相伍，补中寓行，补血不滞血，行血不伤血。

55.答案：C 解析：天王补心丹的功效为滋阴养血，补心安神。主治阴虚血少，神志不安证。

56.答案：E 解析：川芎茶调散中羌活偏治太阳经头痛，白芷偏治阳明经头痛，细辛偏治少阴经头痛。

57.答案：C 解析：清营汤的功效为清营解毒，透热养阴。主治热入营分证，症见身热夜甚，神烦少寐，时有谵语，目常喜开或喜闭，口渴或不渴，斑疹隐隐，脉细数，舌绛而干。

58.答案：C 解析：麦门冬汤的功效为滋养肺胃，降逆下气。主治虚热肺痿及胃阴不足证。

59.答案：C 解析：五苓散的功效为利水渗湿，温阳化气。主治蓄水证、痰饮及水湿内停证。

60.答案：A 解析：真人养脏汤的功效为涩肠固脱，温补脾肾。主治久泻久痢，脾肾虚寒证，症见泻利无度，滑脱不禁，甚至脱肛坠下，脐腹疼痛，喜温喜按，倦怠食少，舌淡苔白，脉沉迟细。

61.答案：A 解析：银翘散的组成包括

连翘、金银花、桔梗、薄荷、竹叶、生甘草、荆芥穗、淡豆豉、牛蒡子、鲜苇根；桑菊饮的组成包括桑叶、菊花、杏仁、连翘、薄荷、桔梗、生甘草、苇根。

62. 答案：A 解析：理中丸的功效为温中祛寒，补气健脾。除治疗脾胃虚寒证、阳虚失血证外，还可治疗中阳不足，阴寒上乘所致的胸痹；或脾气虚寒，不能摄津之病后多涎唾；或中阳虚损，土不荣木之小儿慢惊；或清浊相干，升降失常之霍乱等。

63. 答案：B 解析：羚角钩藤汤的功效为凉肝息风，增液舒筋。主治肝热生风证。

64. 答案：B 解析：独活寄生汤的组成包括独活、桑寄生、杜仲、牛膝、细辛、秦艽、茯苓、肉桂心、防风、川芎、人参、甘草、当归、芍药、干地黄。

65. 答案：A 解析：半夏泻心汤中以半夏散结除痞，善降逆止呕，干姜温中散寒；又以黄芩、黄连苦寒降下以泄热开痞，体现"辛开苦降"的特点。

66. 答案：A 解析：《中华人民共和国传染病防治法》是现行的由全国人民代表大会常务委员会制定的卫生法律。

67. 答案：A 解析：医师在执业活动中不按照规定使用麻醉药品、医疗用毒性药品、精神药品和放射性药品的，由县级以上人民政府卫生健康主管部门给予警告，情节严重的，责令暂停六个月以上一年以下执业活动，直至吊销其医师执业证书。

68. 答案：C 解析：对医疗机构内的甲类传染病患者的密切接触者，在指定场所进行医学观察和采取其他必要的预防措施。

69. 答案：C 解析：心脏神经症的胸痛在体力活动后反而减轻。

70. 答案：B 解析：左锁骨上窝淋巴结肿大，多为腹腔脏器癌肿（胃癌、肝癌、结肠癌等）转移；右锁骨上窝淋巴结肿大，多为胸腔脏器癌肿（肺癌等）转移。鼻咽癌易转移到颈部淋巴结；乳腺癌最早经胸大肌外侧缘淋巴管侵入同侧腋下淋巴结。

71. 答案：D 解析：双侧眼睑闭合不全常见于甲状腺功能亢进症；单侧眼睑闭合不全常见于面神经麻痹。

72. 答案：D 解析：角膜边缘出现黄色或棕褐色环，环外缘清晰，内缘模糊，是铜代谢障碍的体征，称为凯－费环（角膜色素环），见于肝豆状核变性（Wilson病）。

73. 答案：C 解析：胸膜摩擦音在吸气和呼气时皆可听到，一般以吸气末或呼气开始时较为明显。屏住呼吸时胸膜摩擦音消失，可借此与心包摩擦音区别。深呼吸或在听诊器体件上加压时胸膜摩擦音常更清楚。胸膜摩擦音可发生于胸膜的任何部位，但最常见于脏层胸膜与壁层胸膜发生位置改变最大的部位——胸廓下侧沿腋中线处。胸膜摩擦音是干性胸膜炎的重要体征。

74. 答案：D 解析：负性心尖搏动见于粘连性心包炎、显著右心室增大者。

75. 答案：B 解析：舒张早期奔马律的出现，提示心脏有严重的器质性病变，见于各种原因的心力衰竭、急性心肌梗死、重症心肌炎等。

76. 答案：A 解析：类风湿关节炎引起的梭形关节最常见。

77. 答案：C 解析：肢体远端对称性完全性感觉缺失，呈手套状、袜子状分布，多见于多发性神经炎。

78. 答案：E 解析：中性粒细胞核左移常见于感染，特别是急性化脓性感染，也可见于急性大出血、急性溶血反应、急性中毒等。巨幼细胞贫血见于中性粒细胞核右移，常伴有白细胞总数减少，为骨髓造血功能减低或缺乏造血物质所致。

79. 答案：D 解析：血清总胆红素、结合胆红素、非结合胆红素均中度增加，考虑为肝细胞性黄疸，见于病毒性肝炎、中毒性肝炎、肝癌、肝硬化等。

80. 答案：E 解析：血型不合的输血反应可见血红蛋白尿，呈浓茶色或酱油色，镜检无红细胞，但隐血试验为阳性。

81. 答案：E 解析：三度房室传导阻滞特征如下。①P波和QRS波群无固定关系，PP与RR间距各有其固定的规律性。②心房率＞心室率。③QRS波群形态正常或宽大畸形。

82. 答案：B 解析：M受体兴奋药毛果芸香碱对眼的作用有缩瞳、降低眼内压、调节痉挛，常用于治疗青光眼，以及与扩瞳药交替使用治疗虹膜睫状体炎。另外，毛果芸香碱还能促进腺体分泌，兴奋平滑肌。

83. 答案：B 解析：新斯的明属于抗胆碱酯酶药，而有机磷酸酯类为难逆性、持久性抗胆碱酯酶药，使用新斯的明会导致病情进一步加重，此时需使用 AchE 复活药，常用药物有氯解磷定和双复磷。发现患者中毒后，应将其移离毒物现场。经皮肤中毒者，立即用温水、肥皂水清洗皮肤。M 受体阻断药阿托品为特异性、高效能解毒药物，能迅速对抗体内 Ach 的 M 样作用，大剂量能解除一部分中枢症状，并兴奋呼吸中枢，应尽早、大剂量给药。中度及重度中毒时，阿托品常与胆碱酯酶复活药合用，以彻底消除病因与症状。

84. 答案：C 解析：此题考查几种拟肾上腺素药物作用受体的区分。肾上腺素能激动 α、β 受体；去甲肾上腺素对 α 受体有强大激动作用，对 β_1 受体作用较弱，对 β_2 受体几乎无作用；间羟胺直接兴奋 α 受体，对 β_1 受体作用较弱；异丙肾上腺素对 β 受体有很强的激动作用，对 β_1、β_2 受体选择低，对 α 受体几乎无作用；多巴胺则主要激动 α、β 和多巴胺（DA）受体。

85. 答案：E 解析：左旋多巴是多巴胺（DA）递质合成的前体物质。左旋多巴在脑内多巴胺脱羧酶的作用下生成 DA，补充纹状体 DA 不足，产生抗帕金森病作用。

86. 答案：A 解析：治疗剂量的吗啡明显降低呼吸中枢对 CO_2 的敏感性，使呼吸频率减慢，潮气量变小。吗啡急性中毒表现为昏迷，呼吸高度抑制，针尖样瞳孔（严重缺氧时则瞳孔可散大），血压降低，甚至休克。呼吸麻痹是中毒致死的主要原因。

87. 答案：C 解析：第一代 H_1 受体阻滞药中枢抑制作用强，应用受到限制，多数药物可通过血脑屏障，产生不同程度镇静、嗜睡等中枢抑制作用，以苯海拉明和异丙嗪最强；中枢抑制作用可能是由于中枢 H_1 受体被阻断，拮抗了内源性组胺介导的觉醒反应所致。第二代药物如阿司咪唑无中枢抑制作用。

88. 答案：C 解析：高效利尿药呋塞米（速尿）作用于髓袢升支粗段，选择性地抑制

Na^+、Cl^- 的重吸收而产生强利尿作用，且反复给药不易蓄积。

89. 答案：C 解析：β 受体阻滞药其 β_1 受体的阻断作用可使心率减慢，心脏舒张期延长而增加冠脉灌流时间，抑制心肌收缩力，减少心脏做功，降低心肌耗氧量而发挥抗心绞痛作用。用于稳定型及不稳定型心绞痛，对伴有高血压和快速心律失常患者效果更好。常用药物包括普奈洛尔、美托洛尔、阿替洛尔。

90. 答案：C 解析：肝素在体内和体外均具有抗凝血作用，作用迅速，能延长凝血酶原时间，而香豆素类药物无体外抗凝作用。

91. 答案：E 解析：糖皮质激素类药物是目前治疗哮喘最有效的抗炎抗过敏药物。由于长期全身使用糖皮质激素类药物能引起许多严重的不良反应，一些新型吸入用的糖皮质激素类药物，如曲安西龙、倍他米松、二丙酸倍氯米松、布地奈德、曲安奈德、氟尼缩松等用于临床，有强大的局部抗炎作用，主要用于气道扩张药不能有效控制的慢性支气管哮喘、反复发作的顽固性哮喘和哮喘持续状态。

92. 答案：B 解析：二甲双胍（降糖片）的降糖作用不依赖于胰岛 β 细胞的功能，故对胰岛功能完全丧失的糖尿病患者仍有作用。可能机制：①增加肌肉组织中无氧糖酵解。②促进组织对葡萄糖的摄取。③减少肝细胞糖异生。④减慢葡萄糖在肠道中的吸收。⑤增加胰岛素与其受体结合。⑥降低血中胰高血糖素水平。

93. 答案：C 解析：甲氧苄啶（TMP）又称抗菌增效剂。可抑制细菌二氢叶酸还原酶，阻碍四氢叶酸的合成。它与磺胺合用可使细菌叶酸代谢受双重阻断，使抗菌作用增加数倍至数十倍，甚至出现杀菌作用，且可减少耐药性产生。

94. 答案：A 解析：氨基糖苷类药物具有耳毒性，对前庭神经功能和耳蜗听神经均有损害。前者表现为头昏、视力减退、眼球震颤、眩晕、恶心、呕吐、共济失调；后者表现为耳鸣、听力减退和永久性耳聋。高效利尿药呋塞米也具有耳毒性，应避免二药合用。

95. 答案：C 解析：感染的五种表现形式中，隐性感染者最多见，病原携带者次之，显

性感染者比率最低，但最易识别。显性感染又称临床感染，感染后不但引起机体免疫应答，还导致组织损伤，引起病理改变和临床表现。

96. 答案：C 解析：重型肝炎表现为一系列肝衰竭综合征，极度乏力，严重消化道症状，神经、精神症状，有明显出血现象，黄疸加深，胆红素大于正常值10倍，可出现中毒性鼓肠、肝臭、肝肾综合征，可见扑翼样震颤及病理反射，肝浊音界进行性缩小，胆酶分离，血氨升高等。重型肝炎常表现为肝脏缩小，而非肿大。

97. 答案：E 解析：流行性出血热可经呼吸道、消化道、接触、母婴垂直、虫媒等多种途径传播。全年散发，但有明显的季节高峰。野鼠型发病以秋冬季为多，家鼠型发病以春夏季为多。各年龄组均可发病，以青壮年为主。典型患者有五期经过，非典型和轻型病例可出现越期或不典型表现，而重型患者则可出现发热期、休克期和少尿期之间的重叠。

98. 答案：A 解析：乙脑是人畜共患的自然疫源性疾病。猪的感染率高，感染后血中病毒含量多，病毒血症期长，且猪的饲养范围广，更新快，是本病的主要传染源。乙脑主要通过蚊虫叮咬传播，蚊虫是传播途径，而不是传染源，注意明确区分。

99. 答案：A 解析：艾滋病（AIDS）是由人免疫缺陷病毒（HIV）引起的以侵犯辅助性 T 淋巴细胞（CD_4^+T）为主，造成细胞免疫功能缺损为基本特征的传染性疾病。

100. 答案：E 解析：流行性感冒以全身中毒症状为主，发热通常持续 3～4 日，呼吸道症状轻微或不明显。注意与普通感冒鉴别。

101. 答案：C 解析：艾滋病期并发呼吸系统感染，以肺孢子菌肺炎最为常见。

102. 答案：A 解析：流行性出血热在病程的 3～7 日，由于全身小血管和毛细血管广泛受损，通透性增加，血浆大量外渗使血容量下降引起的低血压休克，称为原发性休克。

103. 答案：E 解析：一旦高度怀疑流脑，应在 30 分钟内行抗菌治疗，青霉素为首选药，较大剂量青霉素能使脑脊液内药物达到有效浓度，从而获得满意疗效。

104. 答案：C 解析：手阳明大肠经与足阳明胃经交于鼻旁。

105. 答案：D 解析：胃之募穴为中脘。

106. 答案：A 解析：肩胛骨内侧缘至后正中线的骨度折量寸为 3 寸。

107. 答案：D 解析：高频考点，八会穴之脉会太渊，善治疗无脉症。

108. 答案：E 解析：列缺为手太阴肺经络穴，亦是八脉交会穴，通任脉。列缺除主治本经相关肺系病证，以及局部手腕痛之外，还能治疗外感头痛、项强、齿痛、口㖞等头面五官疾患。《四总穴歌》所载"头项寻列缺"，是循经取穴的具体体现。

109. 答案：E 解析：任脉中脘在上腹部，脐中上 4 寸，前正中线上。C、D 项分别为下脘和建里，B 项为天突，A 项为神阙穴。

110. 答案：B 解析：用押手拇、食二指将欲针刺腧穴部位的皮肤向两侧撑开，使皮肤绷紧，刺手持针，使针从押手拇、食二指的中间刺入，是为舒张进针法，主要用于皮肤松弛部位腧穴的进针。

111. 答案：C 解析：隔附子饼灸属于间接灸，具有温补肾阳等作用，多用于治疗命门火衰而致的阳痿、早泄或疮疡久溃不敛等病证。

112. 答案：D 解析：针灸治疗头痛，常根据头痛部位循经取穴和取阿是穴为主。若头痛连及项背，兼恶风畏寒，苔薄白，脉浮紧者为风寒头痛，配穴当选风门、列缺。

113. 答案：C 解析：关节肌肉疼痛，屈伸不利，疼痛重着，或肿胀麻木，苔白腻，脉濡缓者为着痹，配穴当选阴陵泉、足三里。

114. 答案：D 解析：胃痛如刺，痛有定处，或有呕血黑便，舌质紫暗或有瘀斑，脉涩者为瘀血停胃，配穴当选膈俞、三阴交。

115. 答案：E 解析：治疗耳鸣耳聋虚证，取局部腧穴及足少阴经穴为主，主穴取听宫、翳风、太溪、肾俞。

116. 答案：B 解析：突然片状脱发，脱落处显露圆形或椭圆形光亮头皮而无自觉症状，称为斑秃，多为血虚受风所致。

117. 答案：B 解析：气逆证是指气机失调，气上冲逆，主要指肺胃之气不降而上逆，或肝气升发太过而上逆。导致气逆的原因，可有外邪侵袭、痰饮瘀血内停、寒热刺激、情志过激等。临床可表现为咳嗽频作，呼吸喘促；呃逆、嗳气不止，或恶心、呕吐、呕血；头痛、眩晕，甚至昏厥等。

118. 答案：A 解析：题干为大泻后，体内津液耗损过多所致津液亏虚证。体内津液亏少，脏腑、组织、官窍失却滋润、濡养、充盈，以口渴尿少，口、鼻、唇、舌、皮肤、大便干燥等为主要表现。

119. 答案：C 解析：肺肾气虚证以久病咳喘、呼多吸少、动则尤甚，兼见气虚症状为辨证的主要依据。

120. 答案：D 解析：湿热蕴脾证以腹胀、纳呆、便溏不爽、身重、发热、苔黄腻等为辨证的主要依据。

121. 答案：C 解析：心肾阳虚证以心悸、水肿，兼见虚寒症状为辨证的主要依据。

122. 答案：E 解析：当归四逆汤主治血虚寒厥证，症见手足厥寒，或腰、股、腿、足、肩臂疼痛，口不渴，舌淡苔白，脉沉细或细而欲绝。为桂枝汤去生姜，倍大枣，加当归、通草、细辛组成。

123. 答案：A 解析：患者起病较缓，病程较短，临床症状较轻，主要表现为乏力、食欲不振、厌油腻、腹胀，体征出现肝大、压痛，ALT升高，没有黄疸，首先应考虑急性无黄疸型肝炎。可根据病原学等检查进一步诊断。

124. 答案：D 解析：沿海国家是霍乱的主要流行区，结合典型泻吐表现，高度怀疑为霍乱。将新鲜粪便做悬滴暗视野显微镜检查，可见运动活泼呈穿梭状的弧菌，此为动力试验阳性，常用于霍乱的快速诊断。

125. 答案：E 解析：根据持续咳嗽伴低热，盗汗，乏力等典型临床表现，结合胸片右肺尖云雾状阴影，应考虑为浸润性肺结核。

126. 答案：D 解析：剧烈泻吐，结合米泔水样排泄物，迅速出现脱水，循环衰竭及肌肉痉挛，应诊断为疑似霍乱。而及时足量补液是治疗本病的关键。

127. 答案：C 解析：腰痛起病缓慢，隐隐作痛，反复发作者为肾虚腰痛，配穴当选肾俞、太溪。

128. 答案：A 解析：意识清楚，半身不遂，口角㖞斜，语言不利，兼见面红目赤，眩晕头痛，口苦，舌红或绛，苔黄，脉弦有力者为中风中经络之肝阳暴亢证，配穴当选太冲、太溪。

129. 答案：C 解析：眩晕久作不已，兼少寐健忘，耳鸣，腰酸膝软，舌红，脉弦细者为肾精不足之眩晕虚证，主穴选百会、风池、肝俞、肾俞、足三里。

130. 答案：D 解析：有便意，但排出不畅，便质不干硬，临厕努挣乏力，舌淡苔薄，脉细弱者为虚秘，配穴当选足三里、脾俞、气海。

131. 答案：A 解析：小腹冷痛拒按，得热痛减，量少色暗，面色青白，肢冷畏寒，舌暗苔白，脉沉紧者，为痛经之寒凝血瘀证，配穴取关元、归来。

132. 答案：C 解析：瘾疹起病急骤，皮肤突发瘙痒不止，可见大小不等、形状各异的风团，融合成片或孤立散在，淡红或白色，边界清楚，此伏彼起，一日之内可发作数次者，病情较急；反复发作，缠绵不愈，风团时多时少时无者，病情较缓。治疗主穴是曲池、合谷、血海、膈俞、委中。其中，膈俞、血海、委中合用意在"治风先治血，血行风自灭"，起到疏风、活血、止痒的作用。

133～134. 答案：C、D 解析：气能行血指血液的正常运行必须依靠气的推动作用。血属阴主静，血不能自行，必须依赖气的推动作用，气行则血行。病理情况下可出现，气虚则血瘀，气滞则血瘀，血随气逆，血随气陷等。治疗血运失常的疾病，常配用补气、行气、降气的药物，这是对气能行血理论的应用。血能载气是指气存于血中，依附于血而不致散失，赖血之运载而运行全身。大失血的患者，气亦随之发生大量丧失，导致气涣散不收，漂浮无根的气脱病变，称为"气随血脱"。

135～136. 答案：A、C 解析：需特别注意肝风内动四证的鉴别。血虚生风证以眩晕、肢麻、震颤、瘙痒、拘急、瞤动，兼见血虚症状为辨证的主要依据。阴虚动风证以眩晕、手足震颤、蠕动等，兼见虚热症状为辨证的主要依据。热极生风证则见高热、神昏、抽揣。肝阳化风证以眩晕、肢麻震颤、头胀痛、面赤，甚至突然昏仆、口眼㖞斜、半身不遂为辨证要点。

137～138.答案：A、D　解析：知母功效为清热泻火，滋阴润燥。主治病证：气分实热烦渴，肺热燥咳，骨蒸潮热，内热消渴，肠燥便秘。清热泻火宜生用，滋阴润燥宜盐水炙用。栀子主治火毒疮疡，外用治扭挫伤痛。栀子外用生品适量，研末调敷。

139～140.答案：A、D　解析：麦门冬汤滋养肺胃，降逆下气，培土生金，肺胃同治；左金丸清泻肝火，降逆止呕，主治肝火犯胃证，辛开苦降，肝胃同治。

141～142.答案：B、C　解析：《中华人民共和国基本医疗卫生与健康促进法》规定，基层医疗卫生机构主要提供预防、保健、健康教育、疾病管理，为居民建立健康档案，常见病、多发病的诊疗，部分疾病的康复、护理，接收医院转诊患者，以及向医院转诊超出自身服务能力的患者等基本医疗卫生服务。《中华人民共和国基本医疗卫生与健康促进法》规定，医院主要提供疾病诊治，特别是急危重症和疑难病症的诊疗，突发事件医疗处置和救援，以及健康教育等医疗卫生服务，并开展医学教育、医疗卫生人员培训、医学科学研究和对基层医疗卫生机构的业务指导等工作。

143～144.答案：B、C　解析：夫短气，有微饮，当从小便去之，苓桂术甘汤主之，肾气丸亦主之。若偏于脾阳不运者，治用苓桂术甘汤；偏于肾阳不化者，治用肾气丸。

145～146.答案：A、C　解析：β受体阻滞药能减少心输出量，抑制肾素分泌，降低血压，常用于高血压，对伴有心输出量偏高或血浆肾素活性增高者及伴有冠心病者更适宜。RAS抑制药能增加肾血流量，保护肾脏，能改善胰岛素抵抗，不引起电解质紊乱和脂质代谢改变。其中，血管紧张素Ⅱ受体拮抗剂厄贝沙坦可用于高血压合并糖尿病肾病患者，能减轻肾损害。

147～148.答案：D、E　解析：某传染病流行范围广，甚至超过国界或洲界，称为大流行。某种传染病病例的发病在某一地区或单位，时间分布高度集中于一个短时间之内，多

是同一传染源或传播途径导致的，称为暴发。

149～150.答案：E、C　解析：直刺是针身与皮肤表面呈90°刺入，适用于人体大部分腧穴。斜刺是针身与皮肤表面约呈45°刺入，适用于皮薄肉少处，内有重要脏器处，或不宜直刺、深刺的腧穴。

第二单元

1.答案：A　解析：寒哮证见呼吸急促，喉中哮鸣有声，胸膈满闷如窒，咳不甚，咳吐不爽，痰稀薄色白，面色晦滞，口不渴或渴喜热饮，天冷或受寒易发，形寒畏冷，初起多兼恶寒、发热、头痛等表证，舌质淡，舌苔白滑，脉弦紧或浮紧。

2.答案：D　解析：一度房室传导阻滞特征如下。①窦性P波，每个P波后都有相应的QRS波群。②P-R间期延长至0.20秒以上（老人P-R间期＞0.22秒）。

3.答案：E　解析：心绞痛一般在停止诱发症状的活动后即可缓解，舌下含服硝酸甘油能在几分钟内缓解。因为舌下含服，而非送服，故E不正确。

4.答案：C　解析：大多数患者可出现典型的缺血性改变，即以R波为主的导联中，出现ST段水平或下斜型压低≥0.1mV。

5.答案：B　解析：内镜检查是消化性溃疡最直接的诊断方法。胃镜取活检做病理学检查，对良性与恶性溃疡的鉴别诊断有很高价值。

6.答案：A　解析：肝硬化可出现脾肿大。

7.答案：B　解析：肝癌湿热瘀毒证的证候特征如下。胁下结块坚实，痛如锥刺，脘腹胀满，目肤黄染，日渐加深，面色晦暗，肌肤甲错，或高热烦渴，口苦咽干，小便黄赤，大便干黑，舌质红有瘀斑，苔黄腻，脉弦数或涩。

8.答案：C　解析：慢性肾小球肾炎多数起病隐匿，进展缓慢，病程较长。其临床表现呈多样性，但以蛋白尿、血尿、高血压、水肿为基本临床表现，可有不同程度的肾功能减退。病情时轻时重、迁延难愈，渐进性发展为

慢性肾衰竭。

9. 答案：C　解析：慢性肾小球肾炎的治疗以积极控制高血压和减少尿蛋白为主要原则。力争把血压控制在理想水平，即蛋白尿 ≥ 1g/d，血压控制在 125/75mmHg 以下；蛋白尿 < 1g/d，血压控制可放宽到 130/80mmHg 以下。题干尿蛋白 < 1g/d，故 C 项正确。

10. 答案：E　解析：慢性肾小球肾炎脾肾阳虚证表现为全身浮肿，面色苍白，畏寒肢冷，腰脊冷痛，神疲，纳少，便溏，遗精，阳痿，早泄，或月经失调，舌质嫩淡胖，边有齿痕，脉沉细或沉迟无力。治以温补脾肾，方用附子理中丸或济生肾气丸加减。

11. 答案：A　解析：对保守治疗无效，出现下列指征的急性肾损伤患者，应考虑进行急诊透析。①少尿或无尿 2 天。②尿毒症症状明显。③肌酐清除率较正常下降超过 50%，或血尿素氮升高达 21mmol/L，血肌酐升高达 442μmol/L。④血钾超过 6.5mmol/L。⑤代谢性酸中毒，$CO_2-CP \leq 13mmol/L$。⑥脑水肿、肺水肿或充血性心力衰竭。

12. 答案：A　解析：慢性肾衰竭阴阳两虚证表现为浑身乏力，畏寒肢冷，或手足心热，口干欲饮，腰膝酸软，或腰部酸痛，大便稀溏或五更泄泻，小便黄赤或清长，舌胖润有齿痕，舌苔白，脉沉细。治以温扶元阳，补益真阴，方用金匮肾气丸或全鹿丸加减。

13. 答案：E　解析：缺铁性贫血为小细胞低色素性，诊断标准为男性 Hb < 120g/L，女性 Hb < 110g/L，孕妇 Hb < 100g/L；血清铁 < 8.95μmol/L，总铁结合力升高（> 64.44μmol/L），转铁蛋白饱和度降低（< 15%）；血清铁蛋白 < 12μg/L，提示贮铁耗尽。

14. 答案：C　解析：再生障碍性贫血多为虚证，也可见虚中夹实，阴阳虚损为基本病机，病变部位在骨髓，发病脏腑为心、肝、脾、肾，肾为根本，是由于精气内夺而引起。

15. 答案：A　解析：再生障碍性贫血多呈全血细胞减少，发病早期可仅有一系或二系减少，贫血呈正细胞正色素型，临床主要表现为贫血、感染和出血。淋巴细胞比例增高，巨核细胞明显减少，一般无脾肿大，一般抗贫血

药物治疗无效。

16. 答案：C　解析：甲亢临床表现为高代谢综合征，出现怕热多汗，皮肤温暖湿润；神经过敏，时有幻觉，甚而发生亚躁狂症，也有部分患者表现为寡言、抑郁；心血管系统方面，则出现心悸，胸闷，气促，稍活动后更加剧，严重者可导致甲亢性心脏病，心律失常以早搏最为常见，可见收缩压上升，舒张压降低，脉压差增大。

17. 答案：B　解析：如果没有禁忌证，且能够耐受，二甲双胍是 2 型糖尿病起始治疗的首选药物。尤其是无明显消瘦的患者及伴血脂异常、高血压或高胰岛素血症的患者，作为一线用药，可单用或联合其他药物。

18. 答案：E　解析：糖尿病气阴两虚证表现为口渴引饮，能食与便溏并见，或饮食减少，精神不振，四肢乏力，体瘦，舌质淡红，苔白而干，脉弱。治以益气健脾，生津止渴，方用七味白术散加减。

19. 答案：C　解析：他汀类药物是血脂异常药物治疗的基石，一般高 TC 血症首选他汀类。

20. 答案：C　解析：类风湿关节炎寒热错杂证表现为低热，关节灼热疼痛，或有红肿，形寒肢凉，阴雨天疼痛加重，得温则舒，舌质红，苔白，脉弦细或数。治以祛风散寒，清热化湿，方用桂枝芍药知母汤加减。

21. 答案：A　解析：癫痫全面性强直－阵挛发作（GTCS）即大发作，为最常见的发作类型之一，以意识丧失和全身对称性抽搐为特征。

22. 答案：E　解析：CT 检查是诊断脑出血安全有效的方法，为临床上脑出血疑诊病例的首选检查。

23. 答案：D　解析：急性一氧化碳中毒迟发性脑病的临床表现包括精神意识障碍（呈现痴呆状态、谵妄状态或去大脑皮层状态）、锥体外系神经障碍（出现震颤麻痹综合征，如面具面容、四肢肌张力增强、静止性震颤、慌张步态等）、锥体系神经损害（如偏瘫、病理反射阳性或小便失禁等）、大脑皮质局灶性功能障碍（如失语、失明等，或出现继发性癫痫）、脑神经及周围神经损害（如视神经萎缩

听神经损害及周围神经病变等）。

24. 答案：A　解析：心率和血压通常是临床上观察是否存在休克的首选指标。

25. 答案：B　解析：目前肾上腺素主要用于过敏性休克。

26. 答案：C　解析：泄泻湿热伤中证，症见泄泻腹痛，泻下急迫，或泻而不爽，粪色黄褐，气味臭秽，肛门灼热，烦热口渴，小便短黄，舌质红，苔黄腻，脉滑数或濡数，治法为清热利湿，分利止泻，方选葛根芩连汤加减。

27. 答案：B　解析：聚证是以腹中结块，或痛或胀，聚散无常，痛无定处为主要临床特征的一类病证。聚证在历代医籍中又称"瘕""疝气""癥块""痞块"等。

28. 答案：C　解析：六郁中，气郁、血郁、火郁主要关系于肝；食郁、湿郁、痰郁主要关系于脾；而虚证则与心的关系最为密切。

29. 答案：E　解析："上以疗君亲之疾，下以救贫贱之厄，中可保身长全"，体现了在医疗服务中一视同仁，公平地对待每一位患者，公正分配医疗卫生资源，公正对待患者。此为公正原则。

30. 答案：A　解析：体格检查的道德要求：全面系统，认真细致；关心体贴，减少痛苦；尊重患者，心正无私。

31. 答案：A　解析：生命伦理学《吉汉宣言》（2000 年）主张科技必须考虑公共利益。意识到生物学与医学的巨大进展，保证人权的迫切需要，滥用这个进展可能给人权带来的危险。

32. 答案：A　解析：根脚指肿疡之基底根部。

33. 答案：A　解析：肿疡期用金黄膏、玉露膏清热解毒，消肿止痛，散瘀化痰，适用于疮疡阳证。

34. 答案：D　解析：中度缺水失水量占体重的 4%～6%。

35. 答案：B　解析：代谢性碱中毒是由于酸丢失过多或碱摄入过多，使血浆 HCO_3^- 相对或绝对增高所致。电解质表现为血 Na^+ 增高，K^+、Cl^- 减少；尿 Cl^- 减少，呈碱性，但低钾性碱中毒时可出现反常酸性尿。

36. 答案：C　解析：输血的细菌污染反应可能与采血、贮血及输血等环节的无菌技术出现漏洞有关，以革兰染色阴性杆菌为常见。轻者可仅有发热，重者可出现败血症和中毒性休克，出现寒战高热、面红、结膜充血、呼吸困难、紫绀、呕吐、腹泻、脉搏细数、血压下降，甚至发生休克，血常规化验见白细胞明显升高。应采取有效的抗休克、抗感染治疗。

37. 答案：C　解析：疖病好发于项后、背部、臀部等处，数个到数十个，反复发作，缠绵经年不愈。

38. 答案：A　解析：闭式胸膜腔引流的穿刺部位，液体一般选在腋中线和腋后线之间的第 6～8 肋间插管引流，气体常选锁骨中线第 2 肋间。

39. 答案：A　解析：一般腹外疝病人在站立、行走、劳动或腹内压骤增时突出，在平卧、休息或用手向腹腔推送时又可回纳腹腔内，称为易复性疝。

40. 答案：D　解析：排便习惯改变，是直肠癌常见早期症状。

41. 答案：B　解析：慢性湿疹由急性和亚急性湿疹长期不愈或反复发作而成，部分患者一开始即表现为慢性湿疹的症状。皮损表现为皮肤肥厚粗糙、浸润，色暗红或紫褐色，有不同程度的苔藓样变。皮损表面常附有鳞屑伴抓痕、血痂、色素沉着，部分皮损可出现新的丘疹或水疱，抓破后有少量流滋。皮损多局限于某一部位，如小腿、手足、肘窝、腘窝、外阴、肛门等处。患者自觉瘙痒，呈阵发性，夜间或精神紧张、饮酒、食辛辣发物时瘙痒加剧。病程较长，反复发作，时轻时重。

42. 答案：A　解析：一期梅毒主要表现为疳疮（硬下疳），发生于不洁性交后 2～4 周，常发生在外生殖器部位，少数发生在唇、咽、宫颈等处，男性多发生在阴茎的包皮、冠状沟、系带或龟头上。

43. 答案：C　解析：雌激素能促进子宫肌细胞增生和肥大；增进血运，促使和维持子宫发育；增加子宫平滑肌对缩宫素的敏感性；使腺体及间质增生、修复；宫颈松弛、扩张，宫颈黏液分泌增加，易拉成丝状；促进输卵管肌层发育及上皮的分泌活动，加强输卵管平滑肌节律性收缩的振幅；促使阴道上皮细胞增

5

生、角化、黏膜变厚，并能增加细胞内糖原储存量，使阴道维持酸性环境；使阴唇发育、丰满、色素加深；协同 FSH 促进卵泡发育；促使乳腺管增生，乳头、乳晕着色，促进其他第二性征的发育；通过对下丘脑和垂体的正负反馈调节，控制促性腺激素的分泌；促进水钠潴留，促进肝脏高密度脂蛋白合成，抑制低密度脂蛋白合成，降低循环中胆固醇水平；维持和促进骨基质代谢。

44. 答案：A　解析：B 为终生不潮而能受孕。C 为女子年逾 16 周岁，月经尚未来潮，或月经周期已建立后又中断 6 个月以上者。D 为受孕之初，按月行经而无损于胎儿的。E 为身无病，月经 2 个月一潮的。

45. 答案：B　解析：预产期推算从末次月经第 1 日算起，月份减 3 或加 9，日数加 7（农历日数加 14），所得日期即为预产期。若孕妇记不清末次月经时间，应采用超声检查来协助推算，妊娠早期超声监测胎儿头臀长是估计孕周最准确的指标。

46. 答案：B　解析：临床上以胎头下降的程度作为判断产程进展的重要标志。

47. 答案：B　解析：妊娠剧吐的主要机理是冲气上逆，胃失和降。

48. 答案：D　解析：产后三病指产后病痉、病郁冒、大便难。

49. 答案：A　解析：外阴阴道假丝酵母菌病症状为白带增多，呈白色凝乳状或豆渣样，外阴及阴道奇痒灼痛、性交痛。体征为阴道黏膜附有白色膜状物，擦去后见黏膜充血红肿。

50. 答案：B　解析：子宫颈炎症湿热下注证，症见带下量多、色黄或黄白相兼、质稠有臭味，少腹胀痛，胸胁胀痛，心烦易怒，口干口苦但不欲饮；舌红，苔黄腻，脉滑数，治法为疏肝清热，利湿止带，方选龙胆泻肝汤去木通。

51. 答案：C　解析：子宫内膜不典型增生常为癌前病变，不属于排卵障碍性异常子宫出血的范畴。

52. 答案：E　解析：诊断性刮宫的作用是止血和明确子宫内膜病理诊断。为确定排卵和黄体功能，应在经前期 1～2 日或月经来潮 6 小时内诊刮；若怀疑子宫内膜不规则脱落，应在月经第 5 天诊刮；长期、大量出血者可随时诊刮。

53. 答案：A　解析：宫颈癌早期病例应采用宫颈细胞学检查和（或）HPV 检测、阴道镜检查、子宫颈活组织检查的"三阶梯"程序，确诊依据为组织学检查。

54. 答案：C　解析：氯米芬（CC）为首选促排卵药，适于体内有一定雌激素水平和下丘脑－垂体轴反馈机制正常者。

55. 答案：C　解析：幼儿期为 1 周岁至满 3 周岁称为幼儿期。

56. 答案：D　解析：出生时胸围平均 32cm，1 周岁时头围胸围相等。1 岁时头围为 46cm。

57. 答案：E　解析：添加辅食的原则如下。①由少到多。②由稀到稠。③由细到粗。④由一种到多种。⑤天气炎热和（或）婴儿患病时，应暂缓添加新品种。

58. 答案：E　解析：脉象浮而有力为表实，浮而无力为表虚。

59. 答案：D　解析：小儿神气怯弱，肝气未盛，感邪之后，热扰心肝，易致心神不安，睡卧不宁，惊惕抽风，此为感冒夹惊。病位是肝。

60. 答案：E　解析：病毒性脑炎痰蒙清窍证的首选为涤痰汤。

61. 答案：E　解析：过敏性紫癜起病前 1～3 周常有上呼吸道感染史，也可伴有低热、乏力、食欲减退等全身症状。临床表现主要可见皮肤紫癜、关节肿痛、腹痛、血尿、蛋白尿等，各种症状可以不同组合，出现先后不一。以皮肤紫癜为首发症状，少数病例以腹痛、关节炎或肾脏症状首先出现。消化道症状：以脐周或下腹部绞痛伴呕吐为主。关节症状：出现多发性大关节肿痛，以膝、踝受累多见，肘、腕次之，常反复发作，关节腔内为浆液性渗出积液，数日后消失，不留畸形。

62. 答案：E　解析：小儿麻疹麻毒攻喉证表现如下。身热不退，咽喉肿痛或溃烂疼痛，饮水呛咳，声音嘶哑，咳声重浊，状如犬吠，喉间痰鸣，甚则吸气困难，胸高胁陷，面唇紫绀，舌质红，苔黄腻，脉滑数。

63. 答案：E 解析：心脏骤停，颈动脉搏动消失，当存在室颤时可用利多卡因。

64. 答案：C 解析：小儿慢性咳嗽痰热蕴肺证表现如下。久咳痰多，痰稠色黄难咳，大便干结，舌质红，苔黄腻，脉滑数或指纹紫滞。

65. 答案：C 解析：现身热，微恶风，汗少，肢体酸重，头昏重胀痛，咳嗽痰黏，鼻流浊涕，心烦口渴，渴不多饮，口中黏腻，胸脘痞闷，泛恶，小便短赤，舌苔薄黄而腻，脉濡数，考虑为急性上呼吸道感染暑湿伤表证，治法为清暑祛湿解表，首选为新加香薷饮。

66. 答案：C 解析：胸部CT示近右肺门处类圆形阴影，边缘毛糙，有分叶，考虑为肺癌。咳嗽无力，痰中带血，肺中积块，神疲乏力，时有心悸，汗出气短，口干，午后潮热，手足心热，考虑为肺癌气阴两虚证，选方为生脉散合沙参麦冬汤。

67. 答案：E 解析：肺气肿病史3年，呼吸浅短难续，超声心动图有肺动脉增宽和右心增大、肥厚的征象，考虑为肺心病。声低气怯，张口抬肩，倚息不能平卧，舌暗紫，脉沉细微无力，考虑为慢性肺心病的肺肾气虚证，选方为补肺汤。

68. 答案：B 解析：慢性肺心病，咳喘无力，气短难续，咳痰不爽，面色晦暗，心悸，胸闷，唇甲紫绀，神疲乏力，舌淡暗，脉细涩无力，考虑为慢性肺心病的气虚血瘀证，选方为生脉散合血府逐瘀汤。

69. 答案：E 解析：冠心病、高血压和慢性心功能不全病史，外感后心悸气短，肢肿，X线胸片示心影增大，两肺淤血征象，BNP 1005pg/mL，考虑为慢性心衰。身重乏力，心烦不寐，口咽干燥，小便短赤，肢肿形瘦，唇甲稍暗，舌质暗红，少苔，脉细数，考虑为慢性心衰的气阴两虚证，选方为生脉饮合血府逐瘀汤。

70. 答案：E 解析：二度I型房室传导阻滞病史3年，现症见心悸气短，乏力，失眠多梦，自汗盗汗，五心烦热，舌质淡红少津，脉虚弱，考虑为缓慢性心律失常的气阴两虚证，选方为炙甘草汤。

71. 答案：A 解析：高血压伴有心力衰竭症状的患者，应采用利尿剂、ACEI或ARB和β受体阻滞剂联合治疗。

72. 答案：B 解析：血压160/95mmHg，已持续2年，现头晕头痛，头重如裹，困倦乏力，胸闷，腹胀痞满，少食多寐，呕吐痰涎，肢体沉重，舌胖苔腻，脉濡滑，考虑为原发性高血压痰湿内盛证，选方为半夏白术天麻汤。

73. 答案：D 解析：心绞痛病史，现症见胸闷隐痛，时作时止，心悸气短，倦怠懒言，头晕目眩，心烦多梦，手足心热，舌红少津，脉细弱，考虑为心绞痛气阴两虚证，选方为生脉散合炙甘草汤。

74. 答案：A 解析：近1年来上腹部不适，胃镜下可见黏膜出血、色泽较红、边缘模糊，考虑为慢性胃炎。胃脘隐隐作痛，嘈杂，口干咽燥，五心烦热，大便干结，舌红少津，脉细，考虑为胃阴不足证，选方为益胃汤。

75. 答案：B 解析：近2个月胃脘胀痛，胃镜示胃窦部黏膜充血、水肿，呈红白相间，考虑为慢性胃炎。每因情志不舒而病情加重，得嗳气或矢气后稍缓，脉弦，考虑为肝胃不和证。

76. 答案：E 解析：胃镜示胃体溃疡，诊断为消化性溃疡；胃痛隐隐，喜温喜按，畏寒肢冷，考虑为脾胃虚寒证，选方为黄芪建中汤。

77. 答案：A 解析：胃癌大部切除术后半年。现症见神疲乏力，面色无华，少气懒言，动则气促，自汗，消瘦。舌苔薄白，舌质淡白，边有齿痕，脉沉细无力。考虑为气血两虚证，选方为八珍汤。

78. 答案：B 解析：肝硬化腹水，腹大胀满，形如蛙腹，神疲怯寒，面色苍黄，脘闷纳呆，下肢浮肿，小便短少不利，舌淡胖，苔白滑，脉沉迟无力，考虑为肝硬化脾肾阳虚证，治法为温肾补脾，化气利水，选方为附子理中汤合五苓散。

79. 答案：C 解析：素有肝炎，近2个月体重明显下降，消瘦，右上腹不适、腹胀、乏力，两次检查AFP均示增高，应首先考虑为肝癌。

80. 答案：A 解析：慢性肾小球肾炎脾肾气虚证表现为腰脊酸痛，神疲乏力，或浮肿，纳呆或脘胀，大便溏薄，尿频或夜尿多，舌质淡，有齿痕，苔薄白，脉细。治以补气健脾益肾，方用异功散加味。

81. 答案：E 解析：患者有水肿、高血压、蛋白尿、镜下血尿，而肌酐、尿素氮、尿酸未见异常，可诊断为慢性肾小球肾炎。慢性肾小球肾炎肝肾阴虚证表现为目睛干涩或视物模糊，头晕耳鸣，五心烦热或手足心热，口干咽燥，腰膝酸痛，遗精，或月经失调，舌红少苔，脉弦细或细数。治以滋养肝肾，方用杞菊地黄丸加减。患者尿蛋白≥ 1g/d，故血压应控制在 125/75mmHg 以下，可选用 ACEI 类降压药，如贝那普利。

82. 答案：E 解析：患者为育龄期妇女，既往有尿路感染反复发作史，出现尿频、尿急、尿痛，伴腰痛，高热，寒战，恶心呕吐，肋腰点有压痛，肾区有叩击痛，结合实验室检查血白细胞计数升高，出现白细胞尿、血尿，可诊断为慢性肾盂肾炎急性发作。

83. 答案：A 解析：患者血红蛋白 80g/L，有贫血本身的表现，有表现为异食癖的组织缺铁症状，便常规结果示寄生虫感染，即存在铁缺乏的病因，故应首先考虑缺铁性贫血，需完善实验室检查，进一步发现贮铁耗尽或缺铁性红细胞生成的证据，方能明确诊断。

84. 答案：E 解析：患者属 2～6 岁儿童，有上呼吸道感染史，出现寒战、发热、广泛出血累及皮肤、黏膜，血小板计数减少，骨髓巨核细胞增多，有成熟障碍，考虑为原发免疫性血小板减少症。确诊需至少 2 次检查血小板计数减少。

85. 答案：D 解析：患者骨髓象检查原始细胞＞ 20% 而＜ 30%，幼粒细胞出现 Auer 小体，可分型诊断为 MDS 难治性贫血伴原始细胞增多转变型（RAEB-t），以全血细胞减少为主，贫血、出血及感染易见。

86. 答案：A 解析：骨髓增生异常综合征阴虚内热证表现为颜面潮红，五心烦热，虚烦不眠，午后低热，夜间盗汗，口干咽燥，腰膝酸软，大便干结，小便黄赤，舌体瘦小，舌质紫红或绛红，舌苔薄少，脉象细数。治以滋阴清热，方用清骨散加减。

87. 答案：D 解析：甲状腺功能亢进症

气阴两虚证表现为颈前肿大，眼突，心悸失眠，手颤，消瘦，神疲乏力，气短汗多，口干咽燥，手足心热，纳差，大便溏薄，舌质红或淡红，舌苔少，脉细或细数无力。治以益气养阴，消瘿散结，方用生脉散加味。

88. 答案：A 解析：TIA 患者症见头晕目眩，甚则欲仆，目胀耳鸣，心中烦热，多梦健忘，猝然半身不遂，言语謇涩，但瞬时即过，舌质红，苔薄白，脉细数，中医辨证为肝肾阴虚、风阳上扰证，治法为平肝息风，育阴潜阳，方选镇肝息风汤加减。

89. 答案：D 解析：突然剧烈头痛、呕吐、脑膜刺激征阳性高度提示蛛网膜下腔出血，如眼底检查发现玻璃体膜下出血，脑脊液检查呈均匀血性，压力增高，则可临床确诊。CT 检查证实临床诊断，进一步明确 SAH 的原因。

90. 答案：E 解析：患者晨起被发现叫不醒，未见呕吐，房间有一煤火炉，口唇樱桃红色，面色潮红，考虑为中度 CO 中毒，应迅速将患者搬离中毒现场，积极纠正缺氧，防治脑水肿，促进脑细胞恢复，对症治疗。对于中、重度 CO 中毒，应尽早采取高压氧治疗。

91. 答案：A 解析：心烦不寐，入睡困难，心悸多梦，伴头晕耳鸣，腰膝酸软，潮热盗汗，五心烦热，咽干少津，遗精，舌红少苔，脉细数，考虑为不寐心肾不交证，治法为滋阴降火，交通心肾，方选六味地黄汤合黄连阿胶汤。

92. 答案：C 解析：泄泻清稀，腹痛肠鸣，脘闷食少，恶寒头痛，舌苔白，脉濡缓，中医辨证为泄泻寒湿内盛证，治法为芳香化湿，解表散寒，方选藿香正气散加减。

93. 答案：A 解析：突发黄疸，迅速加深，其色金黄鲜明，高热烦渴，呕吐频作，胁痛腹满，神昏谵语，肌肤出现瘀斑，尿少便结，舌质红绛，苔黄而燥，脉弦数，考虑为黄疸热毒炽盛证（急黄），治法为清热解毒，方选犀角散加减。

94. 答案：B 解析：血虚头痛，症见头痛隐隐，时时昏晕，心悸失眠，面色少华，神疲乏力，遇劳加重，舌质淡，苔薄白，脉细弱。治法：养血滋阴，和络止痛。方药：加味四物汤加减。

95. 答案：C 解析：鼻燥衄血，口干咽燥，或身热，恶风，头痛，咳嗽，痰少，舌质红，苔薄，脉数，考虑为血证－鼻衄热邪犯肺证（风热伤肺证），治法为清泄肺热，凉血止血，方选桑菊饮加减。

96. 答案：C 解析：时常发热，热势常随情绪波动而起伏，精神抑郁，胁肋胀满，烦躁易怒，口干而苦，纳食减少，舌红，苔黄，脉弦数，考虑为内伤发热气郁发热证，治法为疏肝理气，解郁泄热，方选丹栀逍遥散加减。

97. 答案：C 解析：腰痛如刺，痛有定处，痛处拒按，昼轻夜重，俯仰不便，舌质暗紫，脉涩，考虑为瘀血腰痛证，治法为活血化瘀，理气止痛，方选身痛逐瘀汤加减。

98. 答案：E 解析：初生儿脐腹部见皮肤鲜红，压之皮肤红色减退，放手又显，考虑为丹毒；症见表面紧张光亮，摸之灼手，肿胀触痛，向外游走遍体，兼有发热，舌红，苔黄，脉数，中医辨证为胎火蕴毒证，治法为凉血清热解毒，方选犀角地黄汤合黄连解毒汤加减。

99. 答案：C 解析：深Ⅱ°烧伤伤及皮肤的真皮层，介于浅Ⅱ°和Ⅲ°之间，深浅不尽一致，也可有水疱，但去疱皮后创面微湿，红白相间，痛觉较迟钝。

100. 答案：D 解析：海绵状血管瘤常见于头部、颈部，也可发生于其他部位及内脏。瘤体呈紫红或暗红色，柔软如海绵，大小不等，边界清楚，位于皮下或黏膜下组织内者可境界不清。指压柔软，有波动感，偶有少数呈柔韧或坚实感，无波动和杂音。

101. 答案：D 解析：乳房肿块圆形，光滑，边缘清楚，无粘连，极易推动，考虑为乳腺纤维腺瘤；肿块较大，重坠不适，伴烦闷急躁，月经不调，舌质暗红，苔薄腻，脉弦滑，考虑为血瘀痰凝证，选方为逍遥散合桃红四物汤加减。

102. 答案：E 解析：患者患内痔，症见便血鲜红，量多，便时肿物脱出，可自行还纳，肛门灼热，舌红苔黄腻，脉弦数，中医辨证为湿热下注证，治法为清热渗湿止血，方选脏连丸加减。

103. 答案：A 解析：患者阴囊潮红，睾丸肿痛，考虑为睾丸附睾炎症；症见恶寒发热，头痛，口渴，舌红苔黄腻，脉滑数，中医辨证为湿热下注证，治法为清热利湿，解毒消肿，方选龙胆泻肝汤加减。

104. 答案：C 解析：患者腰部带状排列簇集状皮疹，考虑为带状疱疹；症见皮疹潮红，疱壁紧张，灼热刺痛，伴口苦咽干，烦躁易怒，大便干，小便黄，舌质红，苔黄腻，脉滑数，中医辨证为肝经郁热证，治法为清泻肝火，解毒止痛，方选龙胆泻肝汤加减。

105. 答案：C 解析：患者皮肤突然发现多个白色风团，考虑为荨麻疹；症见遇风寒加重，得暖则减，恶寒怕冷，口不渴，舌质淡红，苔薄白，脉浮紧，中医辨证为风寒束表证，治法为疏风散寒，调和营卫，方选麻黄桂枝各半汤加减。

106. 答案：C 解析：尖锐湿疣患者多有不洁性接触史或夫妇同病，男性好发于阴茎龟头、冠状沟、系带；同性恋者发生于肛门、直肠；女性好发于外阴、阴蒂、宫颈、阴道和肛门。初起为淡红色丘疹，逐渐增大，融合成乳头状、菜花状或鸡冠状增生突起，表面湿润，根部有蒂，易出血用3%～5%的醋酸液涂擦或湿敷3～10分钟，阳性者局部变白，病灶稍隆起，在放大镜下观察更明显。

107. 答案：C 解析：患者产后高热，恶露不畅，有臭气，小腹痛剧，考虑为产褥感染；症见便秘，舌红，苔黄而干，脉数有力，中医辨证为感染邪毒证，治法为清热解毒，凉血化瘀，方选五味消毒饮合失笑散。

108. 答案：C 解析：临产开始的主要标志是有规律而逐渐增强的子宫收缩，持续30秒及以上，间歇5～6分钟，并伴有进行性宫颈管消失，宫口扩张和胎先露部下降。宫口开全（达10cm）后，进入第二产程。患者已出现阵发性腹痛，宫口开大未达10cm，应为已临产，第一产程。

109. 答案：A 解析：患者早孕，阴道少量出血，考虑为先兆流产；症见血色鲜红，心烦不安，口苦，咽干，小便短赤，大便秘结，舌质红，苔黄，脉滑数，中医辨证为血热证，治法是清热凉血，固冲安胎，方选保阴煎或当归散。

110. 答案：D 解析：患者尿妊娠试验阳性，突发左下腹撕裂样剧痛，伴肛门坠胀，面色苍白，血压降低，首先考虑为异位妊娠。

111. 答案：E 解析：患者妊娠 30 周，血压 160/100mmHg，尿蛋白（＋），考虑为妊娠期高血压疾病子痫前期；症见先由脚肿，渐及于腿，皮色不变，随按随起，头晕胀痛，胸闷胁胀，脘胀纳少，苔薄腻，脉弦滑，中医辨证为气滞湿阻证，治法为理气行滞，除湿消肿，方选天仙藤散。

112. 答案：A 解析：患者产后缺乳，症见乳汁浓稠，乳房胀硬疼痛，情志抑郁，食欲不振，舌质暗红，苔微黄，脉弦，中医辨证为肝郁气滞证，治法为疏肝解郁，通络下乳，方选下乳涌泉散。

113. 答案：A 解析：崩漏脾虚证，症见经血非时而至，崩中暴下，继而淋漓，血色淡而质薄，气短神疲，面色白，或面浮肢肿，四肢不温，舌质淡，苔薄白，脉弱或沉细。治法：补气升阳，止血调经，方药：举元煎合安冲汤加炮姜炭。

114. 答案：B 解析：患者闭经 7 个月，症见形体肥胖，胸胁满闷，呕恶痰多，面浮足肿，舌淡苔白腻，脉沉滑，中医辨证为痰湿阻滞证，治法为燥湿化痰，活血通经，方选丹溪治湿痰方或苍附导痰丸合佛手散。

115. 答案：E 解析：气喘发作，喉间哮鸣，考虑为支气管哮喘；咳痰清稀色白，呈黏沫状，形寒无汗，鼻流清涕，面色晦滞带青，四肢不温，口不渴，舌淡红，舌苔薄白，脉象浮滑，考虑为寒性哮喘，选方为小青龙汤合三子养亲汤。

116. 答案：E 解析：因病长期使用广谱抗生素，导致患儿白色念珠菌感染，满口白屑，状如雪花，不易擦去，考虑为鹅口疮。

117. 答案：E 解析：多动多语，烦躁不宁，冲动任性，注意力不集中，考虑为注意力缺陷多动障碍；胸中烦热，烦闷不眠，纳少口苦，便秘尿赤，舌红，苔黄腻，脉滑数，考虑为痰火内扰证，治法为清热化痰，宁心安神，选方为黄连温胆汤。

118. 答案：E 解析：发稀枕秃，囟门未闭，多汗夜惊，烦躁，肌肉松软，纳呆，大便不实，舌质淡红，苔薄白，指纹偏淡，考虑为维生素 D 缺乏性佝偻病的肺脾气虚证，选方为人参五味子汤。

119. 答案：C 解析：脘腹胀痛，疼痛拒按，不思乳食，嗳腐吞酸，时有呕吐，吐物酸馊，腹痛欲泻，泻后痛减，矢气频作，粪便秽臭，夜卧不安，舌淡红，苔厚腻，脉沉滑，考虑为腹痛乳食积滞证，选方为香砂平胃散。

120. 答案：D 解析：不思进食，食少饮多，皮肤失润，大便偏干，小便短黄，手足心热，舌红少津，苔少，脉细数，考虑为厌食的脾胃阴虚证，选方为养胃增液汤。

121. 答案：A 解析：面色萎黄，形体消瘦，神疲肢倦，不思乳食，食则饱胀，腹满喜按，大便稀溏酸腥，夹有不消化食物残渣，舌质淡，苔白腻，脉细滑，考虑为积滞脾虚夹积证，首选健脾丸。

122. 答案：B 解析：大便干结，排便困难，脘腹胀满，不思饮食，手足心热，睡眠不安，小便短黄，舌红苔黄厚，脉沉有力，考虑为便秘乳食积滞证，选方为枳实导滞丸。

123. 答案：B 解析：尿色突然鲜红，伴发热，口渴喜饮，遍身酸痛，少腹胀痛，舌红苔黄腻，脉滑数，考虑为尿血下焦湿热证，选方为小蓟饮子。

124. 答案：C 解析：寐后汗多，自汗亦汗出较多，伴低热、口干、手足心灼热，舌淡苔少，脉细数，考虑为汗证气阴亏虚证，选方为生脉散。

125～127. 答案：E、B、E 解析：近 2 年常出现咳嗽、咳痰症状，迁延数月，近日再次复发，WBC $12 \times 10^9/L$，N 82.7%，胸片可见肺纹理增多、变粗、扭曲，呈条索状阴影，向肺野周围延伸，以两肺中下野明显，考虑为慢性支气管炎。现咳嗽，咳声重浊，痰多色白而黏，胸满窒闷，舌苔白腻，脉滑，考虑为慢性支气管炎痰湿蕴肺证。治法为燥湿化痰，降气止咳，选方为二陈汤合三子养亲汤。慢性支气管炎主要并发症：阻塞性肺气肿、支气管扩张症、支气管肺炎。

128～130. 答案：D、B、E 解析：患者腹痛 2 天，腹部胀满，恶心呕吐，无排气排便，立位腹部平片示小肠扩张积气，有大小不等的阶梯状气液平面，考虑为肠梗阻；症见遇冷加重，得热稍减，腹部胀满，恶心呕吐，吐出物为胃内容物，脘腹怕冷，四肢畏寒，舌质淡红，苔薄白，脉弦紧，中医辨证为肠腑寒凝证，治法为温中散寒，通里攻下，方选温脾汤加减。肠梗阻的常见西医非手术治疗包括禁食与胃肠减压；纠正水、电解质和酸碱平衡紊乱；防治感染和毒血症；灌肠疗法；颠簸疗法；其他（包括穴位注射阿托品、腹部推拿按摩等）。

131～133.答案：B、C、E 解析：患者月经稀发，量少，色淡，质稀，渐至经闭，体毛增多，呈男性分布，颈后黑棘皮症，首先考虑为多囊卵巢综合征；症见婚久不孕，头晕耳鸣，腰膝酸软，形寒肢冷，小便清长，大便不实，性欲淡漠，形体肥胖，多毛，舌淡，苔白，脉沉无力，中医辨证为肾阳虚证，治法为温肾助阳，调补冲任，方选右归丸。西医治疗调整月经周期，首选复方醋酸环丙孕酮（达英-35），也可用妈富隆，在月经周期后半期可应用孕激素；除上述短效避孕药及孕激素外，还可口服螺内酯，治疗多毛需6～9个月；二甲双胍适用于治疗肥胖或胰岛素抵抗。

134～136.答案：A、A、B 解析：患儿突发高热（39℃），呼吸急促，四肢抽搐，颈项强直，角弓反张，考虑小儿急惊风；神志昏迷，谵妄烦躁，腹痛拒按，呕吐，大便黏腻，舌红，苔黄腻，脉滑数，为湿热疫毒证。地西泮是抗惊厥的首选药。治疗小儿急惊风湿热疫毒证首选黄连解毒汤合白头翁汤。

137～138.答案：B、C 解析：成人每日消化道出血＞5mL即可出现粪便隐血试验阳性，每日出血量50～100mL可出现黑便，胃内蓄积血量在250～300mL可引起呕血。一次出血量＜400mL时，一般不出现全身症状；出血量达400～500mL，可出现乏力、心慌等全身症状；短时间内出血量超过1000mL，可出现周围循环衰竭表现。

139～140.答案：A、D 解析：治疗白细胞减少症，有升粒细胞作用的药物有碳酸锂、维生素B_4、鲨肝醇、利血生等。对于脏器功能良好的MDS患者可考虑使用联合化疗，如蒽环类抗生素联合阿糖胞苷，预激化疗，部分患者能获一段缓解期。

141～142.答案：B、D 解析：高血压脑出血最好发部位是内囊及基底节附近，占全部脑出血的70%；大脑中动脉是血栓性梗死的主要血管，发病率最高，占脑血栓性梗死的70%～80%。

143～144.答案：B、E 解析：中国传统医学中的阴阳五行学说、"六淫""七情"病因学说，古希腊医学家希波克拉底的"四体液"学说，都属于自然哲学医学模式。生物—心理—社会医学模式认为人的心理与生理、精神与躯体、机体内外环境是相互作用的，心理、社会因素与疾病的发生、发展、转化有着密切的联系。

145～146.答案：D、B 解析：局部麻醉可分为表面麻醉、局部浸润麻醉、区域阻滞麻醉、神经阻滞麻醉；椎管内麻醉包括蛛网膜下腔阻滞麻醉和硬脊膜外腔阻滞麻醉。

147～148.答案：A、E 解析：胎漏又称"胞漏""漏胎"，是指妊娠期阴道少量出血，时出时止，或淋漓不断，而无腰酸腹痛者，相当于西医学所称"先兆流产"。稽留流产指胚胎或胎儿死亡，滞留在宫腔内未及时自然排出，又称过期流产。胚胎或胎儿死亡后子宫不再增大反而缩小，早孕反应消失，如至妊娠中期，孕妇腹部不见增大，胎动消失。妇科检查见子宫颈口闭，子宫明显小于停经周数，质地不软，未闻及胎心音。中医称"胎死不下"。

149～150.答案：B、A 解析：急性肾炎特点为急性起病，血尿、蛋白尿、水肿、高血压和不同程度的肾功能损坏。肾病综合征表现为大量蛋白尿、低蛋白血症、高度水肿、高脂血症。

中西医结合执业助理医师资格考试医学综合最后成功四套胜卷（二）答案

第一单元

1.C	2.C	3.B	4.B	5.D	6.B	7.C	8.D	9.A	10.C
11.C	12.B	13.B	14.C	15.E	16.C	17.E	18.C	19.E	20.B
21.A	22.A	23.C	24.D	25.E	26.D	27.E	28.E	29.B	30.B
31.B	32.A	33.D	34.A	35.C	36.E	37.C	38.C	39.E	40.C
41.D	42.E	43.A	44.D	45.E	46.D	47.B	48.D	49.A	50.C
51.B	52.C	53.C	54.C	55.C	56.C	57.B	58.B	59.A	60.B
61.D	62.C	63.B	64.E	65.D	66.C	67.B	68.C	69.B	70.D
71.D	72.C	73.B	74.D	75.A	76.D	77.C	78.D	79.E	80.B
81.C	82.A	83.C	84.E	85.A	86.C	87.B	88.B	89.B	90.A
91.D	92.D	93.B	94.D	95.C	96.D	97.A	98.A	99.B	100.D
101.D	102.E	103.B	104.E	105.A	106.E	107.D	108.E	109.A	110.D
111.B	112.A	113.A	114.B	115.B	116.C	117.C	118.C	119.A	120.C
121.E	122.A	123.E	124.A	125.C	126.A	127.B	128.B	129.E	130.C
131.B	132.A	133.B	134.D	135.B	136.E	137.E	138.C	139.A	140.B
141.A	142.C	143.B	144.E	145.A	146.A	147.A	148.B	149.B	150.C

第二单元

1.D	2.D	3.A	4.B	5.B	6.E	7.C	8.D	9.E	10.A
11.A	12.B	13.A	14.D	15.E	16.C	17.C	18.C	19.E	20.D
21.B	22.C	23.D	24.B	25.A	26.D	27.D	28.A	29.C	30.D
31.A	32.E	33.C	34.C	35.C	36.E	37.B	38.C	39.A	40.D
41.B	42.B	43.C	44.B	45.D	46.E	47.B	48.B	49.A	50.A
51.D	52.B	53.D	54.A	55.A	56.A	57.D	58.C	59.C	60.D
61.B	62.E	63.C	64.E	65.A	66.C	67.C	68.B	69.C	70.A
71.B	72.E	73.E	74.B	75.A	76.C	77.C	78.C	79.B	80.B
81.A	82.A	83.C	84.B	85.D	86.C	87.E	88.D	89.A	90.E
91.D	92.C	93.B	94.D	95.E	96.C	97.A	98.E	99.C	100.B
101.E	102.E	103.C	104.B	105.B	106.E	107.C	108.D	109.C	110.B
111.C	112.C	113.A	114.A	115.B	116.B	117.A	118.C	119.D	120.A
121.C	122.B	123.D	124.E	125.B	126.A	127.B	128.C	129.E	130.B
131.A	132.D	133.A	134.B	135.E	136.E	137.E	138.A	139.D	140.C
141.A	142.C	143.C	144.B	145.A	146.B	147.B	148.C	149.B	150.C

中西医结合执业助理医师资格考试医学综合最后成功四套胜卷（二）解析

第一单元

1. 答案：C　解析：异病同治指几种不同的疾病，在其发展变化过程中出现了大致相同的病机（如中气下陷），大致相同的证，故可用大致相同的治法和方药来治疗（升提中气），即"证同则治同"。

2. 答案：C　解析：精气学说认为，宇宙中的一切事物都是由精气构成的，宇宙万物的生成皆为精气自身运动的结果，精气是构成天地万物包括人类的共同原始物质。

3. 答案：B　解析：阴阳的相互转化，表现为在一定的条件下，阴阳可以向其相反的方向转化，即阴可以转化为阳，阳也可以转化为阴。阴阳互相转化，一般都产生于事物变化的"物极"阶段，即所谓"物极必反"。

4. 答案：B　解析：对于虚热证与虚寒证，可用阳中求阴与阴中求阳的治法。此即阴阳互济的方法。阴中求阳，即补阳时适当佐以补阴药；阳中求阴，即补阴时适当佐以补阳药。

5. 答案：D　解析：相乘指五行中一行对其所胜的过度制约或克制。相乘的次序与相克相同：木→土→水→火→金→木。五味酸、苦、甘、辛、咸对应五行木、火、土、金、水，乘酸之味即克酸之味，金克木，辛克酸，故选 D 项。

6. 答案：B　解析：心为君火，肾为相火（命火）。命火秘藏，则心阳充足；心阳充盛，则相火亦旺。君相安位，则心肾上下交济，心阳、肾阳旺盛而正常。

7. 答案：C　解析：魄的功能失常，主要表现为感觉迟钝、动作迟缓、反应不灵等。

8. 答案：D　解析：胆附于肝，经脉互为络属构成表里关系。肝与胆的关系，主要表现在同司疏泄、共主勇怯等方面。

9. 答案：A　解析：《素问·痹论》："卫者，水谷之悍气也。其气慓疾滑利，不能入于脉也。故循皮肤之中，分肉之间，熏于肓膜，散于胸腹。"

10. 答案：C　解析：血具有濡养作用和化神作用。

11. 答案：C　解析：宗气的生成，一是脾胃运化的水谷之精所化生的水谷之气；二是肺从自然界中吸入的清气，二者相结合生成宗气。

12. 答案：B　解析：肝开窍于目，肝贮藏充足的血液，可濡养肝脏及其形体官窍，使其发挥正常的生理机能。

13. 答案：B　解析：风邪的特点如下。风为阳邪，轻扬开泄，易袭阳位；风性善行而数变；风性主动；风为百病之长。

14. 答案：C　解析：感邪后，并不立即发病，病邪在体内潜伏一段时间，或在诱因作用下，过时而发病，称为伏而后发。温病是感受温邪引起的以发热为主症的疾病，温病之因有"新感""伏邪"。《内经》之"冬伤于寒，春必温病"乃伏邪为病也。

15. 答案：E　解析：邪去正虚指在疾病过程中，正气抗御邪气，邪气退却而正气大伤的病理变化。

16. 答案：C　解析：内寒形成主要与心脾肾阳气虚衰，尤其是肾阳虚衰有关。

17. 答案：E　解析：正虚邪实，正气过于虚弱，若兼以攻邪，则反而更伤正气者，应采用先扶正后祛邪的方法。

18. 答案：C　解析：滑脉属实脉类，表现为往来流利，应指圆滑，单独出现并无脉率快的特征。而数、疾、促、动均属数脉类，脉率都在一息五至以上。

19. 答案：E　解析：口渴多饮指口干，欲饮水，饮水则舒的症状。燥邪伤津、里实热证、消渴病等均可出现口渴多饮。E项湿热证，因体内津液本不亏，乃津液输布失常，故表现为渴不多饮。

20.答案：B 解析：咳声如犬吠，伴声音嘶哑，吸气困难，是肺肾阴虚，疫毒攻喉所致，多见于白喉。咳声短促，呈阵发性、痉挛性，连续不断，咳后有鸡鸣样回声，并反复发作者，称为顿咳（百日咳），多因风邪与痰热搏结所致，常见于小儿。注意白喉与百日咳的鉴别。

21.答案：A 解析：心血虚与心阴虚均可见心悸、失眠、多梦等症，但血虚以"色白"为特征而无热象，阴虚以"色赤"为特征而有明显热象。

22.答案：A 解析：胸腹的冷热是辨别寒热真假的关键，胸腹灼热者为热证，胸腹部冷而不灼热者为寒证。

23.答案：C 解析：亡阴证以汗热味咸而黏，如珠如油，身灼肢温，虚烦躁扰，恶热，口渴饮冷，皮肤皱瘪，小便极少，面赤颧红，呼吸急促，唇舌干燥，脉细数疾而无力为证候特点。

24.答案：D 解析：腹中结块，按之起伏聚散，往来不定，或按之形如条索状，久按转移不定，或按之手下如蚯蚓蠕动者，多为虫积。

25.答案：E 解析：大便时干时稀的症状，称为溏结不调，多因肝脾不调所致。大便先干后溏为脾虚所致。

26.答案：D 解析：饥不欲食指患者虽然有饥饿感，但不想进食或进食不多。饥不欲食，兼脘痞，胃中有嘈杂、灼热感，舌红少苔，脉细数者，是因胃阴不足，虚火内扰所致。

27.答案：E 解析：手足心汗可因阴经郁热熏蒸，或阳明燥热内结，或阴虚阳亢，或中焦湿热郁蒸，或阳气内郁所致。阴汗多因下焦湿热郁蒸所致。

28.答案：E 解析：日晡潮热的特点是热势较高，日晡热甚，兼见腹胀便秘等。见于阳明腑实证。日晡指下午3～5时。

29.答案：B 解析：淡白舌黄腻苔者，其舌淡白多主虚寒，而苔黄腻主湿热，故脾胃虚寒而感受湿热之邪可见上述舌象，表明本虚标实，寒热夹杂的病变特征。

30.答案：B 解析：短缩舌多属危重证候表现。舌短缩，色淡白或青紫而湿润，多属寒凝筋脉。舌短缩，色淡白而胖嫩，多属气血俱虚。舌短缩，体胖而苔滑腻，多属痰浊内蕴。舌短缩，色红绛而干，多属热盛伤津。

31.答案：B 解析：皮肤突然鲜红成片，色如涂丹，边缘清楚，灼热肿胀者，称为丹毒。发于头面者，为抱头火丹；发于小腿足部者，名流火；发于全身，游走不定者名赤游丹。

32.答案：A 解析：小儿发结如穗，枯黄无泽，伴见面黄肌瘦，多为疳积病。

33.答案：D 解析：甘，有补益、和中、调和药性和缓急止痛的作用。

34.答案：A 解析：药物炮制转变其升降浮沉的性能，如酒制则升，姜炒则散，醋炒则收敛，盐炒下行。

35.答案：C 解析：十八反为乌头反贝母、瓜蒌、半夏、白蔹、白及；甘草反甘遂、大戟、海藻、芫花；藜芦反人参、西洋参、党参、沙参、丹参、玄参、细辛、芍药。

36.答案：E 解析：荆芥功效为解表散风，透疹消疮，止血；风寒、风热或寒热不明显者，均可用。防风功效为祛风解表，胜湿止痛，止痉；外感风寒、风湿、风热表证均可用。

37.答案：C 解析：葛根主治表证发热，善治颈项强痛；麻疹不透；热病口渴，阴虚消渴；热泻热痢，脾虚泄泻。

38.答案：C 解析：牛蒡子功效为疏散风热，宣肺祛痰，利咽透疹，解毒散肿。可治疗痈肿疮毒，丹毒，痄腮，喉痹。本品性寒，滑肠通便，脾虚便溏慎用。

39.答案：E 解析：细辛功效为解表散寒，祛风止痛，通窍，温肺化饮。主治：风寒感冒，阳虚外感；头痛，牙痛，风湿痹痛；鼻渊；肺寒痰饮咳喘。

40.答案：C 解析：大黄主治积滞便秘；血热吐衄，目赤咽肿，牙龈肿痛；热毒疮疡，肠痈，烧烫伤；瘀血诸证；湿热痢疾、黄疸、淋证。

41.答案：D 解析：乌梢蛇功效为祛风，通络，止痉。主治：风湿顽痹，中风半身不遂；小儿惊风，破伤风；麻风，疥癣。此外，又可治瘰疬、恶疮。

42.答案：E 解析：厚朴功效为燥湿消痰，下气除满。为消除胀满的要药。

43.答案：A 解析：选项中只有小蓟和大蓟的性能甘、苦，凉。功效：凉血止血，散瘀解毒消痈。临床上用于治疗血热出血证和热毒痈肿。

44.答案：D 解析：桃仁功效为活血祛瘀，润肠通便，止咳平喘。主治：瘀血阻滞诸证；肺痈、肠痈；肠燥便秘；咳嗽气喘。

45.答案：E 解析：半夏与天南星内服均能燥湿化痰，均可治疗湿痰，寒痰证。半夏兼有降逆止呕、消痞散结之功效，故可治疗呕吐、心下痞、胸痹、梅核气。天南星兼有息风解痉之功效，故可治疗中风、癫痫、破伤风。

46.答案：D 解析：石决明与决明子共同点为清肝明目，治目赤肿痛、翳障等偏于肝热者。不同点为石决明咸寒质重，凉肝镇肝，滋养肝阴，无论实证、虚证之目疾均用，多用于血虚肝热之羞明、目暗、雀盲；平肝潜阳，治肝阳上亢证。决明子苦寒，偏清泻肝火而明目，治肝经实火目赤肿痛；润肠治肠燥便秘。

47.答案：B 解析：山药功效为补脾养胃，生津益肺，补肾涩精。

48.答案：D 解析：补骨脂功效为补肾助阳，纳气平喘，温脾止泻，外用消风祛斑。

49.答案：A 解析：山茱萸功效为补益肝肾，收敛固涩。为平补阴阳、固精止遗、防元气虚脱的要药。

50.答案：C 解析：丸剂吸收缓慢，药力持久，节省药材，便于服用与携带，适用于慢性、虚弱性疾病；也有因药性峻猛、不宜作汤剂煎服而为丸药者。

51.答案：B 解析：桂枝汤中炙甘草益气和中，合桂枝辛甘化阳以助卫，合芍药酸甘化阴以益营，兼调和诸药为使。

52.答案：C 解析：麻子仁丸主治脾约证。"大便秘结，小便频数"为其辨证要点。

53.答案：C 解析：四逆散中柴胡与枳实相配，一升一降，疏畅气机，升清降浊。

54.答案：B 解析：犀角地黄汤中用苦微寒之赤芍与辛苦微寒之牡丹皮共为佐药，清热凉血，活血散瘀，可收化斑之功。

55.答案：C 解析：龙胆泻肝汤中泽泻、木通、车前子导湿热从水道而去。

56.答案：C 解析：白头翁汤功效为清热解毒，凉血止痢。

57.答案：B 解析：瓜蒌薤白白酒汤功效为通阳散结，行气祛痰，主治胸痹，胸阳不振，痰气互结证。

58.答案：B 解析：苏子降气汤的功效为降气平喘，祛痰止咳，主治上实下虚之喘咳证，证由痰涎壅盛在肺，肾阳不足所致。

59.答案：A 解析：桃核承气汤的功效为逐瘀泄热，主治下焦蓄血证，症见少腹急结，小便自利，甚则烦躁谵语，神志如狂，至夜发热，以及血瘀经闭、痛经、脉沉实而涩者。

60.答案：B 解析：九味羌活汤中羌活偏治太阳经头痛，白芷偏治阳明经头痛，细辛偏治少阴经头痛。

61.答案：D 解析：杏苏散的功效为轻宣凉燥，理肺化痰，主治外感凉燥证。

62.答案：C 解析：藿香正气散的功效为解表化湿，理气和中，主治外感风寒，内伤湿滞证。

63.答案：B 解析：苓桂术甘汤的功效为温阳化饮，健脾利水，主治中阳不足之痰饮，体现"病痰饮者，当以温药和之"之法。

64.答案：E 解析：二陈汤的组成药物有半夏、橘红、茯苓、炙甘草（生姜、乌梅）。

65.答案：D 解析：保和丸中连翘可清热散结。

66.答案：D 解析：国家卫生健康委员会单独或者与国务院有关部门联合制定发布的规范性文件，称为卫生规章。规章不得与《宪法》、法律、行政法规相抵触。

67.答案：D 解析：有下列情形之一的，为劣药。①药品成分的含量不符合国家药品标准。②被污染的药品。③未标明或者更改有效期的药品。④未注明或者更改产品批号的药品。⑤超过有效期的药品。⑥擅自添加防腐剂、辅料的药品。⑦其他不符合药品标准的药品。D为假药。

68. 答案：C　解析：对可能导致甲类传染病传播的及国务院卫生行政部门规定的菌种、毒种和传染病检测样本，确需采集、保藏、携带、运输和使用的，须经省级以上人民政府卫生行政部门批准。

69. 答案：B　解析：胸痛伴进行性加重的吞咽困难见于食管癌。

70. 答案：B　解析：大量胸腔积液采取患侧卧位。

71. 答案：D　解析：左锁骨上窝淋巴结肿大，多为腹腔脏器癌肿（胃癌、肝癌、结肠癌等）转移；右锁骨上窝淋巴结肿大，多为胸腔脏器癌肿（肺癌等）转移。鼻咽癌易转移到颈部淋巴结；乳腺癌最早经胸大肌外侧缘淋巴管侵入同侧腋下淋巴结。

72. 答案：C　解析：左心房增大或合并肺动脉段扩大可见心脏浊音区外形呈梨形，称为二尖瓣型心脏。故梨形心脏常见于二尖瓣狭窄。

73. 答案：B　解析：腹膜慢性炎症时，触诊如揉面团一样，称为揉面感，常见于结核性腹膜炎，癌性腹膜炎。

74. 答案：D　解析：扑翼样震颤见于肝性脑病。

75. 答案：A　解析：内囊型感觉障碍表现为病灶对侧半身感觉障碍、偏瘫、同向偏盲，常称为三偏征，常见于脑血管疾病。

76. 答案：D　解析：传染源是指体内有病原体生长、繁殖并能排出体外的人和动物，包括患者、隐性感染者、病原携带者、受感染的动物。而易感者是对某一传染病缺乏特异性免疫力的人。

77. 答案：C　解析：流脑的病原体为脑膜炎奈瑟菌，属奈瑟菌属，为革兰氏阴性双球菌。

78. 答案：D　解析：血 BUN（尿素氮）临床意义反映肾小球滤过功能，各种肾脏疾病都可以使 BUN 增高，而且常受肾外因素的影响。所以血尿素氮对早期肾功能损害的敏感性差。

79. 答案：E　解析：典型胆囊结石特征如下。①胆囊内见一个或数个强光团、光斑，其后方伴声影或彗星尾。②强光团或光斑可随体位改变而依重力方向移动。但结石嵌顿在胆囊颈部，或结石炎性粘连在胆囊壁中（壁间结石）时，看不到光团或光斑随体位改变。③不典型者如充填型胆结石，胆囊内充满大小不等的结石，声像图上看不见胆囊回声，胆囊区见一条强回声弧形光带，后方伴直线形宽大声影。

80. 答案：B　解析：当积液达 250mL 左右时，站立位 X 线检查可见外侧肋膈角变钝。

81. 答案：C　解析：首过消除，也叫首过效应，指药物在胃肠道吸收后要先经门静脉进入肝脏，再进入体循环，其在肠黏膜和肝脏中极易被代谢灭活，使进入体循环的药量减少的现象。药物的首过消除发生在口服给药之后。首过消除明显的药物不宜口服给药（如硝酸甘油）。

82. 答案：A　解析：氯解磷定用于中度和重度有机磷酸酯类中毒的解救。对酶复活的效果随不同的有机磷酸酯类而异，对内吸磷、马拉硫磷和对硫磷中毒的疗效较好；对敌百虫、敌敌畏中毒的疗效稍差；对乐果中毒无效。

83. 答案：C　解析：肾上腺嗜铬细胞瘤分泌大量肾上腺素，使血压升高。酚妥拉明可阻断 α 受体，使肾上腺嗜铬细胞瘤所致的高血压明显下降，因此可用于肾上腺嗜铬细胞瘤的诊断和此病骤发高血压危象及手术前的治疗。但用于诊断时，其可靠性和安全性均较差，应慎用。

84. 答案：E　解析：地西泮可用于麻醉前给药，减轻患者对手术的恐惧情绪，减少麻醉药用量，增强麻醉药的作用，而非该药物本身产生麻醉作用。

85. 答案：A　解析：左旋多巴可用于急性肝功能衰竭所致的肝昏迷辅助治疗。左旋多巴在脑内转化成多巴胺（DA），并进一步转化成 NA，与伪递质相竞争，纠正神经传导功能的紊乱，使患者由昏迷转为苏醒。

86. 答案：C　解析：阿司匹林可诱发溃疡，引起胃出血，导致凝血障碍，发生水杨酸反应，过敏反应，以及瑞夷综合征。其不良反应有趣记"为您扬名易"。

87. 答案：C　解析：中效利尿药，即 Na^+-Cl^- 同向转运抑制剂，主要作用于远曲小管近端。减少 Na^+、Cl^- 的重吸收，影响肾脏的稀释功能而产生利尿作用，对尿液的浓缩过程无影响。常用药物为氢氯噻嗪、氢氟噻嗪等。

88.答案：B 解析：低效利尿药螺内酯作用的发挥依赖于体内醛固酮的存在，对切除肾上腺的动物无效，所以螺内酯与肾上腺皮质功能相关。同类药物氨苯蝶啶的保钾利尿作用不受醛固酮水平影响，对肾上腺切除的动物仍有效。

89.答案：B 解析：β受体阻滞剂美托洛尔常见的神经系统不良反应包括眩晕、精神抑郁等。另外，高血压伴有精神抑郁者也不宜应用利血平。

90.答案：A 解析：普罗帕酮适合治疗室上性、室性期前收缩，室性和室上性心动过速，伴发心动过速和心房颤动的预激综合征。

91.答案：D 解析：治疗量的强心苷增加心输出量，反射性兴奋迷走神经，从而延长房室结的有效不应期，减慢房室结的传导速度，缓解和消除心房颤动时的血流动力学障碍。

92.答案：D 解析：硝酸酯类能扩张静脉使回心血量减少，扩张动脉降低心脏射血阻力而使排血充分，结果使心室容积或心室壁张力下降，减少了对心内膜下血管的压力，因而增加了心内膜下区域的血液供应。

93.答案：B 解析：青霉素在治疗梅毒、钩端螺旋体病、雅司、鼠咬热或炭疽时，可有症状加剧现象，称赫氏反应或治疗矛盾。

94.答案：D 解析：乙脑发病半年后，5%～20%的重症患者仍有意识障碍、痴呆、失语、肢体瘫痪、扭转痉挛和精神失常等，称为后遗症，经积极治疗及耐心的护理可有不同程度的恢复，癫痫可持续终生。

95.答案：C 解析："阳浮而阴弱"既指脉象又指病机。阳指浮取，阴指沉取，意为轻取见浮脉，沉取则弱脉。从病机言则卫阳浮盛，营阴不足。这里的"而"字，卫强而营弱，卫受邪，卫不固表致营阴不足，故有因果转属之意。

96.答案：D 解析：氟喹诺酮类是治疗伤寒的首选药物，目前常用的药物有氧氟沙星、左氧氟沙星、环丙沙星等。

97.答案：A 解析：目前感染人类的禽流感病毒亚型主要有H5N1、H9N2、H7N9、H7N7、H7N2、H7N3等，其中感染H5N1、H7N9亚型者病情重。

98.答案：A 解析：流行性乙型脑炎补体结合试验，为IgG抗体，多发病后2周出现，5～6周达到高峰，1年后消失。主要用于回顾性诊断或流行病学调查。

99.答案：B 解析：HIV分期无前驱期。

100.答案：D 解析：HBeAg阳性CHB患者采用Peg-IFN-α抗病毒治疗，治疗24周后，若HBVDNA下降<2lgIU/mL且HBsAg定量>2×10⁴IU/mL，建议停药，改为NAs治疗。

101.答案：D 解析：中毒型菌痢患者可在数小时内迅速发生循环衰竭和呼吸衰竭，病情严重，病死率高。

102.答案：E 解析：试管凝集试验（SAT）滴度为1:100（++）及以上，或病程持续一年以上仍有临床症状者且滴度为1:50（++）及以上为阳性。

103.答案：B 解析：成人及8岁以上儿童布鲁菌病首选的治疗方案是多西环素（强力霉素）联合利福平或多西环素联合链霉素。

104.答案：E 解析：终末消毒指传染源离开疫源地（如转送、出院或死亡后），对其曾产生的含有病原体的排泄物、分泌物及所污染的物品及场所进行的最后一次彻底消毒。包括患者的终末处理和原居住地或病室单位的终末处理。医护人员手的消毒属于预防性消毒。

105.答案：A 解析：睡中经常遗尿，多则一夜数次，醒后方觉，兼神疲乏力、面色苍白，肢凉怕冷，舌淡者为肾气不足之遗尿，配穴当选肾俞、命门、太溪。

106.答案：E 解析：十二经脉表里关系为手太阴肺经—手阳明大肠经，足阳明胃经—足太阴脾经，手少阴心经—手太阳小肠经，足太阳膀胱经—足少阴肾经，手厥阴心包经—手少阳三焦经，足少阳胆经—足厥阴肝经。

107.答案：D 解析：带脉约束了纵行躯干部的诸条经脉。

108.答案：E 解析：心的募穴应为巨阙。

109.答案：A 解析：耻骨联合上缘至髂

底的骨度分寸是18寸。

110. 答案：D 解析：肺经合穴尺泽在肘横纹中，肱二头肌腱桡侧凹陷处。

111. 答案：B 解析：太渊是输穴、原穴、八会穴之脉会；太溪、大陵、神门、太冲皆既是输穴又是原穴，但不是八会穴。

112. 答案：A 解析：隐白为脾经井穴，可健脾统血，是治疗月经过多、崩漏等妇科病的经验穴，还可以治疗鼻衄、便血、尿血等出血证。

113. 答案：A 解析：根据十二经脉的循行交接规律，相表里的阴经与阳经在手足末端交接。

114. 答案：B 解析：膀胱经承山主治腰腿拘急、疼痛，痔疾，便秘及腹痛，疝气。

115. 答案：B 解析：肾经照海主治月经不调、痛经、阴痒、赤白带下等妇科病证；癫痫、不寐、嗜卧、癔症等神志病证；咽喉干痛，目赤肿痛；小便频数，癃闭；便秘。

116. 答案：C 解析：光明在小腿外侧，外踝尖上5寸，腓骨前缘。

117. 答案：C 解析：隔蒜灸多用于治疗瘰疬、肺痨及初起的肿疡等，有清热解毒、杀虫等作用。

118. 答案：C 解析：面瘫治以祛风通络，疏调经筋，取局部穴、手足阳明经穴为主。针刺时面部腧穴均行平补平泻法，恢复期可加灸法。发病初期，面部腧穴手法不宜过重，针刺不宜过深，肢体远端腧穴行泻法且手法宜重；恢复期，足三里行补法，合谷、太冲行平补平泻法。

119. 答案：A 解析：怒则气上，指郁怒、暴怒可致肝气上逆或肝阳上亢，出现头痛头晕，面红目赤甚至呕血等症。

120. 答案：C 解析：独语为自言自语，喃喃不休，见人语止，首尾不续，多因心气虚弱、神气不足，或气郁痰阻、蒙蔽心神所致，属阴证。常见于癫病和郁病。

121. 答案：E 解析：阴虚动风证，症见手足震颤、蠕动，或肢体抽搐，眩晕耳鸣，口燥咽干，形体消瘦，五心烦热，潮热颧红，舌红少津，脉弦细数。辨证要点为眩晕、手足震颤、蠕动等＋虚热症状。

122. 答案：A 解析：气虚血瘀证以面色淡白无华或面色紫暗，倦怠乏力，少气懒言，局部疼痛如刺，痛处固定不移、拒按，舌淡紫，或有斑点，脉涩等为辨证依据。

123. 答案：E 解析：患者热渴汗出脉洪大，为白虎汤证，当用石膏、知母。

124. 答案：A 解析：大黄牡丹汤主治肠痈初起，湿热瘀滞证，症见右少腹疼痛拒按，按之其痛如淋，甚则局部肿痞，或喜屈右足，牵引则痛剧，或时时发热，自汗恶寒，舌苔薄腻而黄，脉滑数。

125. 答案：C 解析：酸枣仁汤主治肝血不足，虚热内扰之虚烦不眠证，症见虚烦失眠，心悸盗汗，头目眩晕，咽干口燥，脉弦细。

126. 答案：A 解析：波状热是指体温逐渐升高达39℃或以上，数天后逐渐下降至正常水平，数天后再逐渐升高，如此反复多次。见于布鲁菌病。

127. 答案：B 解析：伤寒骨髓培养较血培养阳性率更高，可达90%，其阳性率受病程及使用抗菌药物的影响较小，已开始抗菌治疗者仍可获阳性结果。本题中患者进行了抗菌药物的治疗，所以为进一步确诊应进行骨髓培养。

128. 答案：B 解析：急性典型细菌性痢疾可见发热、腹痛、腹泻、里急后重、黏液或脓血便。

129. 答案：E 解析：胃脘灼热隐痛，似饥而不欲食，口燥咽干，大便干结，舌红少津，脉细数者为胃阴不足，除主穴中脘、足三里、内关，还应选配穴胃俞、三阴交、内庭，故E项为最佳答案。

130. 答案：C 解析：失眠，夜寐多梦，易惊善恐，舌淡，苔薄，脉弦细者为心胆气虚之不寐，配穴当选心俞、胆俞。

131. 答案：B 解析：患者双下肢关节游走性疼痛，时有寒热，舌淡苔薄白，脉浮，考虑为行痹，配穴当选膈俞、血海。

132. 答案：A 解析：经前或经期小腹胀痛拒按，经血量少，行而不畅，血色紫暗有块，块下痛缓，伴有乳房胀痛，舌质紫暗或有瘀点，脉弦者，为气滞血瘀证。痛经实证主穴为中极、次髎、地机、三阴交、十七椎，气滞血瘀证配太冲、血海，故 A 项最佳。

133～134.答案：B、D 解析：气的温煦作用是指气能温暖全身，是人体热量的来源。气的温煦作用是通过阳气的作用体现出来的。气的运动而产生的各种变化称为气化。诸如体内精微物质的化生及输布，精微物质之间、精微物质与能量之间的互相转化，以及废物的排泄等等都属气化。在中医学中，气化实际上是指由人体之气的运动而引起的精气血津液等物质与能量的新陈代谢过程，是生命最基本的特征之一。

135～136.答案：B、E 解析：正常脉象的特点包括胃、神、根三个方面。脉有胃气的特点是从容、和缓、流利的感觉。脉之有根关系到肾，主要表现在尺脉有力、沉取不绝两个方面。A 项则是脉象有神的表现，即有力柔和、节律整齐。

137～138.答案：E、C 解析：茯苓功效为利水渗湿，健脾，宁心。主治：①水肿、小便不利。茯苓甘淡平和，利水而不伤正，为利水消肿要药，可用治寒热虚实各种水肿。②痰饮。③脾虚泄泻。④心悸，失眠。滑石功效为利尿通淋，清热解暑，外用祛湿敛疮。主治：①热淋、石淋、尿热涩痛。②暑湿、湿温证。③湿疮、湿疹、痱子。

139～140.答案：A、B 解析：桂枝汤药后"啜热稀粥"，借水谷之力充养胃气。银翘散用法强调"香气大出，即取服，勿过煮"，体现了吴氏"治上焦如羽，非轻莫举"的用药原则。

141～142.答案：A、C 解析：《中华人民共和国医师法》规定，医师未按照注册的执业地点、执业类别、执业范围执业的，由县级以上人民政府卫生健康主管部门或者中医药主管部门责令改正，给予警告，没收违法所得，并处一万元以上三万元以下的罚款；情节严重的，责令暂停六个月以上一年以下执业活动直至吊销医师执业证书。严重违反医师职业道德、医学伦理规范，造成恶劣社会影响的，由省级以上人民政府卫生健康主管部门吊销医师执业证书或者责令停止非法执业活动，五年直至终身禁止从事医疗卫生服务或者医学临床研究。

143～144.答案：B、E 解析：QT 间期：从 QRS 波群的起点至 T 波终点，代表左、右心室除极与复极全过程的时间。ST 段：从 QRS 波群终点至 T 波起点的一段平线，反映心室早期缓慢复极的电位和时间变化。

145～146.答案：C、A 解析：糖皮质激素小剂量替代疗法适用于腺垂体功能减退症、肾上腺皮质功能减退症、肾上腺危象和肾上腺次全切除术后。糖皮质激素大剂量冲击疗法适用于中毒性感染或同时伴有休克者，如中毒性菌痢。

147～148.答案：A、B 解析：结核分枝杆菌可分为人结核分枝杆菌、牛结核分枝杆菌、非洲分枝杆菌和田鼠分枝杆菌等类型。其中人结核分枝杆菌为人类结核病的病原体。免疫接种常用的卡介苗来源于牛结核分枝杆菌。

149～150.答案：B、C 解析：此题考查几种针刺异常情况的区分。滞针是指在行针时或留针期间出现医者感觉针下涩滞，捻转、提插、出针均感困难，而患者则感觉痛剧的现象。弯针是因医者进针手法不熟练，用力过猛、过速，以致针尖碰到坚硬组织、器官或患者在针刺或留针时移动体位，或因针柄受到某种外力压迫、碰击等，使针柄改变了进针或刺入留针时的方向和角度，提插、捻转及出针均感困难，而患者感到疼痛。

第二单元

1.答案：D 解析：流感有流行病学史，急骤起病，高热和全身肌肉酸痛等全身中毒症状明显，病毒分离和血清学检查有助于鉴别。

2.答案：D 解析：中央型肺癌多为一侧肺门类圆形阴影，边缘毛糙，可有分叶或切迹。D 为直接征象。

3.答案：A 解析：慢性肺心病的心律失常多表现为房性早搏及阵发性室上性心动过速。

4.答案：B 解析：抢救急性左心衰竭，静息时明显呼吸困难者应端坐位，双腿下垂以减少回心血量，降低心脏前负荷。

5. 答案：B　解析：房颤的心电图表现如下。①P波消失，代之以大小不等、形态不同、间隔不等的f波，频率为350～600次/分。②QRS波、T波形态与室上性相同，但伴有室内差异传导或室内传导阻滞时，QRS波可增宽。③RR间期绝对不齐，即心室律绝对不规则。

6. 答案：E　解析：血管紧张素转化酶抑制剂的不良反应主要是刺激性干咳和血管性水肿。

7. 答案：C　解析：心绞痛发作时超声显示有节段性室壁收缩活动减弱。

8. 答案：D　解析：风湿性心脏病最常见的心律失常是心房颤动。

9. 答案：E　解析：胃癌常见的转移途径是直接蔓延、血行转移、淋巴结转移、腹腔内种植。

10. 答案：A　解析：溃疡性结肠炎患者腹痛有"疼痛→便意→便后缓解"的规律，可伴腹胀、食欲不振、恶心及呕吐。若并发中毒性巨结肠或炎症波及腹膜，有持续性剧烈腹痛。

11. 答案：A　解析：慢性肾小球肾炎标证中的水湿证表现为颜面或肢体浮肿，舌苔白或白腻，脉缓或沉缓。治法：利水消肿。方药：五苓散合五皮饮加减。

12. 答案：B　解析：慢性肾衰竭患者，面、肢浮肿或全身浮肿，甚则有胸水、腹水为标实证之水气证。治以利水消肿，方用五皮饮或五苓散加减。

13. 答案：A　解析：尿路感染的途径主要分为上行感染、血行感染、直接感染、淋巴道感染。上行感染为尿路感染的主要途径，约占尿路感染的95%。

14. 答案：D　解析：尿细菌学检查，取清洁中段尿，必要时导尿或膀胱穿刺取标本，进行培养及药敏试验。如细菌定量培养菌落计数 $\geq 10^5$/mL，可确诊；如菌落计数为 $10^4 \sim 10^5$/mL，结果可疑；如 $< 10^4$/mL，多为污染。

15. 答案：E　解析：骨髓移植是根治再障的最佳方法；非重型再障以雄激素治疗为主，辅以免疫抑制剂及改善骨髓造血微环境药物。对40岁以下、无感染及其他并发症、有

合适供体的重型再障患者，可考虑造血干细胞移植。

16. 答案：C　解析：脾是自身抗体产生的主要部位，也是血小板破坏的重要场所。

17. 答案：C　解析：甲亢临床表现为怕热、多汗、易激动、易饥多食、消瘦、手颤、腹泻、心动过速及眼征、甲状腺肿大等，在甲状腺部位听到血管杂音和触到震颤具有诊断意义。

18. 答案：C　解析：糖尿病酮症酸中毒临床表现为烦渴、尿多、乏力、恶心呕吐、精神萎靡或烦躁、神志恍惚、嗜睡、昏迷，严重酸中毒时出现深大呼吸，呼吸有烂苹果味。

19. 答案：E　解析：抑制尿酸生成的药物包括别嘌醇及非布司他。苯溴马隆属于促尿酸排泄药。碳酸氢钠可以碱化尿液。秋水仙碱和糖皮质激素可有效抗炎镇痛。

20. 答案：D　解析：动脉硬化性脑梗死病位在脑，与心、肾、肝、脾密切相关。

21. 答案：B　解析：脑血栓形成急性昏迷期应卧床休息，监测生命体征，加强皮肤、口腔、呼吸道及排便的护理，起病24～48小时仍不能进食者，应予鼻饲饮食。

22. 答案：C　解析：高血压脑出血血压降低幅度不宜过大，一般主张维持在150～160/90～100mmHg为宜，否则可能造成脑低灌注。

23. 答案：D　解析：帕金森病的典型联创表现包括震颤（典型表现是静止性震颤，常为首发症状）、肌强直（"铅管样强直""齿轮样强直"）、运动迟缓（随意动作减少、"面具脸""小写征"）、姿势步态异常。

24. 答案：B　解析：帕金森病气血亏虚证，症见头摇肢颤，面色白，表情淡漠，神疲乏力，动则气短，心悸健忘，眩晕，纳呆，舌体胖大，舌质淡红，舌苔薄白滑，脉沉濡无力或沉细弱。治法为益气养血，濡养筋脉，方选人参养荣汤加减。

25. 答案：A　解析：对口服有机磷杀虫药中毒患者，清除其未被吸收毒物的首要方法是催吐和洗胃。

26. 答案：D　解析：有机磷杀虫药中毒烟碱样症状，又称N样症状。由于乙酰胆碱

堆积在横纹肌神经—肌肉接头处，出现肌纤维颤动，全身紧缩或压迫感，甚至全身骨骼肌强直性痉挛；骨骼肌过度兴奋后就会出现抑制，发生肌力减退甚至呼吸肌麻痹引起呼吸停止。乙酰胆碱还可刺激交感神经节和肾上腺髓质，出现血压升高和心律失常。

27.答案：D 解析：泄泻与痢均为大便次数增多、粪质稀薄的病证。泄泻以大便次数增加，粪质稀溏，甚则如水样，或完谷不化为主症，大便不带脓血，也无里急后重，或无腹痛。而痢疾以腹痛、里急后重、便下赤白脓血为特征。

28.答案：A 解析：血证治疗"三原则"指的是治火、治气、治血。

29.答案：C 解析：16～17世纪，受工业革命影响，医学用机械观解释一切人体现象，认为人也像一部机器，把疾病看作人体某部件失灵。这种医学模式忽视了生命的生物复杂性和社会复杂性。

30.答案：D 解析：中医四诊的道德要求包括安神定志、实事求是。

31.答案：A 解析：疗效标准指医疗行为是否有利于患者疾病的缓解、痊愈和保障生命的安全。这是评价和衡量医务人员医疗行为是否符合道德及道德水平高低的重要标志。

32.答案：E 解析：蛛网膜下腔麻醉的常见并发症有术后头痛、腰背痛、尿潴留、下肢瘫痪。

33.答案：C 解析：术后早期发生呃逆可采用压迫眶上缘、针刺内关、足三里、天突、鸠尾等穴位，对顽固性呃逆可采用颈部膈神经封闭。

34.答案：C 解析：尿潴留未能立即手术者，紧急处理时可进行耻骨上膀胱穿刺造瘘引流尿液。

35.答案：C 解析：中度烧伤为Ⅱ度烧伤面积在10%～29%，或Ⅲ度烧伤面积不足10%。

36.答案：E 解析：治疗甲状腺功能亢进术后，抽搐发作时立即静脉注射葡萄糖酸钙或氯化钙。

37.答案：B 解析：治疗瘢痕性幽门梗阻，国内目前仍以胃大部切除术为主，也可采用迷走神经干切断加胃窦部切除术。

38.答案：C 解析：股疝由于股环狭小，同时疝内容物进入股管呈垂直而下，突出卵圆窝后向前转折，构成锐角，因此极容易发生嵌顿和绞窄。

39.答案：A 解析：妊娠剧吐经常规治疗无好转，体温持续高于38℃，心率每分钟超过120次，出现持续黄疸或持续蛋白尿，或伴发Wernicke综合征时，则应终止妊娠。

40.答案：D 解析：全身小血管痉挛，内皮损伤及局部缺血是子痫－子痫前期的基本病理生理变化。

41.答案：B 解析：产后24小时内出血大于500mL，剖宫产时出血大于1000mL，为产后出血，子宫收缩乏力是最常见的原因。

42.答案：B 解析：产后三急指产后呕吐、盗汗、泄泻，三者并见必危。

43.答案：C 解析：闭经溢乳综合征由泌乳素水平过高所致，溴隐亭能降低和抑制泌乳素的分泌。

44.答案：B 解析：胰岛素不是多囊卵巢综合征（PCOS）的常用药；若卵泡发育成熟，应用hCG；安体舒通可降低雄激素，但无调节月经周期的作用；二甲双胍的作用为治疗胰岛素抵抗，痤疮为雄激素升高的典型表现。

45.答案：D 解析：Ⅲ期宫颈癌肿瘤侵及盆壁和（或）侵及阴道下1/3和（或）引起肾积水或无功能肾，宫颈癌侵犯盆腔，应属Ⅲ期。宫颈癌的五年生存率，Ⅰ期＞85%，Ⅱ期约50%，Ⅲ期约25%，Ⅳ期约5%。

46.答案：E 解析：子宫内膜异位症以瘀血阻滞冲任胞宫为基本病机。

47.答案：B 解析：宫内节育环引发的并发症包括子宫穿孔、节育器异位、节育器嵌顿或断裂、节育器下移或脱落、带器妊娠。

48.答案：B 解析：3岁儿童体重＝年龄×2+8=3×2＋8=14kg；身高＝年龄×7+75＝3×7+75＝96cm。所以身长正常，体重高于标准。

49.答案：A 解析：3个月左右随着抬头动作的发育出现颈椎前凸。

50.答案：A 解析：观察指纹是儿科的特殊诊法，适用于3岁以下小儿。

51. 答案：D　解析：营养性缺铁性贫血属于小细胞低色素性贫血。

52. 答案：B　解析：小儿性早熟辨证主要应以"肾"为主，阴虚火旺为本。

53. 答案：D　解析：幼儿急疹临床表现如下。发热持续 3～5 天，体温多达 39℃ 或更高，但全身症状较轻；热退后出疹，皮疹为红色斑丘疹，迅速遍布躯干及面部，2～3 天皮疹消失，无色素沉着及脱屑。

54. 答案：A　解析：引起手足口病的病因为感受手足口病时邪，其病变部位在肺脾二经。

55. 答案：A　解析：咳嗽新起，咳声嘶哑，干咳无痰，咳引胸痛，伴鼻燥咽干，恶风发热，头痛，舌尖红，苔薄黄而干，脉浮数，考虑为急性支气管炎的燥热伤肺证，选方为桑杏汤。

56. 答案：C　解析：咳逆喘息不得卧，桶状胸，触诊双侧语颤减弱，叩诊呈过清音，X 线胸片示双肺野透亮度增加，纹理增粗，吸入支气管舒张药后，FEV_1/FVC 为 56%，考虑为慢性阻塞性肺疾病；咳逆喘息不得卧，痰多稀薄，恶寒发热，背冷无汗，渴不多饮，面色青晦，舌苔白滑，脉弦紧，考虑为外寒内饮证，选方为小青龙汤。

57. 答案：D　解析：频繁咳嗽，痰中带血，经口服"头孢类抗生素"等治疗，症状不能缓解，2 个月来进行性体重下降，胸部 CT 示近右肺门处类圆形阴影，边缘毛糙，有分叶，考虑为肺癌；心烦，少寐，手足心热，低热盗汗，口渴，大便秘结，舌质红，苔薄黄，脉细数，考虑为肺癌的阴虚毒热证，中医治法是养阴清热，解毒散结，选方为沙参麦冬汤合五味消毒饮。

58. 答案：C　解析：突发气促，端坐呼吸，咳吐粉红色泡沫痰，双肺广泛水泡音，现心悸，喘息不能卧，颜面及肢体浮肿，考虑为急性心力衰竭；心悸，喘息不能卧，脘痞腹胀，食少纳呆，形寒肢冷，舌淡胖，苔白滑，脉沉细无力，考虑为心脾阳虚证，选方为真武汤。

59. 答案：C　解析：间断心悸怔忡，胸闷气短，X 线胸片示心影增大，两肺淤血征象，

BNP 1005pg/mL，考虑为慢性心力衰竭；心悸怔忡，胸闷气短，喘咳，动则尤甚，神疲乏力，面白，自汗，口唇青紫，舌质紫暗，脉结代，考虑为慢性心力衰竭的气虚血瘀证，选方为保元汤合血府逐瘀汤。

60. 答案：D　解析：心率 110 次/分，心律不齐，可闻及期前收缩 3～4 次/分，心悸时发时止，胸闷烦躁，失眠多梦，口干口苦，大便秘结，小便黄赤，舌质红，舌苔黄腻，脉弦滑，考虑为快速性心律失常痰火扰心证，应首选黄连温胆汤。

61. 答案：B　解析：心电图示二度 I 型房室传导阻滞，心悸气短，动则加剧，面色苍白，形寒肢冷，腰膝酸软，小便清长，下肢浮肿，舌质淡胖，脉沉迟，考虑为缓慢性心律失常的心肾阳虚证，选方为参附汤合真武汤。

62. 答案：E　解析：高血压病史 3 年，现症见头晕耳鸣，目涩，咽干，五心烦热，盗汗，不寐多梦，腰膝酸软，大便干涩，小便热赤，舌质红少苔，脉细数，考虑为高血压肝肾阴虚证，应首选杞菊地黄丸。

63. 答案：C　解析：胃脘胀痛 2 年余，胃镜示胃窦部黏膜充血、水肿，呈红白相间，考虑为慢性胃炎；胃脘胀痛，因情志不舒而加重，得嗳气或矢气后稍缓，嗳气频作，脉弦，考虑为慢性胃炎的肝胃不和证，选方为柴胡疏肝散。

64. 答案：B　解析：患者 45 岁，胃脘无节律性胀痛半年，X 线钡餐检查示胃小弯部有充盈缺损，考虑胃癌；现胃脘胀满，时而伴两肋不适，呕吐吞酸，食少纳差，脉弦，此为肝气横逆，克脾犯胃，其证型是肝胃不和。

65. 答案：A　解析：腹大胀满，查体见肝掌、蜘蛛痣，上腹部 B 超提示肝回声明显增强、不均、光点粗大，实验室检查示 A/G 倒置，考虑为肝硬化；现腹大胀满，脉络怒张，胁腹刺痛，面色晦暗黧黑，胁下癥块，手掌赤痕，口干不欲饮，舌质紫暗，脉细涩，明显血瘀征象，考虑为肝硬化肝脾血瘀证，方用调营饮加减。

66. 答案：D　解析：腹泻，脓血便，结肠镜检查示黏膜充血水肿、易脆，伴糜烂和溃疡，考虑为溃疡性结肠炎；腹痛灼热，发热，

肛门灼热，溲赤，舌红苔黄腻，脉滑数，考虑为湿热内蕴证，选方为白头翁汤。

67. 答案：C 解析：患者有长期慢性肾病病史，结合实验室检查肾功能明显减退，考虑为慢性肾衰竭。此时患者 Scr > 707μmol/L，严重高钾血症，应积极采取透析治疗。若症见面色少华，神疲乏力，腰膝酸软，口干唇燥，饮水不多，或手足心热，大便干燥或稀，夜尿清长，舌淡有齿痕，脉沉细，当辨证为慢性肾衰竭气阴两虚证。治以益气养阴，健脾补肾，方用参芪地黄汤加减。

68. 答案：B 解析：慢性肾小球肾炎肺肾气虚证表现为颜面浮肿或肢体肿胀，疲倦乏力，少语懒言，自汗出，易感冒，腰脊酸痛，面色萎黄，舌淡，苔白，脉细弱。治以补益肺肾，方用玉屏风散合金匮肾气丸加减。

69. 答案：C 解析：再障主要表现为贫血、感染和出血。检查可见全血细胞减少，骨髓检查显示多部位骨髓增生减低。网织红细胞百分数 < 0.01，淋巴细胞比例增高。再障贫血呈正细胞正色素型，红细胞形态正常。

70. 答案：A 解析：缺铁性贫血虫积证表现为面色萎黄少华，腹胀，多食易饥，恶心呕吐，或有便溏，嗜食生米、泥土、茶叶等，神疲肢软，气短头晕，舌质淡，苔白，脉虚弱。治以杀虫消积，补益气血，方用化虫丸合八珍汤加减。

71. 答案：B 解析：结合题中症状，面色萎黄，头晕目眩，心悸，疲乏无力，气短懒言，自汗，食欲减退，舌质淡，苔薄白，脉细弱，考虑为慢性髓细胞白血病气血两虚证。治以补益气血，方用八珍汤加减。

72. 答案：E 解析：口服铁剂是治疗缺铁性贫血的首选方法，常用硫酸亚铁片，一般 2 个月可恢复正常，铁剂治疗在血红蛋白恢复正常后至少持续 3 ~ 6 个月，待铁蛋白正常后停药。

73. 答案：E 解析：缺铁性贫血是指体内贮存铁缺乏，影响血红蛋白合成所引起的一种小细胞低色素性贫血。其特点是骨髓、肝、脾等器官组织中缺乏可染色性铁，血清铁浓度、运铁蛋白饱和度和血清铁蛋白降低。检查血清铁蛋白 < 20μg/L 表示贮铁减少，< 12μg/L 为贮铁耗尽。

74. 答案：B 解析：患者颈前肿胀，有明显高代谢综合征表现，结合实验室检查结果，可诊断为甲状腺功能亢进症。甲亢肝火旺盛证表现为颈前肿胀，眼突，烦躁易怒，易饥多食，手指颤抖，恶热多汗，面红烘热，心悸失眠，头晕目眩，口苦咽干，月经不调，舌质红，舌苔黄，脉弦数。治以清肝泻火，消瘿散结，方用龙胆泻肝汤加减。

75. 答案：A 解析：患者血清胆固醇 TC ≥ 6.2mmol/L，而甘油三酯 TG < 2.3mmol/L，可诊断为高胆固醇血症。血脂异常肝郁脾虚证表现为精神抑郁或心烦易怒，肢体倦怠乏力，口干口苦，胸胁闷痛，脘腹胀满吐酸，纳食不香，月经不调，舌红，苔白，脉弦细。治以疏肝解郁，健脾和胃，方选逍遥散加减。

76. 答案：C 解析：该病例以小关节受累为主，结合晨僵等表现，高度怀疑类风湿关节炎。X 线平片对类风湿关节炎诊断、关节病变分期、病变演变的监测均很重要。

77. 答案：C 解析：类风湿关节炎痰瘀互结证表现为关节肿痛且变形，屈伸受限，或肌肉刺痛，痛处不移，皮肤失去弹性，按之稍硬，肌肤紫暗，面色黧黑，或有皮下结节，肢体顽麻，舌质暗红或有瘀点、瘀斑，苔薄白，脉弦涩。治以活血化瘀，祛痰通络，方用身痛逐瘀汤合指迷茯苓丸加减。

78. 答案：C 解析：患者双颧颊部出现红斑，有光过敏及口腔溃疡表现，实验室检查抗核抗体及抗 Sm 抗体阳性，可确诊系统性红斑狼疮（SLE）。系统性红斑狼疮热郁积饮证表现为胸闷胸痛，心悸怔忡，时有微热，咽干口渴，烦热不安，红斑皮疹，舌红苔厚腻，脉滑数，濡数，偶有结代。治以清热蠲饮，方选葶苈大枣泻肺汤合泻白散加减。

79. 答案：B 解析：平素性情急躁，心烦失眠，口苦咽干，时吐痰涎，大便秘结，发作则昏仆抽搐，口吐涎沫，舌红，苔黄，脉弦滑，考虑为癫痫休止期，肝火痰热证，治法为清肝泻火，化痰息风，方选龙胆泻肝汤合涤痰汤加减。

80. 答案：B 解析：完全前循环梗死（TACI），多为大脑中动脉（MCA）近段主干，少数为颈内动脉虹吸段闭塞引起的大片脑梗死，表现为三联征。①完全大脑中动脉综合征表现：大脑较高级神经活动障碍（意识障碍、失语、失算、空间定向力障碍等）。②同向偏盲。③对侧三个部位（面、上肢与下肢）较严重的运动和（或）感觉障碍。

81. 答案：A 解析：患者突然口眼喎斜，语言不利，口角流涎，半身不遂，兼见恶寒发热，肌体拘急，关节酸痛，舌苔薄白，脉浮弦，考虑为脑卒中脉络空虚，风邪入中证，治法为祛风通络，养血和营，方选大秦艽汤加减。

82. 答案：A 解析：蛛网膜下腔出血再出血以5～11天为高峰，临床表现为在经治疗病情稳定好转的情况下突然发生剧烈头痛、恶心呕吐、意识障碍加重、原有局灶症状和体征重新出现等。

83. 答案：C 解析：喘息咳逆，呼吸急促，胸部胀闷，痰多稀薄而带泡沫，色白质黏，头痛，恶寒，口不渴，无汗，苔薄白而滑，脉浮紧，考虑为喘证风寒壅肺证，治法为宣肺散寒，方选麻黄汤合华盖散加减。

84. 答案：B 解析：症见虚烦不寐，触事易惊，终日惕惕，胆怯心悸，气短自汗，倦怠乏力，舌淡，脉弦细，考虑为不寐心胆气虚证，治法益气镇惊，安神定志，方选安神定志丸合酸枣仁汤加减。

85. 答案：D 解析：风热头痛证候表现为头痛而胀，甚则头胀如裂，发热或恶风，面红目赤，口渴喜饮，大便不畅，或便秘，溲赤，舌尖红，苔薄黄，脉浮数。治法：疏风清热和络。方药：芎芷石膏汤加减。

86. 答案：C 解析：精神抑郁，胸部窒闷，胁肋胀满，咽中如有物梗塞，吞之不下，咳之不出，苔白腻，脉弦滑，考虑为郁证痰气郁结证（梅核气），治法为行气开郁，化痰散结，方选半夏厚朴汤加减。

87. 答案：E 解析：四肢痿软，身体困重，下肢麻木、微肿，胸痞脘闷，小便赤涩痛，苔黄腻，脉细数，考虑为痿证湿热浸淫，气血不运证，治法为清热利湿，通利筋脉，方选加味二妙散加减。

88. 答案：D 解析：丹毒以患部皮肤突然发红成片，色如涂丹为特点。题干中患者临床表现以右小腿出现水肿性红斑，灼热疼痛4天为主诉，据此可诊断为丹毒。

89. 答案：A 解析：患者颈部结块形如鸡卵，考虑为颈痈，症见皮色不变，肿胀、灼热、疼痛；逐渐漫肿坚实，灼热疼痛；伴有寒热、头痛、项强；舌红，苔黄腻，脉滑数，治法为散风清热，化痰消肿，首选方剂为牛蒡解肌汤。

90. 答案：E 解析：胰腺损伤表现为上腹部剧烈疼痛及弥漫性腹膜炎征象体征；刺激膈肌而出现肩背部疼痛，伴恶心、呕吐、腹胀；可因疼痛与大量体液丢失而出现休克。脐周皮肤可呈青紫色。

91. 答案：D 解析：皮脂腺囊肿质软，界清，肿物中央皮肤表面可见一小孔，此为腺体导管开口处，可见有一黑色粉样小栓。

92. 答案：C 解析：甲状腺癌患者，症见形体消瘦，皮肤枯槁，声音嘶哑，腰酸无力，舌苔红，少苔，脉沉细数，中医辨证为瘀热伤阴证，治法为养阴和营，化痰散结，方用通窍活血汤合养阴清肺汤。

93. 答案：B 解析：患者有轻微的食管不适，X线钡剂造影示管腔狭窄，腔内充盈缺损，不规则的龛影，首先考虑为食管癌；症见胸膈满闷，两胁胀痛，嗳气，口干，舌质偏红，苔薄腻，脉弦滑，中医辨证为痰气交阻证，治法为开郁，化痰，润燥，方选启膈散合逍遥散加减。

94. 答案：D 解析：患者乳房结块如石，考虑为乳腺癌；症见两胁胀痛，易怒易躁，舌苔薄黄，舌红有瘀点，脉弦有力，中医辨证为肝郁气滞证，治法为疏肝解郁，理气化痰，用逍遥散加减治疗。

95. 答案：E 解析：肠痈瘀滞证表现为转移性右下腹痛，呈持续性、进行性加剧，右下腹局限性压痛或拒按，伴恶心纳差，可有轻度发热，苔白腻，脉弦滑或弦紧。方用大黄牡丹汤合红藤煎剂。

96. 答案：C 解析：有内痔史，近日大便带血，血色鲜红，脉浮数，考虑为痔的风伤肠络证，治法为清热凉血祛风，治疗首选凉血地黄汤加减。

97.答案：A 解析：患者直肠可触及一肿块，表面凹凸不平，退指指套可见暗红色血迹，首先考虑为直肠癌；症见便下黏液脓血，排便困难，舌质红有瘀斑，苔黄，脉弦数，中医辨证为湿热瘀毒证，治法为清热解毒，通腑化瘀，攻积祛湿，方选木香分气丸加减。

98.答案：E 解析：患者排尿突然中断，泌尿系彩超示有强回声光团，后伴声影，考虑为泌尿系结石；症见口干欲饮，舌红，苔黄腻，脉弦细，治法为清热利湿，通淋排石，方选三金排石汤加减。

99.答案：C 解析：患者有手术史，现左下肢疼痛肿胀，皮肤色泽发绀，皮温增高，浅静脉怒张，大腿内侧有明显压痛，并伴有低热，可考虑为下肢深静脉血栓形成。

100.答案：B 解析：根据与淋病患者性交或不洁性交或共同生活史等感染史，典型症状主要表现为尿道炎、阴道炎等，出现急性、慢性尿道炎症及局部红、肿、热、痛，有分泌物或呈脓性，不难诊断。

101.答案：E 解析：患者妊娠6个月，面目及下肢浮肿，血压150/100mmHg，考虑为妊娠高血压疾病；症见肤色淡黄，皮薄而光亮，按之凹陷，即时难起，倦怠无力，气短懒言，食欲不振，下肢逆冷，腰酸膝软，小便短少，大便溏薄，舌淡胖边有齿痕，苔白滑，脉沉滑无力，中医辨证为脾肾两虚证，治法为健脾温肾，行水消肿，方选白术散合五苓散。

102.答案：E 解析：产后5天，高热不退，神昏谵语，随后昏迷，面色苍白，四肢厥冷，舌红绛，脉微而数，考虑为产褥感染热陷心包证，治法为清心开窍，方选清营汤送服安宫牛黄丸或紫雪丹。

103.答案：C 解析：产后小便不通，小腹胀满，情志抑郁，胸胁胀痛，烦闷不安，舌淡红，脉弦，考虑为产后尿潴留气滞证，治法为理气行滞，行水利尿，方选木通散。

104.答案：B 解析：滴虫性阴道炎分泌物特点为白带多，呈灰黄色稀薄泡沫状。

105.答案：B 解析：近1年小腹冷痛坠胀，经行腹痛加重，喜热恶寒，得热痛缓，经行错后，经血量少，色暗，带下淋漓，神疲乏力，腰骶冷痛，小便频数，婚久不孕，舌暗红，苔白腻，脉沉迟，考虑为盆腔炎性疾病后遗症寒湿凝滞证，治法为祛寒除湿，活血化瘀，方选少腹逐瘀汤。

106.答案：E 解析：近半年两次月经中间，阴道出血，持续1～2天，考虑为排卵期出血（经间期出血）；症见色深红，质稠，平时带下量多、色黄、质黏腻、有臭气，小腹时痛，小便短赤，舌红，苔黄腻，脉滑数，考虑为湿热证，治法为清热除湿，凉血止血，方选清肝止淋汤加减。

107.答案：C 解析：患者停经8个月，有宫腔手术史，且激素序贯疗法无效，首先考虑宫腔操作导致的子宫性闭经。

108.答案：D 解析：根据症状子宫如孕2个月大小，宫底部明显突出，质硬，B型超声波检查为单个结节，考虑为单发子宫肌瘤，血红蛋白90g/L，有继发性贫血，且继发不孕，符合子宫肌瘤手术指征，首先考虑行子宫肌瘤摘除术。

109.答案：C 解析：患者停经9个月，血hCG明显高于正常妊娠月份值，有水泡组织排出，应首先考虑葡萄胎。

110.答案：B 解析：近半年经行腹痛逐渐加重，后穹隆可触及触痛性结节，考虑为子宫内膜异位症；症见月经先后不定期，经量时多时少，色淡暗质稀，头晕耳鸣，腰膝酸软，性欲减退，舌淡暗有瘀点，苔薄白，脉沉细而涩，中医辨证为肾虚血瘀证，治法为补肾益气，活血化瘀，方选归肾丸合桃红四物汤。

111.答案：C 解析：患者未避孕未孕2年，配偶查体无异常，考虑为不孕症；症见月经后期量少，色淡，甚则闭经，面色晦暗，腰酸腿软，性欲淡漠，大便不实，小便清长，舌淡，苔白，脉沉细，中医辨证为肾阳虚证，治法为温肾益气，调补冲任，方选温胞饮。

112.答案：C 解析：面目皮肤发黄，颜色晦滞，腹部胀满，右胁下痞块，舌紫暗有瘀斑，苔白，考虑为新生儿黄疸的气滞血瘀证，选方为血府逐瘀汤。

113.答案：A 解析：口腔内白屑散在，考虑为鹅口疮；颧红，手足心热，口干不渴，虚烦不宁，舌红，苔少，指纹紫，考虑为虚火上浮证，选方为知柏地黄丸。

114. 答案：A 解析：口颊、上颚、齿龈、口角溃烂，考虑为疱疹性口炎；黏膜焮红，疼痛拒食，烦躁不安，伴发热，舌红，苔薄黄，脉浮数，考虑为风热乘脾证，选方为银翘散。

115. 答案：B 解析：泻下不止，次频量多，精神萎靡，表情淡漠，面色青灰，哭声微弱，啼哭无泪，尿少，四肢厥冷，舌淡无津，脉沉细欲绝，考虑为小儿腹泻病的阴竭阳脱证，选方为生脉散合参附龙牡救逆汤。

116. 答案：B 解析：疹点由疏转密，口腔麻疹黏膜斑，考虑为麻疹；发热持续，起伏如潮，大便秘结，小便短少，舌红苔黄，脉洪数，考虑为邪入肺胃证（见形期），选方为清解透表汤。

117. 答案：A 解析：患儿体温38.2℃，躯干部可见散在红色丘疹及疱疹，疱浆清亮，少许结痂，考虑水痘；舌质淡，苔薄白，脉浮数，属邪郁肺卫证。

118. 答案：E 解析：左腮部肿痛，发热，耳下腮部漫肿，考虑为流行性腮腺炎；发热、耳下腮部漫肿，神昏、嗜睡，项强，呕吐，舌绛，苔黄，脉数，考虑为邪陷心肝证，治法为清热解毒，息风开窍，方选清瘟败毒饮加减。

119. 答案：D 解析：右上腹绞痛，吐蛔虫，考虑为蛔虫病；右上腹绞痛，弯腰屈背，辗转不宁，肢冷汗出，舌苔黄腻，脉弦数，考虑为蛔厥证，选方为乌梅丸。

120. 答案：A 解析：睡中遗尿，醒后方觉，每晚1次以上，小便清长，面白虚浮，腰膝酸软，形寒肢冷，智力可较同龄儿稍差，舌淡，苔白，脉沉迟无力，考虑为遗尿的下元虚寒证，治法为温补肾阳，固涩止遗，方选菟丝子散加减。

121. 答案：C 解析：腹痛，疼痛拒按，痛如锥刺，舌质紫暗，脉涩，考虑为腹痛的气滞血瘀证，治法为活血化瘀，行气止痛，方选少腹逐瘀汤加减。

122. 答案：B 解析：咳嗽，痰多色白，喉间痰鸣，胸闷纳呆，口不渴，神疲肢倦，大便溏薄，舌质淡，苔白腻，脉滑，考虑为慢性咳嗽的痰湿蕴肺证，选方为二陈汤合三子养亲汤。

123. 答案：D 解析：大便并不干硬，虽有便意，但努挣乏力，难以排出，汗出气短，便后疲乏，神倦懒言，面白无华，唇甲色淡，头晕心悸，健忘，多梦，舌淡，苔白，脉弱，考虑为便秘的气血不运证，选方为黄芪汤。

124. 答案：E 解析：尿色突然鲜红，恶风，平素常有皮肤紫癜，颜色鲜明，偶有腹痛，关节痛，舌红，苔薄黄，脉浮数，考虑为尿血的风热伤络证，选方为连翘败毒散。

125～127. 答案：B、A、B 解析：患者喉中哮鸣反复发作，呼吸急促，双肺叩诊过清音，听诊满布哮鸣音，呼气延长，X线胸片示双肺透亮度增加，呼吸功能检查支气管舒张试验阳性，考虑支气管哮喘。气粗息涌，喉中哮鸣，胸高胁胀，烦闷不安，汗出，口渴喜饮，面赤口苦，咳痰色黄，黏浊稠厚，舌质红，苔黄腻，脉滑数，为发作期热哮证。激素是最有效的控制支气管哮喘气道炎症的药物，吸入为首选途径。治疗支气管哮喘热哮证首选定喘汤。

128～130. 答案：C、E、B 解析：患者乳房发现肿块，疼痛剧烈，呈持续性搏动性疼痛，壮热不退，患部拒按，肿块中央变软，按之应指，说明已经成脓，考虑为急性乳腺炎；且患者壮热不退，口渴喜饮，患部拒按，肿块中央变软，按之应指，舌质红，苔黄腻，脉滑数，考虑为急性乳腺炎热毒炽盛证，代表方为五味消毒饮合透脓散，治以清热解毒，托里透脓。脓肿形成后宜及时切开排脓。

131～133. 答案：A、D、A 解析：结婚2年不孕，男方检查未发现异常，考虑为不孕症；症见经后期，2～3个月一行，经量或多或少，色暗，头晕耳鸣，腰膝酸软，精神疲倦，小便清长，舌淡，苔薄，脉沉细尺弱，中医辨证为肾气虚弱证，治法为补肾益气，温养冲任，方选毓麟珠。基础体温连续测定4个月均为单相型，提示无排卵，首选促排卵药物氯米芬。

134～136. 答案：D、E、A 解析：患儿高热（39℃），头痛剧烈，恶心呕吐，神志不清，谵语妄动，颈项强直，烦躁不安，曾四肢抽搐2次，巴氏征阳性，脑膜刺激征阳性，脑脊液外观清亮，血白细胞 $5.8×10^9$/L，中性粒细胞63%，淋巴细胞37%，故考虑病毒性脑炎；喉中痰鸣，唇干渴饮，舌质红绛，舌苔黄腻，脉滑数，为痰热壅盛证。对于化脓性脑膜炎患儿应尽早使用抗生素，而非病毒性脑炎。病毒性脑炎的西医治疗：注意营养供给，维持水和电解质平衡；控制高热，可给予物理降温及化学药物降温；重症患儿应注意呼吸道和心血管功能的监护与支持，及时处理颅内高压和呼吸循环功能障碍；控制惊厥，可适当给予止惊剂如安定、苯巴比妥等。治疗病毒性脑炎痰热壅盛证首选清瘟败毒饮。

137～138.答案：E、A 解析：上消化道出血是肝硬化最常见的并发症。肝性脑病是肝硬化最严重的并发症，亦是最常见的死亡原因。

139～140.答案：D、C 解析：患者持续尿糖阳性，但空腹及餐后血糖均正常，乃因肾糖阈降低所致的肾性糖尿。患者有"三多一少"的临床症状，空腹血糖 ≥ 7mmol/L，糖耐量亦出现异常，可诊断为糖尿病。

141～142.答案：A、C 解析：脑桥出血轻症或早期检查时可发现单侧脑桥损害的体征，如出血侧的面神经和外展神经麻痹及对侧肢体弛缓性偏瘫（交叉性瘫痪），头和双眼凝视瘫痪侧；小脑出血，多数表现为突发眩晕，频繁呕吐，枕部头痛，一侧肢体共济失调而无明显瘫痪。

143～144.答案：C、B 解析：效用原则是指应恪守不伤害原则，使接受治疗者所获的利益必须远远大于风险，获得新生的机会。尊重原则是指尊重捐献者的知情同意，不损害活体器官捐献人正常的生理功能，尊重死者捐献者的尊严。知情同意原则是指供体和受体都是出于自愿，必须做到知情同意。

145～146.答案：A、B 解析：代谢性碱中毒是由于酸丢失过多或碱摄入过多，使血浆 HCO_3^- 相对或绝对增高所致，多有胃液丢失过多、缺钾、碱性物质摄入过多的病史；代谢性酸中毒是由于非挥发性酸生成过多和排出障碍，或因体内失碱过多，使血浆 HCO_3^- 原发性减少所致，多有严重腹泻、肠瘘等病史。

147～148.答案：B、C 解析：妊娠38周时，羊水量约为1000mL，以后逐渐减少，足月妊娠时羊水量约800mL。

149～150.答案：B、C 解析：足月儿血清总胆红素 ≤ 221μmol/L（12.9mg/dL），为生理性。早产儿 ≤ 257μmol/L（15mg/dL），为生理性。

中西医结合执业助理医师资格考试医学综合最后成功四套胜卷（三）答案

第一单元

1.C	2.D	3.B	4.C	5.E	6.D	7.B	8.C	9.D	10.C
11.A	12.E	13.E	14.A	15.A	16.D	17.B	18.C	19.D	20.D
21.C	22.E	23.E	24.A	25.E	26.C	27.A	28.B	29.E	30.A
31.B	32.C	33.D	34.B	35.D	36.D	37.C	38.B	39.B	40.A
41.E	42.B	43.A	44.C	45.A	46.B	47.B	48.C	49.B	50.A
51.D	52.C	53.C	54.C	55.C	56.C	57.B	58.C	59.A	60.D
61.C	62.A	63.C	64.E	65.E	66.B	67.D	68.B	69.C	70.B
71.B	72.B	73.E	74.E	75.E	76.A	77.E	78.D	79.C	80.C
81.C	82.A	83.E	84.A	85.B	86.A	87.B	88.C	89.C	90.D
91.A	92.C	93.D	94.B	95.C	96.A	97.A	98.E	99.D	100.D
101.D	102.B	103.B	104.B	105.C	106.C	107.C	108.E	109.E	110.C
111.C	112.B	113.B	114.B	115.C	116.E	117.C	118.A	119.B	120.C
121.D	122.A	123.C	124.A	125.E	126.C	127.D	128.C	129.C	130.D
131.E	132.C	133.B	134.C	135.C	136.D	137.C	138.E	139.E	140.D
141.B	142.A	143.B	144.C	145.A	146.D	147.E	148.D	149.A	150.B

第二单元

1.B	2.B	3.D	4.E	5.A	6.A	7.E	8.B	9.C	10.C
11.E	12.B	13.C	14.B	15.E	16.D	17.D	18.A	19.D	20.E
21.D	22.B	23.B	24.C	25.C	26.D	27.C	28.D	29.E	30.B
31.E	32.B	33.D	34.C	35.D	36.C	37.A	38.C	39.A	40.C
41.C	42.D	43.B	44.D	45.E	46.B	47.A	48.D	49.E	50.A
51.C	52.D	53.E	54.E	55.B	56.C	57.C	58.D	59.A	60.E
61.D	62.D	63.D	64.D	65.E	66.B	67.A	68.D	69.A	70.D
71.E	72.B	73.A	74.A	75.B	76.E	77.A	78.A	79.D	80.A
81.B	82.C	83.B	84.C	85.B	86.A	87.C	88.B	89.A	90.A
91.A	92.E	93.E	94.E	95.A	96.A	97.D	98.D	99.B	100.B
101.A	102.A	103.C	104.A	105.A	106.A	107.A	108.C	109.A	110.C
111.E	112.D	113.B	114.C	115.B	116.B	117.B	118.E	119.B	120.A
121.E	122.E	123.C	124.C	125.B	126.E	127.D	128.B	129.C	130.B
131.B	132.E	133.B	134.C	135.C	136.A	137.D	138.E	139.B	140.D
141.D	142.A	143.A	144.D	145.A	146.C	147.B	148.C	149.A	150.B

中西医结合执业助理医师资格考试医学综合最后成功四套胜卷（三）解析

第一单元

1. 答案：C 解析：神曲主治饮食积滞，若丸剂中有金石药，可加入本品以助消化。

2. 答案：D 解析：胖大舌多主水湿内停、痰湿热毒上泛。①舌淡胖大：多为脾肾阳虚，水湿内停。②舌红胖大：多属脾胃湿热或痰热内蕴。③肿胀舌：舌红绛肿胀者，多见于心脾热盛，热毒上壅。④先天性舌血管瘤患者，可呈现青紫肿胀。

3. 答案：B 解析：常见脉象中，提及脉细的共有四个。①微脉：极细极软，似有似无。②弱脉：沉细无力而软。③濡脉：浮细无力而软。④细脉：脉细如线，应指明显。

4. 答案：C 解析：天麻钩藤饮功效为平肝息风，清热活血，补益肝肾。

5. 答案：E 解析：夏天属太阳（阳中之阳），秋天属少阴（阳中之阴），冬天属太阴（阴中之阴），春天属少阳（阴中之阳）。

6. 答案：D 解析：有效成分难溶于水的一些金石、矿物、介壳类药物应先煎。珍珠母属于动物甲壳类，质地坚硬，有效成分不易煎出，入汤剂宜先煎。

7. 答案：B 解析：麻黄根固表止汗。浮小麦固表止汗，益气，除热。麻黄发汗散寒，宣肺平喘，利水消肿。五味子收敛固涩，益气生津，补肾宁心。山茱萸补益肝肾，收敛固脱。故选择B。

8. 答案：C 解析：实证发热常表现为蒸蒸壮热，而虚证发热则表现为五心烦热，午后微热。A、B、D、E项都是虚证的临床表现。

9. 答案：D 解析：六味地黄丸功效为填精滋阴补肾。主治肾阴精不足证。症见腰膝酸软，头晕目眩，耳鸣耳聋，视物昏花，盗汗，遗精，消渴，骨蒸潮热，手足心热，口燥咽干，牙齿动摇，足跟作痛，小便淋沥，以及小儿囟门不合，舌红少苔，脉沉细数。

10. 答案：C 解析：阴盛格阳是指阴气偏盛至极，壅闭于里，寒盛于内，逼迫阳气浮越于外的一种病理变化。寒盛于内是疾病的本质，由于排斥阳气于外，可在原有面色苍白、四肢逆冷、精神萎靡、畏寒蜷卧、脉微欲绝等寒盛于内表现的基础上，又出现面红、烦热、口渴、脉大无根等假热之象，故称为真寒假热证。阳盛格阴是指阳气偏盛至极，深伏于里，热盛于内，格阴于外的一种病理变化。热盛于内是疾病的本质，但由于格阴于外，可在原有壮热、面红、气粗、烦躁、舌红、脉数大有力等热盛于内表现的基础上，又现四肢厥冷、脉象沉伏等假寒之象，故称为真热假寒证。

11. 答案：A 解析：卫生行政法规是国务院根据宪法和法律制订行政法规，由总理签署国务院令发布。如《医疗机构管理条例》《麻醉药品和精神药品管理条例》等。卫生行政法规的法律效力低于法律而高于地方性法规。

12. 答案：E 解析：麻子仁丸的组成包括麻子仁、芍药、杏仁、枳实、厚朴、大黄（蜂蜜）。

13. 答案：E 解析：中药"七情"配伍理论为单行、相须、相使、相畏、相杀、相恶、相反。相使，指主药配合辅药，互相增强作用；相畏，指一种药物的毒性可以被另一种药物减轻或消除；相杀，指一种药物能减轻或消除另一种药物的毒性；相反，指两药合用，产生毒性反应或副作用；相恶，一种药物破坏另一种药物的功效。莱菔子能削弱人参的补气作用。故选择E。

14. 答案：A 解析：心肾阳虚证是指心、肾二脏阳气虚衰，失于温煦，以心悸、水肿等为主要表现的虚寒证候。心悸可出现于一系列心系虚损证候中，需有典型阳虚，特别是肾阳虚证候，方能准确辨证为心肾阳虚证，显然 A 项最为确切。

15.答案：A　解析：小蓟饮子的功效为凉血止血，利水通淋；八正散的功效为清热泻火，利水通淋。二者的相同功效为利水通淋。

16.答案：D　解析：因时制宜是根据时令特点，考虑治疗用药的一个原则。如用寒远寒、用凉远凉、用温远温、用热远热。

17.答案：B　解析：揩舌可用消毒纱布卷在食指上，蘸少许清洁水在舌面上揩抹数次。可用于鉴别舌苔有根无根，以及是否属于染苔。

18.答案：C　解析：人参大补元气，复脉固脱，补脾益肺，生津养血，安神益智。为拯危救脱的要药。适用于因大汗、大泻、大失血，或大病、久病所致元气虚极欲脱，脉微欲绝的危重证候。故选择 C。

19.答案：D　解析：针对本题所述症状，应选用兼具清热解暑功效的药物。茯苓利水渗湿，健脾宁心；猪苓利水渗湿；金钱草利湿退黄，利尿通淋，解毒消肿；滑石利尿通淋，清热解暑，外用祛湿敛疮；泽泻利水，渗湿，泄热。故选择 D。

20.答案：D　解析：麦门冬汤的组成为麦门冬、半夏、人参、甘草、粳米、大枣。

21.答案：C　解析：根据体质特征注意针药宜忌，一般来说，体质偏阳者宜甘寒、酸寒、咸寒、清润，忌辛热温散；体质偏阴者宜温补益火，忌苦寒泻火；素体气虚者宜补气培元，忌耗散克伐；阴阳平和质者宜视病情权衡寒热补泻，忌妄攻蛮补；痰湿质者宜健脾芳香化湿，忌阴柔滋补；湿热质者宜清热利湿，忌滋补厚味；瘀血质者，宜疏利气血，忌固涩收敛等。

22.答案：E　解析：细脉属虚脉类，表现为脉细如线，应指明显，多见于气血俱虚、湿邪为病。

23.答案：E　解析：脾喜燥恶湿，胃喜润恶燥，二者燥湿相济。

24.答案：A　解析：天王补心丹中重用甘寒之生地黄，入心养血，入肾滋阴，壮水以制虚火，为君药。

25.答案：E　解析：肝心脾肺肾——魂神意魄志。

26.答案：C　解析：脾主升清，指脾气的升动转输作用，将胃肠道吸收的水谷精微和水液上输于心、肺等脏，通过心、肺的作用化生气血，以营养濡润全身。

27.答案：A　解析：阴阳转化，是指事物的总体属性，在一定的条件下，可以向其相反的方向转化。阴阳双方的消长运动发展到一定阶段，事物内部阴与阳的比例出现了颠倒，则该事物的属性即发生转化，所以说转化是消长的结果。阴阳相互转化，一般都产生于事物发展变化的"物极"阶段，即所谓"物极必反"。

28.答案：B　解析：一日分阴阳：上午为阳中之阳，下午为阳中之阴，前半夜为阴中之阴，后半夜为阴中之阳。

29.答案：E　解析：相乘是指五行中一行对其所胜的过度制约或克制。相乘的次序：木→土→水→火→金→木，故脾（土）病及肾（水）属于相乘传变。

30.答案：A　解析：《素问·宣明五气》云："久卧伤气，久坐伤肉。"

31.答案：B　解析：二妙散的功用为清热燥湿，主治湿热下注证。

32.答案：C　解析：苏子降气汤中肉桂温补下元，纳气平喘，以治下虚；当归治咳逆上气，养血补肝，还可制诸药之燥，同肉桂并用增强温补下虚之效。

33.答案：D　解析：丁香能够温中降逆，散寒止痛，温肾助阳。常用于治疗胃寒呕吐，呃逆，脘腹冷痛，阳痿，宫冷。故选择 D。

34.答案：B　解析：防风祛风解表，胜湿止痛，止痉。白芷解表散寒，祛风止痛，宣通鼻窍，燥湿止带，消肿排脓。羌活解表散寒，祛风胜湿，止痛。苍耳子散风寒，通鼻窍，祛风湿。藁本祛风散寒，除湿止痛。故选择 B。

35.答案：D　解析：生我者为母，我生者为子。克我者，为所不胜，我克者为所胜；金克木，金为木之所不胜。

36.答案：D　解析：小建中汤中的芍药可以养营阴，缓肝急，止腹痛。

37.答案：C　解析：食指络脉浅淡而纤细者，多属虚证。因气血不足，脉络不充所致。

38. 答案：B　解析：乌梅丸主治蛔厥证，症见脘腹阵痛，烦闷呕吐，时发时止，得食则吐，甚则吐蛔，手足厥冷；或久泻久痢。

39. 答案：B　解析：麻黄汤中用麻黄三两、桂枝二两，比例为3：2，二者相须为用，是辛温发表的常用组合。

40. 答案：A　解析：生化汤的组成为全当归、川芎、桃仁、炮干姜、炙甘草（黄酒、童便各半煎服）。

41. 答案：E　解析：目内眦及外眦的血络属心，称为"血轮"。黑珠属肝，称为"风轮"。白睛属肺，称为"气轮"。瞳仁属肾，称为"水轮"。眼胞属脾，称为"肉轮"。

42. 答案：B　解析：清气化痰丸主治痰热咳嗽，症见咳嗽气喘，咳痰黄稠，胸膈痞闷，甚则气急呕恶，烦躁不宁，舌质红，苔黄腻，脉滑数。

43. 答案：A　解析："咽喉红肿疼痛"治宜利咽，"肺热咳嗽痰多"治宜清肺热消痰。射干清热解毒，消痰，利咽。故A为正确选项。鱼腥草清热解毒，消痈排脓，利尿通淋。马勃清热解毒，利咽，止血。板蓝根清热解毒，凉血，利咽。山豆根清热解毒，利咽消肿。

44. 答案：C　解析：真热假寒指内有真热而外见某些假寒的"热极似寒"证候。临床表现：四肢凉甚至厥冷，神识昏沉，面色紫暗，脉沉迟，身热，胸腹灼热，口鼻气灼，口臭息粗，口渴引饮，小便短黄，舌红苔黄而干，脉有力。

45. 答案：A　解析：患者神志清楚而语言时有错乱，语后自知言错，称为错语。虚证多因心气虚弱，神气不足所致，多见于久病体虚或年老脏气衰微者。实证多为痰湿、瘀血、气滞阻碍心窍所致。注意错语和独语皆可因心气虚弱，神气不足所致，病因有诸多相似之处。

46. 答案：B　解析：完带汤的组成包括炒白术、山药、人参、苍术、车前子、白芍、柴胡、黑芥穗、陈皮、甘草。

47. 答案：B　解析：突发事件应急工作，应当遵循预防为主、常备不懈的方针，贯彻统一领导、分级负责、反应及时、措施果断、依

靠科学、加强合作的原则。

48. 答案：C　解析：苔白如积粉，扪之不燥（积粉苔）常见于瘟疫或内痈等病，系秽浊时邪与热毒相结而成，为特征性舌苔表现。

49. 答案：B　解析：天癸是促进人体生长、发育和生殖机能，维持妇女月经和胎孕、维持男子产生精子和生育能力所必需的物质。它来源于男女之肾精，受后天水谷精微的滋养而逐渐充盛。

50. 答案：A　解析：瘦舌，又称为瘦薄舌，多主气血阴液不足。其中，舌体瘦薄色淡多属气血两虚；舌体瘦薄而色红绛干燥多见于阴虚火旺，津液耗伤。舌红绛肿胀者，多见于心脾热盛，热毒上壅。点刺舌主脏腑热极，或血分热盛，而舌中生点刺多为胃肠热盛。舌淡胖大润而有齿痕，多属寒湿壅盛，或阳虚水湿内停。

51. 答案：D　解析：根据诱因不同，心脉痹阻证可分为瘀阻心脉证、痰阻心脉证、寒凝心脉证、气滞心脉证，其临床表现也与其病因特征密切相关。如瘀阻心脉证多表现为心胸刺痛，痰阻心脉证多表现为心胸闷痛，寒凝心脉证多表现为心胸剧痛，遇寒加重，得温痛减，气滞心脉证则表现为心胸胀痛，与情志变化有关。需特别注意四证的临床特点。

52. 答案：C　解析：悲胜怒，恐胜喜，怒胜思，喜胜忧，思胜恐。

53. 答案：D　解析：气的固摄作用是指气对血液、津液和精液等液态物质具有固护统摄，防止其无故流失的作用。其表现形式有统摄血液、固摄津液、固摄精液，防止其妄泄。气不摄津引起自汗、多尿等，气不固精引起遗精、滑精、早泄。

54. 答案：C　解析：越鞠丸中香附行气解郁为君药。

55. 答案：A　解析：燥邪犯肺者，出现干咳无痰，或痰少而黏、不易咳出；风热犯肺者，出现咳嗽，痰少而黄，故二证均可见咳嗽痰少。

56. 答案：A　解析：怒则气上，大怒致使肝气上逆，气升太过，血随气逆。

57. 答案：B　解析：参苓白术散中砂仁芳香醒脾，行气导滞，化湿和胃，使全方补而

不滞。

58. 答案：B　解析：嗜睡常因痰湿内盛，或阳虚阴盛导致。若困倦嗜睡，伴头目昏沉，胸闷脘痞，肢体困重者，乃痰湿困脾，清阳不升所致。

59. 答案：A　解析：人类由天地阴阳精气交感聚合而化生，人不仅有生命，还有精神活动。气聚则成形，气散则形亡，人的生死过程，就是气的聚散过程。

60. 答案：D　解析：气血两虚证是指气虚证和血虚证同时存在所表现的证候，显然D项最为确切。A项多属血瘀证，B项多属气滞证，C项多属气虚血瘀证，E项多属气虚证而不见血虚表现。

61. 答案：C　解析：苔淡黄而滑润多津（黄滑苔）多是阳虚寒湿之体，痰饮聚久化热，或为气血亏虚，复感湿热之邪。

62. 答案：A　解析：导赤散主治心经火热证，症见心胸烦热，口渴面赤，意欲饮冷，以及口舌生疮；或心热移于小肠，小便赤涩刺痛，舌红，脉数。《医宗金鉴》以"水虚火不实"五字概括了导赤散证的病机。

63. 答案：C　解析：龙骨甘、涩、平，入心、肝、肾经，功效为镇惊安神，平肝潜阳，收敛固涩，收湿敛疮。主治：心神不宁、心悸失眠、惊痫癫狂；肝阳上亢，头晕目眩；滑脱诸证；湿疮痒疹，疮疡久溃不敛。

64. 答案：E　解析：甲状腺功能亢进症属于内分泌与代谢障碍，属于非感染性发热的疾病。故本题选E。

65. 答案：E　解析：第二代磺酰脲类药物格列齐特可抑制血小板的黏附和聚集，刺激纤溶酶原的合成，恢复纤溶酶活力，并降低微血管对活性胺类（如去甲肾上腺素）的敏感性，改善微循环。对预防或减轻糖尿病微血管并发症有一定作用。

66. 答案：B　解析：霍乱弧菌属弧菌科弧菌属，革兰染色阴性，无芽孢，菌体有一较长鞭毛，运动极活跃。霍乱弧菌属兼性厌氧菌，耐碱不耐酸，耐低温。古典生物型对外环境抵抗力较弱，埃尔托生物型抵抗力较强。霍乱外毒素（肠毒素）为主要致病物质。

67. 答案：D　解析：青霉素G对敏感的革兰阳性球菌、阴性球菌、螺旋体感染，可作为首选治疗药。还可作为治疗放线菌病、钩端螺旋体病、梅毒、回归热等及预防感染性心内膜炎发生的首选药。

68. 答案：B　解析：伤寒是由伤寒杆菌经消化道传播引起的急性肠道传染病。伤寒杆菌，属于沙门菌属D组，革兰染色阴性。

69. 答案：C　解析：异烟肼具有肝脏毒性，进而引起药物性肝损害，可见转氨酶升高、黄疸，严重者可致死亡。另外，利福平也具有肝毒性，在疗程最初数周内，少数患者可出现血清氨基转移酶升高、肝肿大和黄疸，大多为无症状的血清氨基转移酶一过性升高。

70. 答案：B　解析：夫温疫之为病，非风、非寒、非暑、非湿，乃天地间别有一种异气所感。其传有九，此治疫紧要关节。治疫的首要关键是辨明病因。

71. 答案：B　解析：凡有腹泻症状，粪便培养霍乱弧菌阳性，即可诊断为霍乱。病原体的直接检出或分离培养是传染病病原学诊断的"金指标"。

72. 答案：B　解析：风市穴在股部，髌底上7寸。取穴时令患者直立垂手，掌心贴于大腿时，中指尖所指凹陷中即是。

73. 答案：E　解析：膀胱经井穴至阴善治胎位不正、滞产、胞衣不下等胎产病证。

74. 答案：E　解析：结核病是一种慢性病变，其基本病变为渗出型病变、增生型病变、干酪样坏死。三种基本病理改变可以相互转化、交错存在，很少有单一病变独立存在，而以某一种病理改变为主。

75. 答案：E　解析：布鲁菌病存在合并症者一般可考虑应用三联或三联以上药物治疗，并需适当延长疗程。合并心内膜炎，常需同时采取瓣膜置换术；合并脊柱炎，必要时需外科手术治疗。E项首选手术治疗，表述有误。

76. 答案：A　解析：足三阴经在足内踝上8寸以下为厥阴在前、太阴在中、少阴在后，至内踝上8寸以上，太阴交出于厥阴之前。

77. 答案：E　解析：甲肝和戊肝均主要经粪－口途径传播。

78. 答案：D　解析：部分伤寒患者于病程7～14日皮肤出现玫瑰疹，散在分布于前胸和上腹部，大小约 2～4mm，色泽暗红，压之退色，数目不多，分批出现，多在 2～4 日内消退。

79. 答案：C 解析：氯丙嗪与哌替啶、异丙嗪合用，组成冬眠合剂，使患者深睡、体温、代谢及组织耗氧量均降低，进入人工冬眠状态，用于严重感染、高热惊厥及休克等病证的辅助治疗，有利于机体度过危险的缺氧缺能阶段。

80. 答案：C 解析：因体位不同而出现浊音区变动的现象称为移动性浊音阳性，见于肝硬化门静脉高压症、右心衰竭、肾病综合征、严重营养不良及渗出性腹膜炎（如结核性或自发性）等引起的腹水。故本题选 C。

81. 答案：C 解析：为预防狂犬病，除伤及大血管需紧急止血外，伤口一般不予缝合或包扎，以便排血引流。

82. 答案：A 解析：声音嘶哑的咳嗽多见于声带炎、喉炎、喉癌，以及喉返神经受压迫。

83. 答案：E 解析：左心衰竭时，因肺淤血常出现阵发性呼吸困难，多在夜间入睡后发生。

84. 答案：A 解析：腮腺导管开口在与上颌第二磨牙牙冠相对的颊黏膜上。

85. 答案：B 解析：左心室增大特征表现为心脏浊音界向左下扩大，使心界呈靴形，见于主动脉瓣关闭不全、高血压性心脏病。

86. 答案：A 解析：呼气性呼吸困难，病变在小支气管。表现为呼气困难，呼气相对延长，伴哮鸣音。见于支气管哮喘及其他慢性阻塞性肺病。答案选 A。

87. 答案：B 解析：胆红素尿为尿内含有大量结合胆红素所致，呈深黄色，见于肝细胞性黄疸及阻塞性黄疸。因此在溶血性黄疸中，尿中结合胆红素多阴性。故选 B，其他选项皆不符。

88. 答案：D 解析：药物作用的选择性是指多数药物在适当剂量时，只对少数器官或组织产生明显作用，而对其他器官或组织的作用较小或不产生作用。选择性高的药物大多药理活性较强，使用针对性强；选择性低的药物，应用时针对性不强，不良反应较多，但作

用范围广。选择性是相对的，与剂量密切相关，一般药物在较小剂量或常用量时选择性较高，随着剂量增大，选择性降低，中毒量时可产生更广泛的作用（包括严重的中毒反应）。如苯巴比妥随着剂量增加，可依次产生镇静、催眠、抗惊厥、抗癫痫、麻醉作用，最后麻痹中枢，可引起死亡。

89. 答案：C 解析：根据十二经脉的分布规律，上肢内侧为手三阴经，太阴在前、厥阴在中、少阴在后，故循行于上肢内侧中线的经脉是手厥阴心包经。

90. 答案：D 解析：新斯的明能兴奋骨骼肌，抑制神经肌肉接头处胆碱酯酶活性，还能直接兴奋骨骼肌运动终板上的 N_2 胆碱受体及促进运动神经末梢释放 Ach。重症肌无力是一种自身免疫性疾病，体内产生抗 N_2 受体的抗体，使神经肌肉传递功能障碍，骨骼肌呈进行性收缩无力。表现为眼睑下垂、肢体无力、咀嚼和吞咽困难，严重者呼吸困难。皮下或肌内注射新斯的明后，15 分钟即可使症状减轻，维持 2～4 小时。除紧急情况需注射外，一般口服给药。

91. 答案：A 解析：心经井穴少冲在手指，小指末节桡侧，指甲根角侧上方 0.1 寸（指寸）。

92. 答案：C 解析：阿托品阻断 M 受体，较大剂量阻断神经节 N_1 受体。对各种 M 受体亚型的选择性低，作用广泛。

93. 答案：D 解析：胆经穴足临泣为八脉交会穴之一，通带脉，与外关穴合用，可治疗目锐眦、耳后、颊、颈、肩部疾病。

94. 答案：B 解析：隐性感染又称亚临床感染，指病原体只引起特异性免疫应答，不引起或只引起轻微的组织损伤，无临床症状，只能通过免疫学检查发现，临床最多见。

95. 答案：C 解析：苯巴比妥是催眠镇静药，具有抗癫痫作用。对除小发作以外的各型癫痫，包括癫痫持续状态都有效。因中枢抑制作用明显，一般不作首选。

96. 答案：A 解析：血海属足太阴脾经；少海属手少阴心经；小海属手太阳小肠经；照海属足少阴肾经；气海属任脉。

97. 答案：A 解析：心经输（原）穴神

门在腕前区，腕掌侧远端横纹尺侧端，尺侧腕屈肌腱的桡侧缘。

98. 答案：E 解析：阿片受体拮抗剂纳洛酮能快速对抗阿片类药物过量中毒，对吗啡所致呼吸抑制有显著效果，是最常用的抢救药物。

99. 答案：D 解析：肝功能减退时对雌激素、醛固酮和抗利尿激素的灭能作用减弱，上述激素在体内蓄积，出现肝掌、蜘蛛痣等表现，为慢性肝炎、肝硬化的重要标志之一。

100. 答案：D 解析：用押手拇、食二指将欲针刺腧穴部位的皮肤提起，刺手持针，从捏起皮肤的上端将针刺入，是为提捏进针法，主要用于皮肉浅薄部位腧穴的进针，如印堂穴。

101. 答案：D 解析：回旋灸指施灸时，艾卷点燃的一端与施灸部位的皮肤虽然保持一定的距离，但不固定，而是向左右方向移动或反复回旋施灸，属于艾条灸中的悬起灸。

102. 答案：B 解析：HIV 分期无前驱期。

103. 答案：B 解析：治疗量强心苷引起的心电图改变如下。①T 波幅度变小、低平，甚至倒置，此变化出现最早。②ST 段降低呈鱼钩状，此为临床上判断是否应用强心苷的依据之一。③P-R 间期延长（房室传导减慢）。④Q-T 间期缩短及 P-P 间期延长。

104. 答案：B 解析：清音为正常肺部的叩诊音。浊音在肺的边缘所覆盖的心脏或肝脏区域。鼓音在胃泡区及腹部。实音在心脏、肝脏区域。

105. 答案：C 解析：小肠经井穴少泽常用于治疗乳痈、乳少、产后缺乳等乳房病证，是通乳之经验穴，亦为治疗缺乳的主穴之一。

106. 答案：C 解析：钙通道阻滞药硝苯地平对变异型心绞痛最有效，对稳定型心绞痛也有效。β 受体阻滞药对变异型心绞痛，因易致冠脉痉挛，从而加重心肌缺血症状，不宜使用。

107. 答案：C 解析：鼠类为流行性出血热主要的传染源，在我国是黑线姬鼠（野鼠型）、褐家鼠（家鼠型）等，人不是主要的传染源。A、D、E 项的传染源均为人，而 B 项乙脑则以猪为主要传染源。

108. 答案：E 解析：流行性出血热低血压休克期治疗，主要是抗休克，力争稳定血压，预防重要脏器衰竭。促进利尿是少尿期的治疗原则，而非血容量本就不足的低血压休克期的治疗原则。

109. 答案：E 解析：行针的基本手法主要有提插法和捻转法两种。

110. 答案：C 解析：香豆素类是一类含有 4-羟基香豆素基本结构的口服抗凝血药，是维生素 K 的拮抗剂。无体外抗凝作用，只能抑制凝血因子的合成，对已形成的凝血因子无抑制作用，需待其耗竭后才出现疗效，起效缓慢，维持时间长。维生素 K 可逆转其作用。

111. 答案：C 解析：狂犬病典型病例临床表现分为前驱期、兴奋期、麻痹期。恐水，怕风，以及自主神经功能亢进等表现均出现于兴奋期。而麻痹期则常表现为弛缓性瘫痪，以肢体软瘫为多见。

112. 答案：B 解析：济川煎主治肾虚便秘，症见大便秘结，小便清长，头目眩晕，腰膝酸软，舌淡苔白，脉沉迟。

113. 答案：B 解析：肝阴虚证的临床表现是肝阴失养证（头晕、目涩、胁痛、手足蠕动），伴阴虚内热证（五心烦热，潮热盗汗，舌红少苔乏津，脉弦细数）。题干未出现肾阴虚证候，注意鉴别。

114. 答案：B 解析：本题五个选项均为消食药，山楂消食健胃，行气散瘀，化浊降脂；莱菔子消食除胀，降气化痰；神曲消食和胃；鸡内金消食健胃，固精止遗，通淋化石；麦芽行气消食，健脾开胃，回乳消胀。本题所述症状中有痰壅气逆，痰多胸闷，可用莱菔子降气化痰，故选择 B。

115. 答案：C 解析：患者"素体肥胖，胸闷憋气，时感胸痛，甚则胸痛彻背"，可诊断为胸痹，其主要的病机是痰浊阻滞胸部气机。故治宜通阳散结，行气导滞。C 为治疗胸痹的要药。

116. 答案：E 解析：患者"两目模糊，视物不清，伴有头痛，眩晕"，是因肝阳上亢，上扰头目。治宜平抑肝阳，清肝明目。菊花功效为疏散风热，平抑肝阳，清肝明目，清热解毒。常用于：①风热感冒，温病初起。②肝阳上亢，头痛眩晕。③目赤昏花。④疮痈肿毒。故选择 E。

117. 答案：C 解析：真虚假实是指病机的本质为"虚"，但表现出"实"的临床假象。一般是由于正气虚弱，脏腑经络之气不足，推动、激发功能减退所致。真虚假实证又称为"至虚有盛候"。如脾气虚衰的腹胀，气血亏损的经闭。

118. 答案：A 解析：患者"痰壅气逆，咳喘痰多，胸闷食少"，是因气滞痰食阻滞，治宜降气化痰消食，方用三子养亲汤。故选择 A。

119. 答案：B 解析：膀胱湿热证是指湿热侵袭，蕴结膀胱，以小便频急、灼涩疼痛及湿热症状为主要表现的证候。题干舌脉属典型湿热为患，结合小便异常，不难辨证。

120. 答案：C 解析：附子回阳救逆，补火助阳，散寒止痛；肉桂补火助阳，散寒止痛，温通经脉，引火归原；干姜善于温中散寒，回阳通脉，温肺化饮；细辛解表散寒，祛风止痛，通窍，温肺化饮；高良姜温中止呕，散寒止痛。本题所述病证为脾胃虚寒，寒饮咳喘，用干姜温中散寒，兼能温肺化饮最合适。故选择 C。

121. 答案：D 解析：针对本题所述症状，应选择兼具清热泻火，生津止渴，除烦止呕功效的药物。石膏生用清热泻火，除烦止渴；知母清热泻火，滋阴润燥；天花粉清热泻火，生津止渴，消肿排脓；芦根清热泻火，生津止渴，除烦止呕，利尿；栀子泻火除烦，清热利湿，凉血解毒，外用消肿止痛，焦栀子凉血止血。故选择 D。

122. 答案：A 解析：超过有效期的药品，属于劣药。生产、销售劣药的，没收违法生产、销售的药品和违法所得，并处违法生产、销售的药品货值金额十倍以上二十倍以下的罚款。

123. 答案：C 解析：麻黄发汗散寒，宣肺平喘，利水消肿；桂枝发汗解肌，温经通脉，助阳化气，平冲降气；香薷发汗解表，化湿和中，利水消肿；防风祛风解表，胜湿止痛，止痉；细辛解表散寒，祛风止痛，通窍，温肺化饮。本题所述病证中有"吐泻，苔白

腻"，提示脾胃失调湿阻，选取有化湿和中功效的香薷较好，故选择 C。

124. 答案：A 解析：糖皮质激素能治疗多种关节炎性疾病，但其可减少钙、磷在肠道的吸收并增加其排泄，且长期应用抑制骨细胞活力，造成骨质疏松。儿童、绝经期妇女、老年人多见，严重者可引起自发性骨折，可补充维生素 D 和钙剂。

125. 答案：E 解析：微恶风寒，发热重，流浊涕，痰稠或黄，咽喉肿痛，苔薄黄，脉浮数者为风热感冒，配穴当选曲池、尺泽。

126. 答案：C 解析：暴病耳聋，或耳中觉胀，耳鸣如潮，鸣声隆隆不断，按之不减，属于耳鸣耳聋之实证，取局部腧穴及手足少阳经穴为主，概因手足少阳经脉均绕行于耳之前后并入耳中。

127. 答案：D 解析：头晕目眩，面白或萎黄，神倦乏力，舌淡，苔薄白，脉弱者为气血两虚之眩晕，配穴当选气海、脾俞、胃俞。

128. 答案：B 解析：当腹腔内大量积液时，在仰卧位时腹部外形呈宽而扁状，称为蛙腹。常见于肝硬化门静脉高压症、右心衰竭、缩窄性心包炎、肾病综合征、结核性腹膜炎、腹膜转移癌等。故本题选 B。

129. 答案：C 解析：突然昏仆，不省人事，牙关紧闭，口噤不开，两手握固，肢体强痉，大小便闭者，为中风中脏腑之闭证，取督脉、手厥阴和十二井穴为主。

130. 答案：C 解析：双侧瞳孔大小不等，常见于脑外伤、脑肿瘤、脑疝及中枢神经梅毒等颅内病变。

131. 答案：E 解析：牙痛剧烈，齿龈红肿或出脓血，口臭，口渴，便秘，舌红，苔黄燥，脉洪数者为胃火牙痛，配穴当选内庭、二间。

132. 答案：C 解析：患者有明显的感受风寒史，晨起后颈项疼痛重着，活动受限，头向患侧倾斜，颈肩部压痛明显，伴恶风畏寒为风寒袭络之落枕，配穴当选风池、合谷。

133～134. 答案：B、C 解析：恐则气下，指过度恐惧，致使肾气失固，气陷于下的病机变化。临床可见二便失禁、遗精、滑精、骨痿等症。惊则气乱，指猝然受惊，导致心神

不定，气机逆乱的病机变化。临床可见惊悸不安，慌乱失措，甚则神志错乱。

135～136.答案：C、D 解析：失眠临床常见有四种类型。①不易入睡，甚至彻夜不眠，兼心烦不寐者，多见于心肾不交。②睡后易醒，不易再睡者，兼心悸、便溏，多见于心脾两虚。③睡眠时时惊醒，不易安卧者，多见于胆郁痰扰。④夜卧不安，腹胀嗳气酸腐者，多为食滞内停。A、B、E项均会导致嗜睡，而非失眠。

137～138.答案：C、E 解析：川芎茶调散主治外感风邪头痛，症见偏正头痛，或颠顶作痛，目眩鼻塞，或恶风发热，舌苔薄白，脉浮。半夏白术天麻汤主治风痰上扰证，症见眩晕，头痛，胸膈痞闷，恶心呕吐，舌苔白腻，脉弦滑。

139～140.答案：E、D 解析：流行性和地方性斑疹伤寒为丙类传染病，霍乱为甲类传染病，艾滋病、肺结核及百日咳为乙类传染病。

141～142.答案：B、A 解析：黄精功效为补气养阴，健脾，润肺，益肾。鳖甲功效为滋阴潜阳，退热除蒸，软坚散结。

143～144.答案：B、C 解析：肺俞在脊柱区，第3胸椎棘突下，后正中线旁开1.5寸。膈俞在脊柱区，第7胸椎棘突下，后正中线旁开1.5寸。足太阳膀胱经背部腧穴的定位需要重点掌握。

145～146.答案：A、D 解析：《素问·生气通天论》曰："阳因而上，卫外者也。因于寒，欲如运枢，起居如惊，神气乃浮。因于暑，汗，烦则喘喝，静则多言，体若燔炭，汗出而散。因于湿，首如裹，湿热不攘，大筋緛短，小筋弛长，緛短为拘，弛长为痿。因于气，为肿。"

147～148.答案：E、D 解析：中毒型菌痢休克型治疗需迅速扩充血容量及纠正酸中毒，予抗胆碱药物改善微循环，短期使用糖皮质激素，保护心、脑、肾等重要脏器功能，有早期DIC者可予肝素抗凝治疗。中毒型菌痢脑型以减轻脑水肿，防止呼吸衰竭为主，常应用20%甘露醇，注意保持呼吸道通畅，及时吸痰、吸氧。

149～150.答案：A、B 解析：呋塞米（速尿）通过扩张肾血管，增加肾血流量，从而改善急性肾衰早期的少尿及肾缺血；通过强大的利尿作用冲洗肾小管，防止萎缩和坏死，用于急性肾衰早期的防治。大剂量治疗慢性肾衰，使尿量增加。螺内酯结构与醛固酮相似，与醛固酮竞争远曲小管远端和集合管细胞浆内的醛固酮受体，产生与醛固酮相反的作用，配伍中、高效利尿剂，治疗伴有醛固酮升高的顽固性水肿，如肝硬化、充血性心衰、肾病综合征。

第二单元

1.答案：B 解析：自然哲学医学模式是以古代朴素的唯物论和辩证法为指导，根据经验、直觉或思辨推理进行医疗活动的医学模式。

2.答案：B 解析：《赫尔辛基宣言》涉及人类受试者医学研究的伦理准则。

3.答案：D 解析：鳞癌多见于老年男性，多有吸烟史，以中央型多见。腺癌为最常见的类型。

4.答案：E 解析：消渴病（糖尿病）的主要病位在肺、胃、肾，而以肾为关键。

5.答案：A 解析：右锁骨上淋巴结是肺癌常见的转移部位。

6.答案：A 解析：急性关节炎期，行关节穿刺抽取滑液，在偏振光显微镜下，滑液中或白细胞内有负性双折光针状尿酸盐结晶，诊断阳性率约为90%。穿刺或活检痛风石内容物，可发现同样形态的尿酸盐结晶。本项检查具有确诊意义，为痛风诊断的"金标准"。

7.答案：E 解析：关节疼痛及压痛往往是类风湿关节炎最早的表现。最常出现的部位为腕、掌指关节、近端指间关节，其次是趾、膝、踝、肘、肩等关节。多呈对称性、持续性，但时轻时重。

8.答案：B 解析：脑栓塞的心源性原因最为常见，占60%～75%，最多见的直接原因是慢性心房纤颤。

9.答案：C 解析：左旋多巴及复方左旋

多巴是治疗 PD 最基本、最有效的药物。

10. 答案：C 解析：氰化物中毒呼吸带有苦杏仁味。

11. 答案：E 解析：有机磷杀虫药中毒毒蕈碱样症状包括腺体分泌增加（表现大汗、多泪和流涎）；平滑肌痉挛（表现瞳孔缩小、胸闷、气短、呼吸困难，恶心、呕吐、腹痛、腹泻）；括约肌松弛（表现大小便失禁）；气道分泌物明显增多（表现咳嗽、气促，双肺有干性或湿性啰音，严重者发生肺水肿）。肌纤维颤动属烟碱样症状。

12. 答案：B 解析：心绞痛一般在停止诱发症状的活动后即可缓解，舌下含服硝酸甘油能在几分钟内缓解。

13. 答案：C 解析：痰饮的治疗以温化为原则。

14. 答案：B 解析：肺性脑病是慢性肺、胸疾病伴有呼吸功能衰竭，出现缺氧、二氧化碳潴留而引起精神障碍、神经症状的一种综合征，为肺源性心脏病死亡的首要原因。

15. 答案：E 解析：治疗急性心肌梗死心阳欲脱证，应首选参附龙牡汤。

16. 答案：D 解析：癫痫单纯部分性发作，发作时程较短，持续数秒至数分钟，发作起始与结束均较突然，意识不丧失。

17. 答案：D 解析：狼疮肾炎是 SLE 最常见和严重的临床表现，可为无症状性蛋白尿和（或）血尿、高血压，甚至肾病综合征、急进性肾炎综合征等，病情可逐渐进展，晚期发生尿毒症，个别患者首诊即为慢性肾衰竭。肾衰竭是 SLE 死亡的常见原因。

18. 答案：A 解析：劳力性呼吸困难是左心衰竭最早出现的症状。

19. 答案：D 解析：溶栓应在起病 6 小时内的治疗时间窗内进行才有可能挽救缺血半暗带。

20. 答案：E 解析：肺功能检查是判断气流受限的主要客观指标，对 COPD 诊断、严重程度评价、疾病进展、预后及治疗反应有重要意义。

21. 答案：D 解析：心绞痛疼痛的典型部位主要在胸骨体中段或上段之后，可波及心前区，常放射至左肩、左臂内侧达无名指和小

指，或至颈、咽或下颌部。

22. 答案：B 解析：急性前壁心肌梗死基本病因为冠状动脉粥样硬化。

23. 答案：B 解析：痰主要由于肺不布津，脾失转输，肝不散精，肾失蒸腾气化，以致津液凝聚成痰，伏藏于肺，成为发病的"夙根"。

24. 答案：C 解析：治疗慢性阻塞性肺疾病痰浊壅肺证，应首选三子养亲汤合二陈汤。

25. 答案：C 解析：出血是消化性溃疡最常见的并发症。

26. 答案：D 解析：手术治疗是目前胃癌能达到治愈的主要治疗方法。

27. 答案：C 解析：淋巴结转移是胃癌最早、最常见的转移方式。

28. 答案：D 解析：无伤原则是从患者的利益出发，为患者提供最佳的诊治、护理，努力避免对患者造成不应有的伤害。不做过度检查，不做过度治疗。

29. 答案：E 解析：偏枯亦称半身不遂，是中风症状，病见一侧上下肢偏废不用，常伴有语言謇涩、口眼㖞斜，久则患肢肌肉枯瘦。

30. 答案：B 解析：急性肾损伤病位在肾，涉及肺、脾（胃）、三焦、膀胱。

31. 答案：E 解析：慢性肾衰竭的基本病机是肾元虚衰，湿浊内蕴，为本虚标实之证。本虚以肾元亏虚为主；标实见水气、湿浊、湿热、血瘀、肝风之证。

32. 答案：B 解析：不寐的病因虽多，但其病理变化总属阳盛阴衰，阴阳失交。一为阴虚不能纳阳，一为阳盛不得入于阴。其病位主要在心，与肝、脾、肾密切相关。

33. 答案：D 解析：中枢神经系统白血病（CNSL）是白血病最常见的髓外浸润部位。常发生在缓解期，以急淋白血病最常见，儿童患者尤甚。临床上轻者表现为头痛、头晕；重者有呕吐、颈项强直，甚至抽搐、昏迷。

34. 答案：C 解析：慢性髓细胞白血病常以脾脏肿大为最显著体征，由于脾大而自觉左上腹坠胀感。往往就医时脾脏已达脐平面上下。质地坚实，表面光滑，无压痛，脾梗死时可有明显压痛，并有摩擦音。

35. 答案：D 解析：癌症晚期的重度疼

痛，用强效阿片类镇痛药，如吗啡。

36. 答案：C 解析：收缩压（mmHg）=2×年龄（岁）+80，故5岁小儿收缩压应为90mmHg。

37. 答案：A 解析：麦可威法是修补腹股沟管后壁的方法，在巴西尼法的基础上，多用于腹壁重度薄弱的较大斜疝和复发性疝。

38. 答案：C 解析：子宫颈外口柱状上皮与鳞状上皮交界处是子宫颈癌的好发部位。

39. 答案：A 解析：急性乳腺炎酿脓期脓肿形成后宜及时切开排脓。

40. 答案：C 解析：急性胆管炎的Charcot三联征是指患者先出现腹痛，继而出现感染的全身表现（寒战高热），进一步随着胆汁的排出不畅而出现黄疸。

41. 答案：C 解析：对已婚育龄期或绝经过渡期患者，若出现异常阴道出血，应常规使用诊断性刮宫，止血迅速，并可行内膜病理检查以除外恶性病变。

42. 答案：D 解析：流行性腮腺炎为感受风温时邪，从口鼻而入，侵犯足少阳胆经，邪毒壅阻于足少阳经脉，与气血相搏，凝结于耳下腮部所致。

43. 答案：B 解析：灭菌是指杀灭一切活的微生物，而消毒是指杀灭病原微生物和其他有害微生物，并不要求清除或杀灭所有微生物（如芽孢等）。

44. 答案：D 解析：脑震荡临床表现如下。①一过性昏迷：受伤后立即出现短暂的昏迷，常为数分钟，一般不超过半小时。②逆行性遗忘：又称"近事遗忘症"，清醒后不能回忆受伤之时或受伤前后的情况，但对往事却能清楚回忆。③在昏迷期间可有皮肤苍白、出汗、血压下降、心动徐缓、呼吸浅慢等表现，但随着意识的恢复很快趋于正常，清醒后可有头痛、头晕、恶心、呕吐等症状。④神经系统检查无阳性体征。

45. 答案：E 解析：内痔的好发部位多在膀胱截石位3、7、11点处。

46. 答案：B 解析：痛经气滞血郁证，症见经前或经期小腹胀痛，拒按，经血量少，经行不畅，色紫暗有块，块下痛减，经前胸胁乳房胀满，舌紫暗，边有瘀点，脉弦，治法为理

气活血，逐瘀止痛，方选膈下逐瘀汤加减。

47. 答案：A 解析：产力是指将胎儿及其附属物从子宫内逼出的力量。包括子宫收缩力，简称宫缩，是临产后的主要产力，贯穿分娩的全过程，正常宫缩其特点有节律性、对称性和极性及缩复作用；腹肌和膈肌的收缩力，统称腹压，是第二产程娩出胎儿的重要辅助力量；肛提肌收缩力。

48. 答案：D 解析：胎膜早破是指在临产前胎膜破裂。胎膜早破易导致早产、脐带脱垂及母儿感染等。中医称为"胎衣先破"。

49. 答案：E 解析：头、面、颈部切口术后4～5天拆线；下腹、会阴部手术6～7天拆线；胸部、上腹、背、臀部切口术后7～9天拆线；四肢术后10～12天拆线，近关节处可适当延长；减张缝线术后14日拆线。

50. 答案：A 解析：外阴硬化性苔藓可见外阴瘙痒，或无不适，晚期出现性交困难，检查时见大小阴唇、阴蒂包皮、阴唇后联合及肛周皮肤色素减退呈粉红或白色，萎缩变薄，干燥皲裂。晚期皮肤菲薄，阴道口挛缩狭窄，甚至仅容指尖。

51. 答案：C 解析：晚期产后出血是指分娩24小时后，在产褥期内发生的子宫大量出血。以产后1～2周发病最常见，亦有产后2月余发病者。本病属中医"产后恶露不绝""产后血崩"范畴。

52. 答案：D 解析：萎缩性阴道炎主要因卵巢功能减退，雌激素水平不足，阴道上皮糖原减少，抵抗力下降，致病菌过度繁殖导致。

53. 答案：E 解析：诊断性刮宫的作用是止血和明确子宫内膜病理诊断。为确定排卵和黄体功能，应在经前期1～2日或月经来潮6小时内诊刮；若怀疑子宫内膜不规则脱落，应在月经第5天诊刮；长期、大量出血者可随时诊刮。

54. 答案：E 解析：输血适应证包括急性出血，失血量达总血容量的10%～20%（500～1000mL）；贫血或低蛋白血症，慢性失血、红细胞破坏增加或蛋白合成不足；凝血异常，根据引起凝血异常的原因，选用相关的血液成分加以矫治；重症感染，可考虑输注浓

缩粒细胞以帮助控制感染。

55.答案：B 解析：黄体功能不足脾气虚证，症见月经提前，或兼量多，色淡质稀，神疲肢倦，面色萎黄，气短懒言，小腹空坠，食少纳差；舌淡，脉缓弱，治法为健脾益气，固冲调经，方选补中益气汤。

56.答案：B 解析：小儿急惊风八候为搐、搦、颤、掣、反、引、窜、视。

57.答案：C 解析：小儿肺炎湿热闭肺证表现为身热不扬，咳嗽，咳痰不爽，食少腹胀，大便黏腻，小便黄，舌红，苔黄腻，脉濡数。治法：清热祛湿，化痰开闭。方药：甘露消毒丹合三仁汤加减。

58.答案：D 解析：Ⅲ度子宫脱垂表现为子宫颈及宫体全部脱出至阴道口外。

59.答案：A 解析：麻疹皮疹消退后皮肤可见糠麸样状脱屑，并留有浅褐色色素沉着，7～10天痊愈。

60.答案：E 解析：病理缩复环、下腹部压痛、胎心率的变化及血尿是先兆子宫破裂的四个重要症状。

61.答案：D 解析：鹅口疮主要为口腔黏膜上出现白色或灰白色乳凝块样白膜。初起时，呈点状和小片状，微凸起，可逐渐融合成大片，白膜界线清楚，不易拭去。如强行剥落后，可见充血、糜烂创面，局部黏膜潮红粗糙，可有溢血，但不久又为新生白膜覆盖。

62.答案：D 解析：小儿感冒容易出现兼证，多见夹惊、夹痰、夹滞。

63.答案：D 解析：支气管哮喘病机为外因诱发，触动伏痰，痰阻气道所致。

64.答案：D 解析：闭式胸膜腔引流的穿刺部位如下。液体一般选在腋中线和腋后线之间的第6～8肋间插管引流。气体常选锁骨中线第2肋间。

65.答案：D 解析：小儿的生理特点包括脏腑娇嫩，形气未充；生机蓬勃，发育迅速。

66.答案：B 解析：水痘出疹期皮疹特点如下。①初为红斑疹，后变为深红色丘疹，再发展为疱疹。位置表浅，形似露珠水滴，椭圆形，3～5mm大小，壁薄易破，周围有红晕。②皮疹呈向心分布，先出现于躯干和四肢近端，继为头面部、四肢远端，手掌、足底较

少。③水痘皮疹分批出现，同一时期常可见斑、丘、疱疹和结痂同时存在（四代同堂）。B最符合。

67.答案：A 解析：从出生到满1周岁，称为婴儿期。

68.答案：D 解析：孕激素生理作用通常是在雌激素作用的基础上发挥效应的。可降低子宫平滑肌兴奋性及其对缩宫素的敏感性，抑制子宫收缩，有利于胚胎及胎儿宫内生长发育；使增生期内膜转为分泌期内膜，为受精卵着床做好准备；使宫口闭合，黏液分泌减少，性状变稠；抑制输卵管平滑肌节律性收缩的振幅；加快阴道上皮细胞脱落；促使乳腺腺泡发育；在月经中期具有增强雌激素对垂体LH排卵峰释放的正反馈作用。在黄体期对下丘脑和垂体有负反馈作用，抑制促性腺激素分泌；兴奋下丘脑体温调节中枢，使基础体温在排卵后升高0.3～0.5℃；促进水钠排泄。

69.答案：A 解析：病毒性脑炎痰热壅盛证，首选清瘟败毒饮。

70.答案：D 解析：患者发热恶寒，身有表证，流清涕，脉浮紧，考虑急性上呼吸道感染风寒束表证，治法为辛温解表，方药选荆防败毒散加减。

71.答案：E 解析：患者低热后出现皮肤黏膜出血，血小板明显减少至$20×10^9/L$，可考虑为原发免疫性血小板减少症。若症见紫斑较多、颜色紫红、下肢尤甚，时发时止，头晕目眩，耳鸣，低热颧红，心烦盗汗，齿衄鼻衄，月经量多，舌红少津，苔薄或少，脉细数，可辨证为阴虚火旺证。治以滋阴降火，清热止血，方用茜根散或玉女煎加减。

72.答案：B 解析：甲状腺功能亢进症阴虚火旺证表现为颈前肿大，眼突，心悸汗多，手颤，易饥多食，消瘦，口干咽燥，五心烦热，急躁易怒，失眠多梦，月经不调，舌质红，舌苔少，脉细数。治以滋阴降火，消瘿散结，方用天王补心丹加减。

73.答案：A 解析：α-糖苷酶抑制剂主要作用机理为延缓小肠葡萄糖吸收，降低餐后血糖，故适用于空腹血糖正常而餐后血糖高者，应从小剂量开始，于餐中第一口服，代表药物为阿卡波糖和伏格列波糖。

74. 答案：A 解析：高血压病史 15 年，今日突发口眼㖞斜，舌强语謇，半身不遂，急查头颅 CT 未见异常，首选考虑为动脉硬化性脑梗死；症见头晕头痛，耳鸣目眩，舌强语謇，半身不遂，肢体麻木，舌红苔黄，脉弦，中医辨证为肝阳暴亢，风火上扰证，治法为平肝潜阳，活血通络，方选天麻钩藤饮加减。

75. 答案：B 解析：肺气肿病史 6 年，喘息气粗，超声心动图有肺动脉增宽和右心增大、肥厚的征象，考虑为肺心病；发热，喘息气粗，烦躁，痰黄，黏稠难咳，溲黄便干，口渴，舌红，舌苔黄腻，边尖红，脉滑数，考虑为慢性肺心病的痰热郁肺证。

76. 答案：E 解析：1 型糖尿病患者，胰岛素治疗中断，出现意识不清，皮肤中度失水征，呼气有烂苹果味，应考虑为糖尿病酮症酸中毒。补液从而恢复血容量为 DKA 的首要治疗措施，必须立即进行。开始应快速补充生理盐水。并采用小剂量胰岛素治疗方案，持续滴注，使血糖水平稳定在较安全范围后过渡到常规皮下注射。

77. 答案：A 解析：当中性粒细胞绝对数在成人低于 $2.0 \times 10^9/L$，在儿童 ≥ 10 岁低于 $1.8 \times 10^9/L$ 或 < 10 岁低于 $1.5 \times 10^9/L$ 时，称为粒细胞减少症；低于 $0.5 \times 10^9/L$ 时称为粒细胞缺乏症。若症见低热，腰膝酸软，头晕耳鸣，五心烦热，失眠多梦，遗精，口干咽燥，舌红少苔，脉细数，辨证属肝肾阴虚证，治以滋补肝肾，方用六味地黄丸加减。

78. 答案：A 解析：喘咳气急，张口抬肩，不能平卧，痰多色黄稠，心悸烦躁，胸闷脘痞，面青汗出，口唇青紫，舌质紫暗，舌苔厚腻，脉弦滑而数。两下肋可闻及湿性啰音。考虑为慢性心力衰竭的痰饮阻肺证，选方为苓桂术甘汤合丹参饮。

79. 答案：D 解析：慢性心功能不全病史 8 年，现心悸怔忡，气短喘促，动则尤甚，端坐而不得卧，听诊两肺底湿性啰音，X 线胸片示心影增大，BNP 1005pg/mL，考虑为慢性心力衰竭。精神萎靡，乏力懒动，腰膝酸软，形寒肢冷，面色苍白，肢体浮肿，下肢尤甚，尿少，舌淡苔白，脉沉弱，考虑为慢性心力衰竭的阳虚水泛证。

80. 答案：A 解析：心率 110 次 / 分，心律不齐，可闻及期前收缩 3～4 次 / 分。心悸不安，胸闷不舒，心痛时作，唇甲青紫，舌质紫暗，脉涩，考虑为快速性心律失常的瘀阻心脉证，选方为桃仁红花煎。

81. 答案：B 解析：患冠心病多年，胸痛隐隐，时轻时重，遇劳则发，神疲乏力，气短懒言，心悸自汗，舌质淡暗、舌体胖，有齿痕，苔薄白，脉缓弱无力，考虑为心绞痛的气虚血瘀证。选方为补阳还五汤。

82. 答案：C 解析：近 2 个月胃脘灼热胀痛，胃镜示胃窦部黏膜充血、水肿，呈红白相间，考虑为慢性胃炎。嘈杂，脘腹痞闷，口干口苦，渴不欲饮，身重肢倦，尿黄，舌红，苔黄腻，脉滑，考虑为慢性胃炎脾胃湿热证，应首选三仁汤。

83. 答案：B 解析：脘痛剧烈，大便隐血试验示弱阳性，上消化道钡餐检查示胃黏膜皱襞消失，胃壁僵硬，未见蠕动波，胃腔明显缩小，胃窦部充盈缺损，病理示胃窦部腺癌，考虑为胃癌。痛处固定，拒按，上腹肿块，肌肤甲错，眼眶暗黑，舌质紫暗，舌下脉络紫胀，脉弦涩，考虑为瘀毒内阻证，选方为膈下逐瘀汤。

84. 答案：C 解析：腹大坚满，腹部膨隆，腹壁静脉曲张，移动性浊音阳性，脾脏肿大，B 超示肝缩小，脾肿大，腹腔内可见到液性暗区，考虑为肝硬化腹水；脘腹撑急，烦热口苦，渴不欲饮，面目肌肤发黄，小便短黄，大便溏滞不爽，舌红，苔黄腻，脉弦滑数，考虑为肝硬化湿热蕴脾证，选方为中满分消丸合茵陈蒿汤。

85. 答案：B 解析：腹泻带黏液及血，结肠镜检查示黏膜充血水肿、易脆，伴糜烂和溃疡，符合溃疡性结肠炎诊断。

86. 答案：A 解析：患者起病缓慢，病程较长，以蛋白尿、血尿、高血压、水肿为基本临床表现，有肾功能不全表现，可诊断为慢性肾小球肾炎。若症见面色无华，少气乏力，或易感冒，午后低热，或手足心热，腰酸痛，或见浮肿，口干咽燥或咽部暗红，咽痛，舌质红，少苔，脉细或弱，可辨证为慢性肾小球肾炎气阴两虚证，治以益气养阴，方用参芪地黄汤加减。

87. 答案：C 解析：根据慢性病史，血压水平及蛋白尿、水肿、颗粒管型尿等检查结果，可判断该患者为慢性肾小球肾炎。慢性肾小球肾炎脾肾阳虚证表现为全身浮肿，面色苍白，畏寒肢冷，腰脊冷痛，神疲，纳少，便溏，遗精，阳痿，早泄，或月经失调，舌质嫩淡胖，边有齿痕，脉沉细或沉迟无力。治以温补脾肾，方用附子理中丸或济生肾气丸加减。

88. 答案：B 解析：咳嗽，咳痰，呈铁锈色，伴右侧胸痛，X线检查右中肺实变阴影，考虑为肺炎链球菌肺炎。

89. 答案：A 解析：患者有发热，寒战，典型尿路刺激征，双肾区叩击痛，结合血白细胞计数明显升高，中性粒细胞增多，白细胞尿等实验室检查结果，诊断为急性肾盂肾炎。若临床见小便频数，灼热刺痛，色黄赤，小腹拘急胀痛，或腰痛拒按，或见恶寒发热，或见口苦，大便秘结，舌质红，苔薄黄腻，脉滑数，可诊断为尿路感染膀胱湿热证。治以清热利湿通淋，方用八正散加减。

90. 答案：A 解析：镜检见红细胞大小不等和中心淡染区扩大应考虑为小细胞性贫血。患者应用铁制剂治疗有效，考虑为缺铁性贫血。口服铁剂是治疗缺铁性贫血的首选。口服铁剂后，先是外周血网织红细胞增多，高峰在开始服药后 5～10 天，2 周后血红蛋白浓度上升，一般 2 个月左右恢复正常。

91. 答案：A 解析：患者表现为贫血、高热、出血，全血细胞减少，骨髓增生减低，巨核细胞消失，应诊断为再生障碍性贫血。症见壮热，口渴，咽痛，鼻衄，齿衄，皮下紫癜、瘀斑，心悸，舌红而干，苔黄，脉洪数，应辨证为再障热毒壅盛证。治以清热凉血，解毒养阴，方用清瘟败毒饮加减。

92. 答案：E 解析：低热，午后热甚，心内烦热，胸闷脘痞，不思饮食，渴不欲饮，呕恶，大便稀薄或黏滞不爽，舌苔白腻或黄腻，脉濡数，考虑为内伤发热，痰湿郁热证，治法为燥湿化痰，清热和中，方选黄连温胆汤合中和汤加减。

93. 答案：E 解析：绝大多数 TIA 患者就诊时症状已消失，其诊断主要依靠病史。其诊断要点包括多数在 50 岁以上发病；有高血压、高脂血症、糖尿病、心脏病病史及吸烟等不良嗜好；突然发生的局灶性神经功能缺失，持续数分钟，或可达数小时，但在 24 小时内完全恢复正常；不同患者的局灶性神经功能障碍症状常按一定的血管支配区刻板地反复出现；发作间歇期无神经系统定位体征。

94. 答案：E 解析：平素常多忧思抑郁，失眠，心悸，每遇情志刺激则诱发喘证，发时突然呼吸短促，息粗气憋，胸闷胸痛，咽中如窒，但喉中无痰声。苔薄，脉弦，中医辨证为喘证肺气郁痹证，治法为开郁降气平喘，方选五磨饮子加减。

95. 答案：A 解析：齿衄，血色鲜红，齿龈红肿疼痛，头痛，口臭，舌红，苔黄，脉洪数，考虑为胃火炽盛证，治法为清胃泻火，凉血止血，方选加味清胃散合泻心汤加减。

96. 答案：E 解析：患者久病体弱，腹中积块坚硬，疼痛逐渐加剧，饮食大减，肌肉瘦削，神倦乏力，面色黧黑，舌质淡紫，舌光无苔，脉细数，考虑为积证正虚瘀结证，治法为补益气血，活血化瘀，方选八珍汤合化积丸加减。

97. 答案：D 解析：患者脘腹痞闷，嘈杂，饥不欲食，恶心嗳气，口燥咽干，大便秘结，舌红少苔，脉细数，考虑为胃癌胃阴不足证，治法为养阴益胃，调中消痞，方选益胃汤加减。

98. 答案：D 解析：患者脘腹胀满，疼痛拒按，嗳腐吞酸，厌食呕恶，痛而欲泻，泻后痛减，舌苔厚腻，脉滑，考虑为腹痛饮食积滞证，治法为消食导滞，理气止痛，方选枳实导滞丸加减。

99. 答案：B 解析：患者腰部弛痛，痛处伴有热感，暑湿阴雨天加重，活动后减轻，小便短赤，苔黄腻，脉濡数，考虑为湿热腰痛，治法为清热利湿，舒筋止痛，方选四妙丸加减。

100. 答案：B 解析：患儿口腔溃疡，呈灰白色，周围色不红，口臭不甚，反复发作，神疲颧红，口干不渴，舌红，苔少，脉细数，考虑为疱疹性口炎虚火上炎证，选方为六味地黄丸加肉桂。

101. 答案：A　解析：患者产后乳房红肿热痛，考虑为急性乳腺炎，症见左乳房肿痛，伴发热恶寒，口干，舌红苔薄黄，脉浮数，诊断为肝胃郁热证，方用瓜蒌牛蒡汤加减。

102. 答案：A　解析：食欲不振，厌恶进食，食而乏味，伴胸脘痞闷，嗳气泛恶，大便不调，偶尔多食后则脘腹饱胀，形体尚可，精神正常，舌淡红，苔薄白，脉尚有力，考虑为厌食脾失健运证，选方为不换金正气散。

103. 答案：C　解析：项部痈起月余，可见多个脓栓，考虑为痈；身热，唇燥口干，大便干结，舌红苔黄，脉细数，考虑为阴虚火盛，治当滋阴生津，清热托毒，方用竹叶黄芪汤加减。

104. 答案：A　解析：产后2周，乳少，症见乳汁清稀，乳房柔软，无胀感，面色少华，神疲乏力，食欲不振，心悸头晕，舌淡白，脉虚细，中医辨证为产后缺乳气血虚弱证，治法为补气养血，佐以通乳，方选通乳丹加减。

105. 答案：A　解析：患者外阴剧烈瘙痒，妇科检查见外阴皮肤暗红，增厚似皮革，考虑为外阴慢性单纯性苔藓，症见灼热疼痛，带下量多、色黄气秽，胸闷烦躁，口苦口干，溲赤便秘；舌红，苔黄腻，脉弦数，中医辨证为湿热下注证，治法为清热利湿，通络止痒，方选龙胆泻肝汤去木通。

106. 答案：A　解析：支气管哮喘临床缓解期肺脾气虚证表现为无喘促发作，面白少华，气短自汗，神疲懒言，形瘦或面黄，纳差便溏，易于感冒，晨起咳嗽，咳嗽无力，时有痰鸣，舌质淡，苔白腻，脉细缓。治法：益气固表。方药：人参五味子汤合玉屏风散加减。

107. 答案：A　解析：尿蛋白（+++），血浆白蛋白25g/L；血浆胆固醇7.2mmol/L，腰痛肢肿，考虑为肾病综合征；现小便频数不爽、量少、有刺痛感、色黄赤浑浊、小腹坠胀不适，恶寒发热，口苦便秘，舌质红，苔黄腻，脉滑数，考虑为湿热证，偏下焦湿热，故选方为八正散。

108. 答案：C　解析：子宫肌瘤患者，症见小腹包块坚硬，胀痛拒按，月经量多，经行不畅，色紫暗有块，经前乳房胀痛，胸胁胀闷，小腹胀痛；舌边有瘀点瘀斑，苔薄白，脉弦涩，中医辨证为气滞血瘀证，治法为行气活血，化瘀消癥，方选膈下逐瘀汤。

109. 答案：A　解析：患者下肢出现一红丝，红肿热痛，现红丝较细，向近端蔓延，全身症状轻，苔薄黄，脉数，考虑为红丝疔，选方为五味消毒饮。

110. 答案：C　解析：症见转移性右下腹疼痛，现腹痛剧烈，全腹压痛、反跳痛，腹皮挛急，高热，烦渴欲饮，呕吐不食，大便秘结，小便黄，舌红绛苔黄厚，脉洪数，诊断为热毒证，方用大黄牡丹汤合透脓散。

111. 答案：E　解析：十二指肠溃疡穿孔，立位腹部平片可见膈下游离气体，最具有诊断意义。

112. 答案：D　解析：按体表面积划分为11个9%的等份，另加1%，构成100%的体表面积。即头、面、颈部：1×9%=9%；躯干前后包括外阴：3×9%=27%；两上肢：2×9%=18%；双下肢包括臀部：5×9%+1%=46%，共为11×9%+1%=100%。患者双上肢损伤，为18%。有水疱形成，剧烈疼痛，考虑为浅Ⅱ°烧伤。

113. 答案：B　解析：3天前有不洁性生活史后出现尿道口红肿，尿急、尿频、尿痛，淋沥不止，尿液浑浊如脂，尿道口溢脓，舌红苔黄腻，脉滑数。考虑为湿热毒蕴证（急性淋病），选方为龙胆泻肝汤加减。

114. 答案：C　解析：根据症状初步怀疑为异位妊娠，后穹隆穿刺对异位妊娠的诊断有重要意义且可迅速实施，腹腔穿刺一般不作为异位妊娠的检查手段，诊断性刮宫及腹腔镜检查需较长准备时间，双合诊诊断的特异性不高。

115. 答案：B　解析：颈前肿块3个月，无痛，坚硬如石，生长较快，表面高低不平，考虑为甲状腺癌。症见胸胁胀满，苔白腻，脉弦滑，诊断为气郁痰凝证。方用海藻玉壶汤合逍遥散加减。

116. 答案：B　解析：不思饮食，嗳腐酸馊，脘腹胀满，疼痛拒按，大便酸臭，苔白厚腻，脉象弦滑，考虑为积滞乳食内积证，选方为保和丸。

117. 答案：B 解析：患者每逢经行面目、四肢浮肿，经行泄泻，腰腿酸软，身倦无力，形寒肢冷，舌淡，苔白滑，脉沉缓，考虑为经前期综合征脾肾阳虚证，治法为温肾健脾，化湿调经，方选右归丸合苓桂术甘汤。

118. 答案：E 解析：一周前腰胯胁下出现大片鲜红，红肿蔓延，摸之灼手，肿胀触痛；舌红，苔黄腻，脉弦滑数，考虑为丹毒的肝脾湿火证，选方为龙胆泻肝汤或柴胡清肝汤加减。

119. 答案：B 解析：患者经期延后及月经量少3年，多毛，B超检查示双卵巢呈多囊性改变，考虑为多囊卵巢综合征；症见头晕头重，胸闷泛恶，形体肥胖，舌体胖大，色淡，苔白腻，脉滑，中医辨证为痰湿阻滞证，治法为燥湿除痰，活血调经，方选苍附导痰丸合佛手散。

120. 答案：A 解析：高热不退，头痛项强，恶心呕吐，突然肢体抽搐，双目上视，神志昏迷，面色发青，烦躁口渴，舌红，苔黄腻，脉数，考虑为急惊风的温热疫毒－邪陷心肝，选方为羚角钩藤汤合紫雪丹。

121. 答案：E 解析：皮肤上常出现大小形态不一的鲜红风团，考虑为荨麻疹；伴腹痛，恶心呕吐，神疲纳呆，大便秘结；舌质红，苔黄腻，脉弦滑数，考虑为胃肠湿热证，选方为防风通圣散加减。

122. 答案：E 解析：患者月经停止1年余，尿HCG（－），妇科检查未见异常，考虑为闭经；症见两颧潮红，五心烦热，盗汗，口干咽燥，舌红，苔少，脉细数，中医辨证为阴虚血燥证，治法为养阴清热，养血调经，方选加减一阴煎加减。

123. 答案：C 解析：过食瓜果，出现腹痛欲泻，泻后痛减，腹胀，嗳腐，呕吐，吐泻物酸臭，舌苔黄腻，脉滑实，考虑为伤食泻，选方为保和丸。

124. 答案：C 解析：面色萎黄无华，唇淡不泽，指甲苍白，食欲不振，神疲乏力，形体消瘦，大便不调，舌淡苔白，脉细无力，血常规示小细胞低色素性贫血，考虑为缺铁性贫血的脾胃虚弱证，选方为六君子汤。

125～127. 答案：B、E、D 解析：患者出现全血细胞减少，网织红细胞百分数＜0.01，淋巴细胞比例增高，无肝脾肿大，无胸骨压痛（可与白血病鉴别），有出血、贫血及发热，故应考虑再生障碍性贫血，需进行骨髓检查明确诊断。若症见心悸气短，周身乏力，面色晦暗，头晕耳鸣，腰膝酸软，皮肤紫斑，肌肤甲错，胁痛，舌质紫暗，有瘀点或瘀斑，苔薄，脉细或涩，当辨证为肾虚血瘀证，治以补肾活血，方选六味地黄丸或金匮肾气丸合桃红四物汤加减。

128～130. 答案：B、C、B 解析：患者痛经进行性加重，后穹隆可触及蚕豆大小的触痛性结节，首先考虑子宫内膜异位症，有灼热感，拒按，遇热痛增，月经先期、量多、经色深红、质黏稠夹血块，心烦口渴，溲黄便结，伴性交疼痛，舌红有瘀点，苔黄，脉弦数，中医辨证为瘀热互结证，治法为清热凉血，活血祛瘀，方选清热调血汤加减。

131～133. 答案：B、E、B 解析：1岁患儿前囟2cm×2cm，方颅，肋串珠明显，血钙磷乘积下降，碱性磷酸酶升高，考虑维生素D缺乏性佝偻病激期；烦躁，夜啼不宁，惊惕不安，多汗，毛发稀疏，乏力，纳呆食少，囟门迟闭，出牙延迟，坐立行走无力，舌质淡，苔薄，指纹淡紫，为脾虚肝旺证。维生素D缺乏性佝偻病激期应口服维生素D每日3000～6000U。治疗维生素D缺乏性佝偻病激期脾虚肝旺证首选益脾镇惊散。

134～136. 答案：A、C、A 解析：年轻患者左下肢皮肤暗红而肿，趺阳脉搏动消失，疼痛异常，须弯膝抱足按摩而坐，年轻，且无高血压、高脂血症、糖尿病病史，考虑为血栓闭塞性脉管炎；伴有发热、口干、食欲减退、便秘、尿黄赤，舌质红，苔黄腻，脉洪数，考虑为热毒证，治法为清热解毒，化瘀止痛，选方为四妙勇安汤。

137～138. 答案：D、E 解析：房扑的心房率是250～350次/分。房颤的心房率为350～600次/分。

139～140. 答案：B、D 解析：对门诊初诊患者，要通过全面沟通，对患者病情做出准确的判断、制定治疗方案；对复诊患者要重点沟通治疗效果，掌握病情变化，及时调整治疗方案；对住院患者要在系统检查中深入沟通；患者出院，要以叮嘱的方式沟通；回访患者，要以关切的问候方式沟通；对重症患者更要细致沟通，及时对患者家属讲清危险，研究、协商救治方案；对急症患者要快沟通，忙而不乱，快速把握疾病的症状和性质。

141～142.答案：D、A　解析：当慢性肾衰患者GFR为6～10mL/min（Scr＞707μmol/L）并有明显尿毒症临床表现，经治疗不能缓解时，则应进行透析治疗。对糖尿病肾病，可适当提前（GFR 10～15mL/min）安排透析。

143～144.答案：A、D　解析：脑栓塞任何年龄均可发病，但以青壮年多见，多在活动中突然发病（也可于安静时发病，约1/3发生于睡眠中），常无前驱表现，症状多在数秒至数分钟内发展到高峰；脑出血发病年龄常在50～70岁，多数有高血压史，起病常突然而无预兆，多在活动或情绪激动时发病，症状常在数小时内发展至高峰。

145～146.答案：A、C　解析：新生儿后期视觉感知发育迅速，1个月可凝视光源，开始有头眼协调；3～4个月看自己的手；4～5个月认识母亲面容，初步分辨颜色，喜欢红色；1～2岁喜看图画，能区别形状；6岁视深度已充分发育，视力达1.0。前囟在1～1.5岁时闭合。

147～148.答案：B、C　解析：腰大肌试验阳性提示炎性阑尾贴近腰大肌，多见于盲肠后位阑尾炎；闭孔内肌试验阳性提示炎性阑尾位置较低，贴近闭孔内肌，为盆腔位阑尾炎。

149～150.答案：A、B　解析：受精发生在排卵后12小时内，整个过程需要24小时；约在受精后72小时，受精卵分裂成由16个细胞组成的实心细胞团，称为桑椹胚。

中西医结合执业助理医师资格考试医学综合最后成功四套胜卷（四）答案

第一单元

1.A	2.C	3.E	4.E	5.A	6.A	7.D	8.B	9.E	10.E
11.D	12.C	13.D	14.D	15.D	16.C	17.D	18.E	19.C	20.D
21.C	22.C	23.D	24.D	25.D	26.D	27.C	28.E	29.C	30.C
31.C	32.A	33.E	34.C	35.E	36.D	37.D	38.D	39.C	40.E
41.B	42.A	43.E	44.D	45.D	46.D	47.C	48.B	49.E	50.E
51.C	52.A	53.A	54.D	55.B	56.B	57.B	58.D	59.E	60.D
61.E	62.D	63.E	64.A	65.D	66.A	67.D	68.A	69.B	70.C
71.E	72.D	73.C	74.C	75.A	76.E	77.B	78.D	79.B	80.C
81.B	82.E	83.C	84.E	85.E	86.D	87.D	88.D	89.B	90.B
91.D	92.D	93.D	94.E	95.D	96.E	97.B	98.C	99.B	100.A
101.E	102.B	103.B	104.A	105.C	106.B	107.D	108.A	109.E	110.D
111.A	112.B	113.A	114.E	115.A	116.B	117.C	118.D	119.B	120.C
121.D	122.C	123.C	124.B	125.E	126.B	127.D	128.C	129.B	130.C
131.C	132.B	133.A	134.E	135.B	136.A	137.D	138.A	139.B	140.A
141.B	142.D	143.B	144.D	145.A	146.D	147.C	148.D	149.E	150.A

第二单元

1.C	2.A	3.E	4.E	5.A	6.A	7.D	8.E	9.E	10.E
11.D	12.E	13.B	14.D	15.E	16.D	17.B	18.A	19.B	20.E
21.E	22.A	23.A	24.E	25.E	26.D	27.B	28.B	29.A	30.E
31.A	32.D	33.D	34.E	35.E	36.B	37.E	38.B	39.B	40.A
41.A	42.A	43.C	44.C	45.A	46.D	47.D	48.B	49.C	50.A
51.B	52.C	53.C	54.A	55.B	56.B	57.C	58.E	59.C	60.A
61.B	62.B	63.B	64.B	65.B	66.B	67.A	68.C	69.E	70.B
71.D	72.B	73.C	74.B	75.E	76.B	77.D	78.B	79.C	80.D
81.E	82.D	83.A	84.B	85.D	86.E	87.C	88.E	89.A	90.A
91.E	92.D	93.B	94.E	95.D	96.E	97.C	98.A	99.C	100.A
101.B	102.C	103.C	104.A	105.C	106.C	107.C	108.C	109.B	110.E
111.C	112.A	113.D	114.B	115.B	116.B	117.B	118.E	119.D	120.A
121.A	122.D	123.A	124.B	125.B	126.E	127.A	128.E	129.A	130.A
131.B	132.A	133.A	134.A	135.D	136.A	137.D	138.B	139.A	140.E
141.C	142.A	143.C	144.D	145.A	146.E	147.A	148.E	149.C	150.D

中西医结合执业助理医师资格考试医学综合最后成功四套胜卷（四）解析

第一单元

1. 答案：A 解析：人参为贵重药材，为了更好地煎出有效成分，还应单独另煎，即另炖2～3小时。煎液可以另服，也可与其他煎液混合服用。故选择A。

2. 答案：C 解析：固冲汤的组成包括白术、生黄芪、煅龙骨、煅牡蛎、山萸肉、生杭芍、海螵蛸、茜草、棕边炭、五倍子。

3. 答案：E 解析：痛势较缓，尚可忍耐，但绵绵不休，称为隐痛，是虚证疼痛的特点，多因精血亏损，或阳气不足所致。

4. 答案：E 解析：玉竹功效为养阴润燥，生津止渴。龙眼肉功效为补益心脾，养血安神。人参功效为大补元气，复脉固脱，补脾益肺，生津养血，安神益智。莲子功效为补脾止泻，止带，益肾固精，养心安神。百合功效为养阴润肺，清心安神。故选择E。

5. 答案：A 解析：喜则气缓，过度喜乐，致使心气涣散。

6. 答案：A 解析：燥邪犯肺证，痰少而黏，不易咳出。痰热壅肺证，咳痰黄稠而量多。故二证鉴别最有意义的是痰液的性状。

7. 答案：D 解析：真实假虚是指病机的本质为"实"，但表现出"虚"的临床假象，一般是由于邪气亢盛，结聚体内，阻滞经络，气血不能外达所致，又称为"大实有羸状"。如热结胃肠而泻下稀水臭秽的"热结旁流"证；小儿食积而出现的腹泻，妇科瘀血内阻而出现的崩漏下血等。

8. 答案：B 解析：阿胶应烊化又称溶化。主要指某些胶类、黏性大而易溶的药物。如阿胶、鹿角胶、龟甲胶、鳖甲胶、鸡血藤胶及蜂蜜、饴糖等。

9. 答案：E 解析：对乙类传染病中传性非典型肺炎、炭疽中的肺炭疽和新型冠状病毒肺炎，采取本法所称甲类传染病的预防、控制措施。

10. 答案：E 解析：温脾汤的功效为攻下寒积，温补脾阳。

11. 答案：D 解析：医生的义务为①遵守法律、法规，遵循临床诊疗指南，遵守技术操作规范和医学伦理规范。②树立敬业精神，遵守职业道德，履行医师职责，尽职尽责为患者服务。③关心、爱护、尊重患者，保护患者的隐私。④努力钻研业务，更新知识，提高专业技术水平。⑤宣传卫生保健知识，对患者进行健康教育。

12. 答案：C 解析：丹参功效为活血祛瘀，通经止痛，凉血消痈，清心除烦。主治：月经不调，痛经闭经，产后瘀滞腹痛；血瘀心痛、脘腹疼痛、癥瘕积聚、跌打损伤、风湿痹证；热病烦躁神昏，心悸失眠；疮痈肿毒。

13. 答案：D 解析：受吊销医师执业证书行政处罚，自处罚决定之日起至申请注册之日止不满二年的不予注册。

14. 答案：D 解析：硫黄畏朴硝，水银畏砒霜，狼毒畏密陀僧，巴豆畏牵牛，丁香畏郁金，牙硝畏三棱，川乌、草乌畏犀角，人参畏五灵脂，官桂畏赤石脂。

15. 答案：D 解析：五苓散中桂枝能温通阳气以化水，兼解表散邪。

16. 答案：C 解析：正治指采用与疾病的证候性质相反的方药以治疗的一种原则。适用于疾病的征象与其本质相一致的病证。包括寒者热之、热者寒之、虚则补之、实则泻之。

17. 答案：D 解析：五轮所属部位歌如下：五轮肉血气风水，肉轮两胞血轮眦，气轮白睛风轮黑，水轮瞳子自当如。

18. 答案：E 解析：阿胶功效为补血，滋阴，润燥，止血。

19. 答案：C　解析：出自《素问·灵兰秘典论》："三焦者，决渎之官，水道出焉。"故应选 C 项三焦。

20. 答案：D　解析：清营汤中银花、连翘、竹叶清热解毒，轻清透泄，使营分热邪有外达之机，促其透出气分而解，此即"入营犹可透热转气"之具体应用。

21. 答案：C　解析：仙鹤草功效为收敛止血，止痢，截疟，解毒补虚。主治：出血，腹泻、痢疾、疟疾、痈肿疮毒，阴痒带下，脱力劳伤。

22. 答案：C　解析：嗳气、呃逆、呕吐都是胃气上逆的表现。

23. 答案：A　解析：前额连眉棱骨痛属于阳明头痛；两侧太阳穴处痛属于少阳头痛；后头部连项痛属于太阳头痛；颠顶痛属于厥阴头痛；脑中痛，或牵及于齿多属少阴头痛；全头重痛多为太阴头痛。

24. 答案：D　解析：感邪即发，又称为卒发、顿发，即感邪后立即发病，多见于新感外邪较盛、剧烈的情绪变化、毒物所伤、外伤、感受疠气等。由于疠气其性毒烈，致病力强，来势凶猛，感邪后多呈暴发。

25. 答案：D　解析：津伤化燥，在肺则干咳无痰，甚则咯血；以胃燥为主时，可见食少、舌光红无苔；若系肠燥，则兼见便秘等症。

26. 答案：D　解析：秦艽功效为祛风湿，通络止痛，退虚热，清湿热。主治骨蒸潮热，疳积发热。为治虚热要药。

27. 答案：C　解析：炙甘草汤功效为滋阴养血，益气温阳，复脉定悸。

28. 答案：E　解析：心气下降，肺主宣发肃降，脾主升清，肝主升发，肾主纳气。

29. 答案：C　解析：阳偏衰导致的虚寒证，采用阴病治阳，即益火之源，以消阴翳。

30. 答案：C　解析：清气化痰丸的功效为清热化痰，理气止咳。

31. 答案：C　解析：牛黄功效为凉肝息风，清心豁痰，开窍醒神，清热解毒。主治：惊风、癫痫；热病神昏，口噤、痰鸣；口舌生疮、咽喉肿痛、痈疽疔毒。

32. 答案：A　解析：阴阳的对立制约，是指相互关联的阴阳双方之间存在着相互抑制、排斥、牵制的关系。"动极者，镇之以静；阴亢者，胜之以阳"，是为阴阳对立制约。

33. 答案：E　解析：肾主纳气，肾气有摄纳肺所吸入的自然界清气，保持吸气的深度，防止呼吸表浅的作用。

34. 答案：C　解析：肺主治节即治理调节，它概括了肺的主要生理功能，即肺有辅助心脏对全身进行治理和调节的作用。生理意义体现在四个方面：治理和调节呼吸运动；治理和调节全身气机；治理和调节血液的运行；治理和调节津液代谢。《素问·灵兰秘典论》载："肺者，相傅之官，治节出焉。"C 项并非肺脏的生理功能。

35. 答案：E　解析：瘀血的致病特点为易于阻滞气机，即"血瘀必气滞"；影响血脉运行；影响新血生成；病位固定，病证繁多。

36. 答案：D　解析：温经汤中以吴茱萸、桂枝温经散寒，通利血脉，其中吴茱萸功擅散寒止痛，桂枝长于温通血脉，共为君药。

37. 答案：D　解析：辛夷功效为散风寒，通鼻窍。苍耳子功效为散风寒，通鼻窍，祛风湿。细辛功效为解表散寒，祛风止痛，通窍，温肺化饮。白芷功效为解表散寒，祛风止痛，宣通鼻窍，燥湿止带，消肿排脓。四者均可治疗鼻渊。而紫苏叶解表散寒，行气宽中，解鱼蟹毒。

38. 答案：D　解析：相侮是与五行相克次序发生相反方向的过度克制现象，即"反克"，又称"反侮"。相侮次序：木→金→火→水→土→木。

39. 答案：C　解析：补中益气汤组成药物包括黄芪、炙甘草、人参、当归、橘皮、升麻、柴胡、白术。

40. 答案：E　解析：巴戟天的功效为补肾阳，强筋骨，祛风湿；淫羊藿的功效为补肾阳，强筋骨，祛风湿。

41. 答案：B　解析：突然片状脱发，脱落处显露圆形或椭圆形光亮头皮而无自觉症状，称为斑秃，多为血虚受风所致。

42. 答案：A　解析：桂枝汤组成为桂枝、芍药、生姜、大枣、炙甘草。小建中汤的组成为芍药、桂枝、炙甘草、生姜、大枣、饴糖。

当归四逆汤的组成为当归、桂枝、芍药、细辛、炙甘草、通草、大枣。

43. 答案：E 解析：乌梅丸的药物组成为乌梅、细辛、干姜、黄连、当归、附子、蜀椒、桂枝、人参、黄柏。

44. 答案：D 解析：木香行气止痛，健脾消食。主治：泻痢里急后重，善行大肠之滞气，为治湿热泻痢、里急后重之要药。柿蒂降气止呃。香附疏肝解郁，调经止痛，理气宽中。乌药行气止痛，温肾散寒。薤白通阳散结，行气导滞。

45. 答案：D 解析：消风散中当归、生地黄、胡麻仁补血活血，凉血止痒，体现了"治风先治血，血行风自灭"的治疗原则。

46. 答案：D 解析：阴虚潮热的特点是午后和夜间有低热。有热自骨内向外透发的感觉者，称骨蒸发热，多属于阴虚火旺所致。

47. 答案：C 解析：面色淡黄，枯槁无华，称"萎黄"。常见于脾胃气虚，气血不足者。

48. 答案：B 解析：谵语指神志不清，语无伦次，声高有力的症状，为热扰心神，属实证。A项指狂言，C项指郑声，D项指错语，E项指独语。

49. 答案：E 解析：川乌主治痹证，尤宜于风寒湿痹之寒邪偏盛；寒凝诸痛；跌打损伤，瘀肿疼痛。

50. 答案：E 解析：车前子能利水湿，分清浊而止泻，即利小便以实大便。宜于暑湿泄泻及小便不利之水泻。

51. 答案：C 解析：肾为生气之根：先后天之精藏于肾中，相互促进，化生元气。脾胃为生气之源：脾胃相合，接受容纳饮食，腐熟运化水谷，化生水谷精微之气。肺为生气之主：肺为清虚之脏，主司呼吸，吸清呼浊，在气生成过程中十分重要。

52. 答案：A 解析：天王补心丹组成药物包括生地黄、人参、丹参、元参、茯苓、五味子、远志、桔梗、当归身、天门冬、麦门冬、柏子仁、酸枣仁、朱砂。

53. 答案：A 解析：安宫牛黄丸的功用为清热解毒，豁痰开窍。

54. 答案：D 解析：战栗鼓颌，口唇振

摇，多为阳虚寒盛或邪正剧争所致，可见于温病、伤寒欲作汗时，或疟疾发作时。

55. 答案：B 解析：气随津脱指津液大量丢失，气失其依附而随津液外泄，从而导致阳气暴脱亡失的病理状态。如《金匮要略心典》云："吐下之余，定无完气。"

56. 答案：B 解析：脾为气血生化之源，心主血脉为推动血液的动力。

57. 答案：B 解析：情志所伤的病证，以心、肝、脾三脏和气血失调为多见。

58. 答案：D 解析：点刺舌提示脏腑热极，或血分热盛。舌中生点刺，多为胃肠热盛。

59. 答案：E 解析：舌苔的厚薄主要反映邪正的盛衰和邪气之深浅。

60. 答案：D 解析：《尚书·洪范》所说的"水曰润下，火曰炎上，木曰曲直，金曰从革，土爰稼穑"是对五行特性的经典概括。

61. 答案：E 解析：患者自觉口中有酸味，或泛酸，多因肝胃郁热或饮食停滞所致。

62. 答案：D 解析：蝉蜕疏散风热，利咽开音，透疹，明目退翳，息风止痉。可治疗风热感冒、温病初起；急慢惊风、破伤风；小儿夜啼不安。

63. 答案：E 解析：下法是指通过泻下、荡涤、攻逐等方法，使停留于胃肠的宿食、燥屎、冷积、瘀血、结痰、停水等从下窍而出，以祛邪除病的一类治法。

64. 答案：A 解析：旋覆代赭汤中用生姜五两，其量最大。

65. 答案：D 解析：金银花功效为清热解毒，疏散风热。连翘功效为清热解毒，消肿散结，疏散风热。

66. 答案：A 解析：小青龙汤中麻黄、桂枝发汗解表，宣肺平喘而化里饮为君。

67. 答案：E 解析：左金丸中吴茱萸与黄连的用量比例为1:6。

68. 答案：A 解析：苍术功效为燥湿健脾，祛风散寒，明目；厚朴功效为燥湿消痰，下气除满；广藿香功效为芳香化浊，和中止呕，发表解暑；佩兰功效为芳香化湿，醒脾开胃，发表解暑；砂仁功效为化湿开胃，温脾止泻，理气安胎。故选择A。

69. 答案：B 解析：足厥阴肝经上入阴毛中，环绕阴器，其井穴大敦主治疝气、少腹痛、遗尿、癃闭、淋证等泌尿系病证，月经不调、经闭、崩漏、阴挺等妇科病证，以及癫痫。

70. 答案：C 解析：青霉素 G 对真菌、立克次体、病毒和原虫无效。革兰阳性杆菌如白喉杆菌对青霉素敏感；革兰阴性球菌如脑膜炎球菌和淋球菌也对青霉素敏感，但易耐药；梅毒螺旋体、钩端螺旋体、回归热螺旋体、鼠咬热螺菌、放线杆菌等高度敏感。

71. 答案：E 解析：阿是穴又称天应穴、不定穴等，是以压痛点或其他反应点作为刺灸的部位，既不是经穴，又不是奇穴，而是按压痛点取穴。这类穴既无具体名称，又无固定位置，多位于病变附近，也可在与病变距离较远处。阿是穴无一定数目。

72. 答案：D 解析：隔盐灸有回阳、救逆、固脱的作用，多用于治疗伤寒阴证或吐泻并作、中风脱证等病证。

73. 答案：C 解析：十五络脉是由十二经脉和任、督二脉的别络及脾之大络组成的。

74. 答案：C 解析：心包积液 300mL 以下者，X 线难以发现。中等量积液时，后前位可见心脏形态呈烧瓶形，上腔静脉增宽，心缘搏动减弱或消失等。

75. 答案：A 解析：伤寒多起病缓慢，发热是最早出现的症状，呈弛张热型。

76. 答案：E 解析：病理性蛋白尿见于以下疾病。①肾小球性蛋白尿：见于肾小球肾炎、肾病综合征等。②肾小管性蛋白尿：见于肾盂肾炎、间质性肾炎等。③混合性蛋白尿：见于肾小球肾炎或肾盂肾炎后期、糖尿病、系统性红斑狼疮等。④溢出性蛋白尿：见于多发性骨髓瘤、巨球蛋白血症、严重骨骼肌创伤、急性血管内溶血等。⑤组织性蛋白尿：肾组织破坏或肾小管分泌蛋白增多所致的蛋白尿，多为低分子量蛋白尿。肾脏炎症、中毒时排出量增多。

77. 答案：B 解析：针下得气后，先浅后深，重插轻提，提插幅度小，频率慢，操作时间短者为提插补法。

78. 答案：D 解析：HBV DNA 是 HBV 存在和复制最可靠的直接证据。抗-HBc 为感染 HBV 后最早出现的抗体，是 HBV 感染的标志，可能为现症感染或既往感染。

79. 答案：B 解析：粪便中查到巨噬细胞见于细菌性痢疾和溃疡性结肠炎。

80. 答案：C 解析：心包摩擦音听诊在心前区或胸骨左缘 3、4 肋间较易听到。

81. 答案：B 解析：红细胞沉降率病理性增快见于以下情况。①各种炎症：细菌性急性炎症、结核病和风湿热活动期。②组织损伤及坏死：较大的组织损伤或手术创伤时红细胞沉降率增快。急性心肌梗死红细胞沉降率增快；而心绞痛时红细胞沉降率则正常。③恶性肿瘤：恶性肿瘤红细胞沉降率增快，良性肿瘤红细胞沉降率多正常。④各种原因导致的高球蛋白血症：如慢性肾炎、多发性骨髓瘤、肝硬化、感染性心内膜炎、系统性红斑狼疮等。⑤贫血和高胆固醇血症时红细胞沉降率可增快。

82. 答案：E 解析：α-葡萄糖苷酶抑制剂在小肠竞争抑制 α-葡萄糖苷酶，使淀粉等碳水化合物水解产生葡萄糖速度减慢，从而延缓葡萄糖的吸收，降低餐后血糖峰值。

83. 答案：C 解析：阿托品阻断 M 受体，可以松弛多种内脏平滑肌，对过度活动或痉挛的平滑肌作用更明显，可抑制胃肠道平滑肌蠕动的幅度和频率，对膀胱逼尿肌也有解痉作用，对胆道、输尿管和支气管平滑肌的作用较弱，对子宫平滑肌影响较小。

84. 答案：E 解析：胆经风池穴既能治疗中风、头痛、眩晕、不寐、癫痫等内风所致病证，也能治疗恶寒发热、口眼㖞斜等外风所致病证。

85. 答案：D 解析：氯丙嗪可治疗多种疾病及药物所引起的呕吐，但对刺激前庭或胃肠道所引起的晕动性呕吐无效。

86. 答案：E 解析：流感的传染源为患者和隐性感染者，经呼吸道飞沫传播，也可通过直接接触或病毒污染物品间接接触传播，一般散发，多发于冬春季。潜伏期即有传染性，发病 3 日内传染性最强，病毒各型及亚型之间无交叉免疫。

87. 答案：D 解析：蛋白代谢是肝脏代偿能力的重要表现，是肝脏慢性疾病损害后的反映。肝炎、肝硬化、肝癌等慢性肝病常出现白蛋白减少、球蛋白增加、血清总蛋白和白蛋白 / 球蛋白（A/G）比值减低或倒置。

88. 答案：D 解析：痰结核分枝杆菌检查是确诊肺结核最特异性的方法。

89. 答案：B 解析：膀胱经次髎穴主治月经不调、痛经、阴挺、带下等妇科病证，遗精、阳痿等男科病证，小便不利、癃闭、遗尿、疝气等前阴病证，以及腰骶痛，下肢痿痹。次髎为治疗痛经的经验穴。

90. 答案：B 解析：抗过敏平喘药通过稳定肥大细胞膜，抑制过敏介质释放而对速发型过敏反应具有明显保护作用。常用药物有色甘酸钠、扎普司特、酮替芬等。

91. 答案：D 解析：督脉与足三阳经交于大椎，主治恶寒发热、疟疾等外感病证，热病、骨蒸潮热、咳嗽、气喘等肺气失于宣降证、癫狂痫、小儿惊风等神志病证，风疹、痤疮等皮肤疾病，项强、脊痛等脊柱病证。

92. 答案：D 解析：异烟肼（雷米封）是治疗各种类型结核病的首选药。其不良反应常见周围神经炎，表现为手脚震颤、麻木、步态不稳等，剂量过大时可引起中枢神经系统反应，出现头痛、头晕、惊厥、精神异常，同服维生素 B_6 可防治。

93. 答案：D 解析：传染病患者的隔离期限是根据传染病的最长传染期而确定的，同时尚应根据临床表现和微生物检验结果来决定是否可以解除隔离。

94. 答案：E 解析：暑邪深入少阴消渴者，连梅汤主之；入厥阴麻痹者，连梅汤主之；心热烦躁神迷甚者，先与紫雪丹，再与连梅汤。

95. 答案：D 解析：刺血拔罐法，又称刺络拔罐法，多用于热证、实证、瘀血证及某些皮肤病，如神经性皮炎、痤疮、丹毒、扭伤、乳痈等。

96. 答案：E 解析：起病急，牙痛甚而龈肿，伴形寒身热，脉浮数者为风火牙痛，配穴当选外关、风池，以疏风降火。

97. 答案：B 解析：慌张步态表现为步行时头及躯干前倾，步距较小，起步动作慢，但行走后越走越快，有难以止步之势，见于震颤麻痹。

98. 答案：C 解析：布鲁菌病以寒战、发热、多汗、乏力、肌肉关节疼痛为主要表现。

99. 答案：B 解析：剑突下钻顶样痛是胆道蛔虫梗阻的特征。

100. 答案：A 解析：肘横纹至腕横纹 12 寸，脐中至耻骨联合上缘（曲骨）5 寸，股骨大转子至腘横纹 19 寸，臀沟至腘横纹 14 寸，腘横纹至外踝尖 16 寸。

101. 答案：E 解析：患者进入艾滋病期可出现持续性全身性淋巴结肿大。

102. 答案：B 解析：丙咪嗪为三环类抗抑郁药，属于非选择性单胺摄取抑制剂，通过抑制神经元对 NA 和 5-HT 的再摄取而产生抗抑郁作用。用于内源性抑郁症，伴有躁狂状态的抑郁症。也可用于反应性抑郁症、酒精依赖症、慢性疼痛、遗尿症等，但对精神分裂症的抑郁状态疗效较差。本药起效缓慢，一般需连续服用 2～3 周才能显效，故不能作为应急时使用。

103. 答案：B 解析：左锁骨上窝淋巴结肿大，多为腹腔脏器癌肿（胃癌、肝癌、结肠癌等）转移；右锁骨上窝淋巴结肿大，多为胸腔脏器癌肿（肺癌等）转移。鼻咽癌易转移到颈部淋巴结；乳腺癌最早经胸大肌外侧缘淋巴管侵入同侧腋下淋巴结。

104. 答案：A 解析：肾上腺素加入普鲁卡因或利多卡因等局麻药中，可使注射部位小血管收缩而延缓局麻药的吸收，延长局麻作用时间，并减少吸收中毒的可能性。

105. 答案：C 解析：甘露醇是目前降低颅内压安全有效的首选药物，临床常用 20% 高渗溶液静脉注射。因不易进入脑组织或眼前房等有屏障的特殊组织，易使之脱水，适用于脑瘤、颅脑外伤或组织缺氧等引起的脑水肿及青光眼患者手术前降低眼内压。

106. 答案：B 解析：面痛，其痛处有灼热感，舌红，苔薄黄，脉浮数为外感风热证，配穴应选曲池、外关。

107. 答案：D 解析：乙脑极期的临床表现如下。①高热。②意识障碍。③惊厥或抽搐。④呼吸衰竭。⑤颅内高压及脑膜刺激征。⑥其他神经系统症状和体征：昏迷者可有肢体强直性瘫痪、偏瘫或全瘫，伴肌张力增高。

108. 答案：A 解析：触痛并有波动感见

于肛门、直肠周围脓肿。

109. 答案：E　解析：肺经合穴尺泽主治咳嗽、气喘、咯血、咽喉肿痛等肺系病证，以及小儿惊风、急性腹痛、吐泻等急症。

110. 答案：D　解析：落枕治疗取局部阿是穴和手太阳、足少阳经穴为主。基本刺灸方法为毫针泻法。先刺远端外劳宫、后溪、悬钟，持续捻转，嘱患者慢慢活动颈部，一般颈项疼痛立即缓解，再针刺局部腧穴。风寒袭络者可局部配合艾灸，气滞血瘀者可局部配合三棱针点刺放血。

111. 答案：A　解析：左心室增大时，心尖搏动向左向下移位，心尖区抬举性搏动。

112. 答案：B　解析：15岁以下儿童艾滋病无症状感染期，诊断需根据 $CD4^+T$ 淋巴细胞数和相关临床表现来进行。

113. 答案：A　解析：丰隆是足阳明胃经之络穴，为治痰要穴，可用于咳嗽、哮喘、痰多等肺系病证。

114. 答案：E　解析：BUN 增高肾后性因素，见于尿路结石、前列腺增生、泌尿系肿瘤等引起的尿路梗阻。

115. 答案：A　解析：林可霉素和克林霉素主要用于厌氧菌引起的口腔、腹腔和妇科感染。对金黄色葡萄球菌引起的骨髓炎为首选药。

116. 答案：B　解析：氨基糖苷类的抗菌机制主要是抑制细菌蛋白质合成，还能破坏细菌胞浆膜的完整性，为静止期杀菌剂。

117. 答案：C　解析：蚤叮咬是鼠疫最主要的传播途径。

118. 答案：D　解析：中效利尿剂氢氯噻嗪适用于治疗轻中度水肿、轻中度高血压、尿崩症、特发性高钙尿症和肾结石。本品可使血糖升高，用药2～3个月后出现，停药后自行恢复，可能因其抑制胰岛素的分泌，减少组织利用葡萄糖，故糖尿病患者慎用。

119. 答案：B　解析：患者晕针时应立即停止针刺，将针全部起出。让患者仰卧，注意保暖，饮温开水或糖水，轻者即可恢复。重者在上述处理基础上，针刺水沟、素髎、内关、足三里，灸百会、关元、气海等穴，即可恢复。仍不省人事，呼吸细微，脉细弱者，应及

时采用西医急救措施。B项不利于脑部血液循环，不利于眩晕的缓解，故说法有误。

120. 答案：C　解析：寒滞肝脉证是指寒邪侵袭，凝滞肝经，以少腹、前阴、颠顶等肝经经脉循行部位冷痛为主要表现的实寒证候。

121. 答案：D　解析：患者"气血虚寒，痛肿脓成不溃，或溃后久不收口"，主要是因为气血不足，而"肾阳不足，畏寒肢冷"则是因为肾阳虚衰，治宜生气养血，补火助阳，而肉桂能够补火助阳，加入补气药中能够鼓舞正气生长，故为最适宜。

122. 答案：C　解析：三仁汤主治湿温初起及暑温夹湿之湿重于热证，症见头痛恶寒，身重疼痛，面色淡黄，胸闷不饥，身热不扬，午后热甚，舌白不渴，脉弦细而濡。

123. 答案：C　解析：失神包括精亏神衰及邪盛神乱。其中精亏神衰的临床表现：精神萎靡，意识模糊，反应迟钝，面色无华，晦暗暴露，目无光彩，眼球呆滞，呼吸微弱，或喘促无力，肉削著骨，动作艰难等。

124. 答案：B　解析：心阳虚脱证以心悸、心胸剧痛，加亡阳症状如冷汗、肢厥、脉微等为辨证要点。

125. 答案：E　解析：瘾疹指皮肤上出现淡红色或苍白色风团，大小形态各异，瘙痒，搔之融合成片，高出皮肤，发无定处，出没迅速，时隐时现。为外感风邪或过敏所致。

126. 答案：B　解析：患者出现胃肠热盛的症状，大便秘结，腹满硬痛而拒按，潮热，声高吸粗，是一派实热的证候，但又有倦怠懒言，身体羸瘦，精神萎顿等虚证表现。然脉虽沉细但按之有力，故本质为实证，乃真实假虚证候。

127. 答案：D　解析：艾滋病的艾滋病期，可并发各种机会性感染及恶性肿瘤（以卡波西肉瘤最为常见）。

128. 答案：C　解析：体检中发现 HBsAg 阳性，无症状及体征，表示为乙肝病毒携带者。次年出现抗–HAV IgM（＋），提示甲肝急性感染。结合突然出现乏力、恶心、厌食、皮肤黄染、尿黄等临床症状及实验室检查结果，不难诊断为急性甲型黄疸型肝炎。

129. 答案：B　解析：虚劳里急，悸，衄，

腹中痛，梦失精，四肢酸疼，手足烦热，咽干口燥，小建中汤主之。

130.答案：C　解析：α受体阻滞药酚妥拉明可用于治疗外周血管痉挛性疾病，如肢端动脉痉挛导致的雷诺综合征。

131.答案：C　解析：患者膝关节得热痛减，遇冷则加剧，考虑为痛痹，配穴取肾俞、关元。犊鼻、梁丘为局部经穴。

132.答案：B　解析：睡中经常遗尿，多则一夜数次，醒后方觉，遗出之尿，量少味臊，性情急躁，面赤唇红，或夜间龂齿，唇红，苔黄，脉数有力者为肝经郁热证，配穴取行间、阳陵泉。

133～134.答案：A、E　解析：《处方管理办法》第十九条规定处方一般不得超过7日用量，急诊处方一般不得超过3日用量。

135～136.答案：B、A　解析：黄精功效为补气养阴，健脾，润肺，益肾。鳖甲功效为滋阴潜阳，退热除蒸，软坚散结。

137～138.答案：C、A　解析：脾在液为涎，涎为口津，即唾液中较清稀的部分，由脾精、脾气化生并转输布散，故说"脾在液为涎"。肝在液为泪，泪由肝精、肝血所化。肝开窍于目，泪从目出，有濡润、保护眼睛的功能。

139～140.答案：B、A　解析：半夏泻心汤的组成包括半夏、干姜、黄芩、黄连、人参、炙甘草、大枣；小柴胡汤的组成包括柴胡、黄芩、半夏、人参、炙甘草、生姜、大枣。

141～142.答案：B、D　解析：假神是指久病、重病患者，精气本已极度衰竭，而突然出现某些神气暂时"好转"的虚假表现，是脏腑精气极度衰竭的表现，显然题干符合假神的临床表现。焦虑不安，心悸气促，不敢独处则是神乱中焦虑恐惧的典型表现，多由心胆气虚，心神失养所致，常见于脏躁等患者。

143～144.答案：B、D　解析：咽喉部红肿疼痛，兼吞咽困难，高热，口渴喜饮，大便秘结，小便黄赤，舌红，苔黄，脉数有力者为肺胃热盛证，配穴取内庭、鱼际。咽喉部红肿疼痛，兼发热，汗出，头痛，咳嗽，舌质红，苔薄白或微黄，脉浮数者为外感风热，配

穴取风池、外关。

145～146.答案：A、D　解析：心电图对应心梗部位如下：V_1、V_2、V_3——前间壁；V_3、V_4、V_5——前壁；V_1～V_6——广泛前壁；Ⅱ、Ⅲ、aVF——下壁；V_{3R}～V_{7R}——右室。

147～148.答案：C、D　解析：继发反应指药物发挥治疗作用所引起的不良后果，又称治疗矛盾。如长期服用广谱抗生素后，肠道内一些敏感的细菌被抑制或杀灭，使肠道菌群的共生平衡状态遭到破坏，而一些不敏感的细菌如耐药葡萄球菌、白色念珠菌等大量繁殖，导致葡萄球菌性肠炎或白色念珠菌病等。毒性反应指药物剂量过大或用药时间过长引起的机体损害性反应，一般较严重，是可以预知的。主要是对神经、消化、血液、循环系统及肝、肾等器官造成功能性或器质性的损害，甚至可危及生命。

149～150.答案：E、A　解析：伤寒初期（侵袭期），即病程第1周，多起病缓慢，发热是最早出现的症状，呈弛张热。伤寒极期，即病程第2～3周，持续性高热，达39～40℃，多呈稽留热。

第二单元

1.答案：C　解析：动脉硬化性脑梗死的病位在脑，与心、肾、肝、脾密切相关，其基本病机为阴阳失调，气血逆乱，上犯于脑。

2.答案：A　解析：胃癌血行转移最常转移到肝脏，其次是肺、腹膜及肾上腺，也可转移到肾、脑、骨髓等。

3.答案：E　解析：肺心病的诊断为①有慢性阻塞性肺疾病或慢性支气管炎、肺气肿病史，或其他胸肺疾病病史（原发于肺血管的疾病如特发性肺动脉高压、栓塞性肺动脉高压等可无相应病史）。②存在活动后呼吸困难、乏力和劳动耐力下降。③体检发现肺动脉压增高、右心室增大或右心功能不全的征象，如颈静脉怒张、$P_2 > A_2$、剑突下心脏搏动增强、肝大压痛、肝颈静脉回流征阳性、下肢水肿等。④心电图、X线胸片有提示肺心病的征象。⑤超声心动图有肺动脉增宽和右心增大、肥厚

的征象。符合前 4 条中的任一条加上第⑤条，并除外其他疾病所致右心改变（如风湿性心脏病、心肌病、先天性心脏病），即可诊断为慢性肺心病。

4. 答案：E 解析：肝活组织检查对肝硬化有确诊价值，尤其适用于代偿期肝硬化的早期诊断、肝硬化结节与小肝癌鉴别及鉴别诊断有困难的其他情况。

5. 答案：A 解析：胃癌可发生于胃的任何部位，半数以上发生于胃窦部、胃小弯及前后壁，其次在贲门部，胃体区相对较少。

6. 答案：A 解析：原发免疫性血小板减少症病位在血脉，与心、肝、脾、肾关系密切。

7. 答案：D 解析：革兰阴性菌属引起的泌尿系感染约占 75%，阳性菌属约占 25%。革兰阴性菌属中以大肠杆菌最为常见，约占 80%；革兰阳性菌属中以葡萄球菌最为常见。

8. 答案：E 解析：慢性肾衰竭的基本病机是肾元虚衰，湿浊内蕴，为本虚标实之证。本虚以肾元亏虚为主；标实见水气、湿浊、湿热、血瘀、肝风之证。

9. 答案：E 解析：冠状动脉造影对冠心病具有确诊价值。

10. 答案：E 解析：再生障碍性贫血的治疗主要分为两个方面，其中支持疗法包括控制感染、止血、输血及护肝治疗，针对发病机制的治疗包括免疫抑制治疗、促造血治疗及造血干细胞移植。

11. 答案：D 解析：慢性髓细胞白血病（慢性粒细胞白血病）的临床特点是外周血粒细胞显著增多并有不成熟性，在受累的细胞系中可找到 Ph 染色体和 BCR-ABL 融合基因。

12. 答案：E 解析：甲状腺摄 [131]I 率测定，正常值 3 小时为 5% ～ 25%，24 小时为 20% ～ 45%，高峰在 24 小时出现。甲亢时甲状腺摄 [131]I 率增高，3 小时大于 25%，24 小时大于 45%，且高峰前移。

13. 答案：B 解析：与 CT 相比，MRI 具有显示病灶早的特点，能早期发现大面积脑梗死，清晰显示小病灶及后颅凹的梗死灶，病灶检出率 95%。

14. 答案：D 解析：支气管哮喘的诊断标准如下。①典型哮喘的临床症状和体征：a. 反复发作喘息、气急，胸闷或咳嗽，夜间及晨间多发，常与接触变应原、冷空气、理化刺激及病毒性上呼吸道感染、运动等有关。b. 发作时双肺可闻及散在或弥漫性哮鸣音，呼气相延长。c. 上述症状和体征可经治疗缓解或自行缓解。②可变气流受限的客观检查：a. 支气管舒张试验阳性；b. 支气管激发试验阳性；c. 平均每日 PEF 昼夜变异率 > 10% 或 PEF 周变异率 > 20%。符合上述症状和体征，同时具备气流受限客观检查中的任一条，并除外其他疾病所引起的喘息、气急、胸闷和咳嗽，可以诊断为哮喘。

15. 答案：E 解析：审慎指医务人员在医疗行为之前的周密思考和医疗过程中的谨慎认真。医务人员在医疗实践的各个环节，自觉地做到认真负责、谨慎小心、一丝不苟；不断提高业务水平，在技术上做到精益求精。

16. 答案：D 解析：急性链球菌感染后肾炎迁延不愈，病程超过 1 年以上者可转为慢性肾炎，但仅占 15% ～ 20%。大部分慢性肾炎并非由急性肾炎迁延所致。其他细菌及病毒（如乙型肝炎病毒等）感染亦可引起慢性肾炎。

17. 答案：B 解析：SLE 相关自身抗体如下。①抗核抗体（ANA）敏感性为 95%，但特异性差。②抗双链 DNA（dsDNA）抗体特异性高达 95%，敏感性仅 70%，对确诊 SLE 和判断狼疮的活动性参考价值大，本抗体滴度高者常有肾损害。③抗 Sm 抗体特异性高，但敏感性较低。

18. 答案：A 解析：脑复苏是心肺复苏最后成败的关键，主要措施为①降温（物理降温或加用冬眠药物）。②脱水（20% 甘露醇和速尿）。

19. 答案：B 解析：再生障碍性贫血的病因包括药物因素、化学毒物、电离辐射、病毒感染、免疫因素及其他因素。其中，药物因素是最常见的发病因素，占首位。药物性再障最常见的是由氯霉素引起的，磺胺类药物也可引起。

20. 答案：E 解析：人体器官移植的伦理原则包括知情同意原则、尊重原则、效用原则、禁止商业化原则、保密原则、伦理审查原则。

21.答案：E 解析：五心烦热为阴虚证的表现，而心脾两虚证主要表现为心脾气血亏虚，常见临床表现包括面色苍白，倦怠乏力，头晕目眩，心悸失眠，少气懒言，食欲不振，毛发干脱，爪甲裂脆，舌淡胖，苔薄，脉濡细。

22.答案：A 解析：蛛网膜下腔出血起病时最常见的症状是突然剧烈头痛、恶心、呕吐，可有局限性或全身性抽搐、短暂意识不清甚至昏迷；体征方面最主要的是脑膜刺激征，颅神经中以一侧动眼神经麻痹最常见。

23.答案：A 解析：阿托品化表现为使用阿托品后瞳孔较前增大、口干、皮肤干燥、心率增快、肺湿啰音消失。

24.答案：E 解析：胃镜结合黏膜活检是诊断胃癌最可靠的手段。

25.答案：A 解析：溃疡性结肠炎病变多从直肠开始，呈连续性、弥漫性分布。

26.答案：D 解析：萎缩性胃炎则见黏膜失去正常颜色，呈淡红、灰色，呈弥散性，黏膜变薄，皱襞变细平坦，黏膜血管暴露，有上皮细胞增生或明显的肠化生。

27.答案：B 解析：社会标准指医疗行为是否有利于人类生存环境的保护和改善。

28.答案：B 解析：不寐痰热扰心证，症见心烦不寐，胸闷脘痞，泛恶嗳气，伴口苦，头重，目眩，舌偏红，苔黄腻，脉滑数，治法为清化痰热，和中安神，方选黄连温胆汤加减。

29.答案：A 解析：目前认为，如果患者出现强直阵挛性发作持续5分钟以上即有可能发生神经元损伤，对于GTCS的患者若发作持续时间超过5分钟就该考虑癫痫持续状态的诊断，并须用抗癫痫药物紧急处理。

30.答案：E 解析：脑血管造影或数字减影血管造影（DSA）是诊断颅内动脉瘤最有价值的方法，阳性率达95%。

31.答案：A 解析：高危型HPV的持续感染是宫颈癌的主要危险因素。

32.答案：A 解析：患者有酗酒史，症见腹剧痛，并向腰部放射，伴发热、恶心呕吐，腹胀，查体见卡伦征，首先考虑为急性胰

腺炎。

33.答案：D 解析：乳幼儿大便呈果酱色，伴阵发哭吵，常为肠套叠所致。

34.答案：D 解析：挂线法是用普通丝线或药制丝线或纸裹药线或橡皮筋线等来挂断瘘管或窦道的治疗方法。适用于疮疡溃后，脓水不净，虽经内服、外敷等治疗无效而形成瘘管或窦道者；或疮口过深，或生于血络丛处，而不宜采用切开手术者。

35.答案:E 解析：汗证病机为肺卫不固；营卫失调；气阴亏虚；湿热迫蒸。

36.答案：B 解析：输卵管妊娠破裂多见于峡部妊娠，一般发生在6～8周。

37.答案：E 解析：痈的局部症状包括早期在局部呈片状稍隆起的紫红色浸润区，质地坚韧，界限不清。随后中央形成多个脓栓，破溃后呈蜂窝眼状；常有局部淋巴结肿大、疼痛；好发于韧厚的颈项、背部，偶见于上唇。大多数患者有畏寒发热、食欲不振、白细胞计数增高等全身表现。

38.答案：B 解析：根据坏疽或溃疡的范围，可将其分为三级。Ⅰ级坏疽，溃疡只限于趾部；Ⅱ级坏疽，溃疡延及跖趾（掌指）关节或跖（掌）部；Ⅲ级坏疽，溃疡延及全足背（掌背）或侵及跟踝（腕）关节或腿部。

39.答案：B 解析：随着小儿年龄增长，其呼吸、脉搏变动规律是同步减低。

40.答案：A 解析：慢性淋巴细胞性甲状腺炎气滞痰凝证，症见肿块坚实，轻度作胀，重按才感疼痛，其痛牵引耳后枕部，或有喉间梗塞感，痰多，一般无全身症状；苔黄腻，脉弦滑，治法为疏肝理气，化痰散结，方选海藻玉壶汤加减。

41.答案：A 解析：小儿感冒发生的原因，以感受风邪为主，常兼寒、热、暑、湿、燥等。病机关键为肺卫失宣。病变部位主要在肺，亦常累及肝、脾等脏。

42.答案：A 解析：消瘦型营养不良多见于1岁以内婴儿，最先出现的症状是体重不增。

43.答案：C 解析：胎盘早剥的并发症主要包括胎儿宫内死亡，弥散性血管内凝血，产后出血，急性肾衰竭，羊水栓塞。

44. 答案：C　解析：免疫性血小板减少症多散在针尖大小出血点，不高出皮肤，易磕碰处分布较多，血小板计数减少，出血时间延长，骨髓中成熟巨核细胞减少。

45. 答案：A　解析：麻疹皮疹先见于耳后、发际、渐次延及头面、颈部，自上而下至胸、腹、背四肢，最后在手心、足心及鼻准部见疹点。

46. 答案：D　解析：子宫内膜下 1/3 为基底层，不受性激素影响发生周期性变化。

47. 答案：D　解析：高压蒸汽灭菌法持续 30 分钟即可杀死包括细菌芽孢在内的所有细菌，达到灭菌目的。

48. 答案：B　解析：生理性黄疸生后 2～3 天出现，第 4～6 日达到高峰。

49. 答案：C　解析：多数风疹患者发热 1～2 天后出疹，皮疹多为散在淡红色斑丘疹，也可呈大片皮肤发红或针尖状猩红热样皮疹。先见于面部，一天内波及全身，1～2 天后，发热渐退，皮疹逐渐隐没，皮疹消退后，可有皮肤脱屑，但无色素沉着。

50. 答案：A　解析：子宫韧带包括圆韧带、阔韧带、主韧带和宫骶韧带 4 对；宫颈阴道部覆盖为鳞状上皮；前庭大腺正常情况下不可触及，发生前庭大腺囊肿时可触及；输卵管分为间质部、峡部、壶腹部、伞部四部分。

51. 答案：B　解析：自体输血的禁忌包括血液受胃肠道内容物或尿液等污染，如消化道穿孔者；血液可能有癌细胞的污染，如恶性肿瘤患者；心、肺、肝、肾功能不全者；贫血或凝血因子缺乏者；血液内可能有感染者；胸腹开放性损伤超过 4 小时以上者。

52. 答案：C　解析：子宫肌瘤的手术指征包括因蒂肌瘤扭转引起的急性腹痛；月经过多，继发贫血，药物治疗无效；肌瘤体积大或有膀胱、直肠压迫症状；能确定不孕或反复流产的唯一病因是肌瘤；疑有肉瘤变。

53. 答案：D　解析：下肢深静脉血栓形成可向其远、近端蔓延，进一步加重回流障碍。如血栓波及下腔静脉则可引发双侧下肢回流障碍。血栓脱落，随血流回流至肺动脉处，可引发肺栓塞，肺栓塞可致死。

54. 答案：A　解析：无排卵性异常子宫出血血瘀证，症见经乱无期，量时多时少，时出时止，或淋漓不断，或经闭数月又忽然暴下继而淋漓，色紫暗有块，小腹疼痛拒按，块下痛减；舌紫暗或有瘀斑，苔薄白，脉涩。治法为活血化瘀，止血调经，方选逐瘀止血汤加减。

55. 答案：E　解析：成熟卵泡直径可达 18～23mm，其结构自外向内依次是卵泡外膜、卵泡内膜、颗粒细胞、卵泡腔、卵丘、放射冠、透明带。

56. 答案：B　解析：治疗淋病可使用的抗生素包括青霉素类、壮观霉素、喹诺酮类。

57. 答案：C　解析：声音嘶哑，是喉返神经受到肿瘤直接侵犯或转移淋巴结压迫引起的早期临床症状。

58. 答案：E　解析：腹痛、腹泻，夹有脓血，肠镜示乙状结肠、直肠黏膜血管纹理模糊紊乱，黏膜充血、水肿；可见弥漫性、多发性溃疡，考虑为溃疡性结肠炎。腹泻，日行 2～3 次，夹有少量脓血，腹痛喜温喜按，腹胀，腰膝酸软，食少，形寒肢冷，神疲懒言，舌质淡，有齿痕，苔白润，脉沉细，属脾肾阳虚证。治疗首选理中汤合四神丸。

59. 答案：C　解析：胃脘规律性隐痛，胃镜见胃窦处溃疡，考虑为胃溃疡；胃隐痛，似饥而不欲食，口干而不欲饮，舌红少津少苔，脉细数，考虑为消化性溃疡胃阴不足证，选方为益胃汤。

60. 答案：A　解析：近期感觉心前区疼痛，伴有烧灼感，休息几分钟后疼痛消失，自觉胸闷痛，考虑为心绞痛；心悸盗汗，虚烦不寐，腰膝酸软，头晕耳鸣，舌红少苔，脉沉细数，考虑为心绞痛的心肾阴虚证，选方为左归丸。

61. 答案：B　解析：频繁咳嗽，痰中带血，进行性体重下降，胸部 CT 示近右肺门处类圆形阴影，边缘毛糙，有分叶，考虑为肺癌；咳嗽、咳痰，胸闷胀痛，面青唇暗，肺中积块，舌质暗紫，脉涩，考虑为原发性支气管肺癌的气滞血瘀证，选方为血府逐瘀汤。

62. 答案：B　解析：桶状胸，触诊双侧语颤减弱，叩诊呈过清音，X 线胸片双肺野透亮度增加，纹理增粗，吸入支气管舒张药后，

FEV_1/FVC 为 56%，考虑为慢性阻塞性肺疾病；胸部膨满，喘咳不能平卧，咳痰清稀，心悸，面浮，下肢浮肿，腹部胀满有水，面唇青紫，舌苔白滑，舌体胖质暗，脉沉细，考虑为阳虚水泛证，选方为真武汤合五苓散。

63. 答案：B 解析：胃脘疼痛 1 年，痛如针刺，镜下可见黏膜充血、色泽较红、边缘模糊，红白相间，考虑为慢性胃炎；疼痛如针刺，痛有定处，拒按，入夜尤甚，舌暗红，脉弦涩，考虑为胃络瘀阻证，选方为失笑散合丹参饮。

64. 答案：B 解析：咳嗽、咳痰症状，迁延数月，受凉复发，咳嗽气短，WBC $11.2×10^9/L$，N 82.7%，胸片可见肺纹理增多、变粗、扭曲，呈条索状阴影，向肺野周围延伸，以两肺中下野明显，考虑为慢性支气管炎。现受凉后复发，症见咳嗽，喘逆不得卧，咳吐清稀白沫痰，量多，遇冷空气刺激加重，兼恶寒肢冷，微热，小便不利，舌苔白滑，脉弦紧，考虑为慢性支气管炎寒饮伏肺证，选方为小青龙汤。

65. 答案：B 解析：心肺复苏后，症见神志恍惚，气粗息涌，喉间痰鸣，口唇、爪甲暗红，舌质暗，苔厚腻，脉沉实，考虑为心脏性猝死的痰蒙神窍证，选方为菖蒲郁金汤。

66. 答案：B 解析：患者心电图呈房颤律，心室率165次/分，24小时动态心电图，提示频发快速性房颤，诊断为快速性心律失常。心慌气短，活动尤甚，眩晕乏力，失眠健忘，纳呆食少，面色无华，舌质淡，苔薄白，脉细弱，为心血不足证。治疗快速性心律失常心血不足证，首选归脾汤。

67. 答案：A 解析：身热较著，微恶风寒，汗出不畅，头胀痛，目胀，鼻塞，流浊涕，口干而渴，咳嗽，痰黄黏稠，咽燥，舌苔薄白微黄，边尖红，脉浮数，考虑为急性上呼吸道感染风热犯表证，选方为银翘散。

68. 答案：C 解析：症见脘腹痞塞不舒，胸膈满闷，头晕目眩，身重困倦，呕恶纳呆，口淡不渴，小便不利，舌苔白厚腻，脉沉滑，考虑为胃痞痰湿中阻证，治法为除湿化痰，理气和中，方选二陈平胃汤加减。

69. 答案：E 解析：慢性肾衰竭脾肾气虚证表现为倦怠乏力，气短懒言，纳呆腹胀，腰酸膝软，大便溏薄，口淡不渴，舌淡有齿痕，苔白，脉沉细，治以补气健脾益肾，方用六君子汤加减。

70. 答案：B 解析：TIA 患者，症见头晕目眩，动则加剧，语言謇涩，一侧肢体软弱无力，渐觉不遂，口角流涎，舌质暗淡，有瘀点，苔白，脉沉细无力，考虑为气虚血瘀、脉络瘀阻证，治法为补气养血，活血通络，方选补阳还五汤加减。

71. 答案：D 解析：患者月经过多，有贫血本身的临床表现，Hb < 110g/L，MCV < 80fL，MCH < 27pg，MCHC < 32%，检查确认为小细胞低色素性贫血，有缺铁的依据血清铁蛋白 < 12μg/L，白细胞及血小板未见异常，故应诊断为缺铁性贫血。

72. 答案：B 解析：患者出现进行性贫血，皮肤黏膜出血，月经量增多，肝、脾、淋巴结未扪及，全血细胞减少，淋巴细胞比例增高，应高度怀疑再生障碍性贫血的可能，进一步确诊需进行骨髓检查。

73. 答案：C 解析：原发免疫性血小板减少症的急症处理如下。①血小板悬液输注。②静脉注射丙种球蛋白。③血浆置换。④大剂量甲泼尼龙。达那唑为合成雄激素，具有弱雄激素活性，起效缓慢，通常不用于急症 ITP 的治疗。

74. 答案：E 解析：骨髓增生异常综合征气阴两虚证表现为面色淡红，唇甲淡白，气短懒言，疲乏无力，口干舌燥，五心烦热，潮热盗汗，失眠多梦，胁下癥积，舌体胖大或瘦小，舌质淡红，舌苔少或无苔，脉象细数。治以益气养阴，方用大补元煎加减。

75. 答案：E 解析：外周血白细胞计数 < 4.0×10⁹/L 可诊断为白细胞减少症。若症见神疲乏力，腰膝酸软，纳少便溏，面色㿠白，畏寒肢冷，大便溏薄，小便清长，舌质淡，舌体胖大或有齿痕，苔白，脉沉细或沉迟，当辨证为脾肾亏虚证。治以温补脾肾，方用黄芪建中汤合右归丸加减。

76. 答案：E 解析：Somogyi 现象，指夜间有低血糖未被察觉，导致体内胰岛素拮抗激素增加，继发晨起血糖升高。患者睡前使用中效胰岛素 18U，夜里出现多汗，心悸，手抖等低血糖表现，晨起血糖出现反跳性升高，故应减少睡前胰岛素用量，以避免出现 Somogyi 现象。

77. 答案：D　解析：劳累后出现面浮肿，呼吸喘促难续，怕冷，舌苔白滑，脉沉细，超声心动图有肺动脉增宽和右心增大、肥厚的征象。考虑为肺心病阳虚水泛证，方选真武汤合五苓散加减。

78. 答案：B　解析：患者处于痛风性关节炎急性发作期，主要治疗措施包括卧床休息，抬高患肢，避免关节负重，并立即给予抗炎药物治疗。苯溴马隆等降尿酸、促进尿酸排泄药物应在发作间歇期和慢性期使用。

79. 答案：C　解析：尿路感染之脾肾亏虚，湿热屡犯证表现为小便淋沥不已，时作时止，每于劳累后发作或加重，尿热，或有尿痛，面色无华，神疲乏力，少气懒言，腰膝酸软，食欲不振，口干不欲饮水，舌质淡，苔薄白，脉沉细。治以健脾补肾，方用无比山药丸加减。

80. 答案：D　解析：血脂异常痰浊中阻证表现为形体肥胖，肢体困重，食少纳呆，胸腹满闷，头晕神疲，大便溏薄，舌体胖，边有齿痕，苔白腻，脉滑。治以健脾化痰降浊，方用导痰汤加减。

81. 答案：A　解析：二度Ⅰ型房室传导阻滞病史，心悸气短，动则加剧，汗出倦怠，面色苍白，形寒肢冷，舌淡苔白，脉沉细而无力，考虑为缓慢性心律失常的心阳不振证，选方为参附汤合桂枝甘草龙骨牡蛎汤。

82. 答案：D　解析：腹大胀满，查体见肝掌、蜘蛛痣，上腹部 B 超提示肝回声明显增强、不均、光点粗大，A/G 倒置，考虑为肝硬化，病变在肝。腹大胀满，按之软而不坚，胁下胀痛，饮食减少，食后胀甚，得嗳气或矢气稍减，可见有气滞征象，舌苔薄白腻，有湿，考虑为气滞湿阻证。选方为柴胡疏肝散合胃苓汤。

83. 答案：A　解析：癫痫典型失神发作通常称小发作，见于 5～14 岁的儿童，表现为意识短暂丧失，失去对周围的知觉，但无惊厥。病人突然终止原来的活动或中断谈话，面色变白，双目凝视，手中所持物件可能失握跌落，有时眼睑、口角或上肢出现不易觉察的颤动，无先兆和局部症状；一般持续 3～15 秒，事后对发作全无记忆，发作终止立即清醒，发作 EEG 呈双侧对称 3Hz 棘-慢综合波。

84. 答案：B　解析：患者有较严重的贫血和低钙血症，推测已有导致慢性肾功能不全的基础疾病，近 1 周在前驱感染因素的作用下，出现急性肾功能减退，少尿，血肌酐急剧升高，应考虑为慢性肾功能不全急性加剧。

85. 答案：D　解析：患者既往有高血压病史，血压 160/95mmHg。头痛经久不愈，固定不移，头晕阵作，偏身麻木，胸闷，时有心前区痛，口唇发绀，舌紫，脉弦细涩，考虑为高血压瘀血阻窍证，选方为通窍活血汤。

86. 答案：E　解析：呼吸急促，喉中哮鸣有声，胸膈满闷如窒，考虑为支气管哮喘；痰稀薄色白，形寒畏冷，舌质淡，舌苔白滑，脉浮紧，考虑为支气管哮喘寒哮证，应首选射干麻黄汤。

87. 答案：C　解析：癫痫患者，症见神疲乏力，恶心泛呕，胸闷纳差，突然昏仆，不省人事，面色暗晦萎黄，手足清冷，双眼半开半闭，僵卧拘急，口吐涎沫，口不啼叫，舌质淡，苔白而厚腻，脉沉细，考虑为阴痫，治法为温阳除痰，顺气定痫，方选五生丸合二陈汤加减。

88. 答案：E　解析：喘逆上气，胸胀，息粗，鼻扇，咳而不爽，吐痰稠黏，形寒，身热，烦闷，身痛，无汗，口渴，苔薄白微黄，舌边红，脉浮数，考虑为喘证表寒肺热证，治法为解表清里，化痰平喘，方选麻杏石甘汤加减。

89. 答案：A　解析：患者近五年渐进出现头摇肢颤，运动迟缓，持物不稳，平素腰膝酸软，失眠心烦，头晕，耳鸣，善忘，神呆、痴傻，舌质红，舌苔薄白，脉象细数，考虑为帕金森病髓海不足证，治法为填精补髓，滋阴息风，方选龟鹿二仙膏加减。

90. 答案：A　解析：遍体浮肿，皮肤绷急光亮，胸脘痞闷，烦热口渴，小便短赤，舌红，苔黄腻，脉濡数，考虑为水肿湿热壅盛证，方选疏凿饮子。

91. 答案：E 解析：腹胀腹痛，腹部时有条索状物聚起，聚散无常，按之胀痛更甚，便秘，纳呆，舌苔腻，脉弦滑，考虑为聚证食滞痰阻证，治法为导滞散结，理气化痰，方选六磨汤加减。

92. 答案：D 解析：腹痛绵绵，时作时止，痛时喜按，面色少华，神疲乏力，手足不温，食后腹胀，大便偏稀，考虑为腹痛的脾胃虚寒证。治法：温中理脾，缓急止痛。方药：小建中汤合理中丸加减。

93. 答案：B 解析：肠梗阻患者，症见腹痛腹胀，痞满拒按，恶心呕吐，无排气排便，发热，口渴，小便黄赤，舌质红，苔黄燥，脉洪数，中医辨证为肠腑热结证，治法为活血清热，通里攻下，方选复方大承气汤加减。

94. 答案：E 解析：咳嗽喘息，声高息涌，喉间哮吼痰鸣，胸膈满闷，咳痰黄稠，身热，口渴咽干，大便秘结，舌红，苔黄腻，脉滑数，考虑为支气管哮喘，热性哮喘证，选方为麻杏石甘汤。

95. 答案：D 解析：患者指端隐痛，继而刺痛，灼热肿胀，发红不明显，指末节呈蛇头状，舌红，苔黄，脉数，考虑为脓性指头炎火毒结聚证，治法为清热解毒，首选五味消毒饮加减。

96. 答案：D 解析：咳嗽日久不愈，晨起及夜间明显，咽痒阵咳，情志变化时咳甚，胸胁胀痛，烦躁易怒，舌红，苔少，脉弦细，考虑为慢性咳嗽的肝火犯肺证，选方为泻青丸散合泻白散。

97. 答案：C 解析：产后1个月，腰膝、足跟痛，艰于俯仰，头晕耳鸣，夜尿多，舌淡暗，脉沉细弦，考虑为产后关节痛肾虚证，治法为补肾养血，强腰壮骨，方选养荣壮肾汤加减。

98. 答案：A 解析：产后10日恶露不绝，考虑为晚期产后出血；症见量较多，色鲜红或紫红，质黏稠，有臭气，面色潮红，口燥咽干，舌红，苔少，脉细数，中医辨证为血热证，治法为清热凉血，安冲止血，方选保阴煎加减。

99. 答案：C 解析：子宫内膜异位症保留卵巢功能的手术，即切除盆腔内病灶及子宫，保留至少一侧或部分卵巢，又称半根治手术。适用于Ⅲ、Ⅳ期、症状明显且无生育要求的45岁以下患者。

100. 答案：A 解析：18岁，月经未初潮，考虑为原发性闭经；症见体质虚弱，全身发育欠佳，第二性征发育不良，腰腿酸软，头晕耳鸣，倦怠乏力，夜尿频多，面色晦暗，眼眶暗黑，舌淡暗，苔薄白，脉沉细，中医辨证为肾气亏损证，治法为补肾益气，养血调经，方选加减苁蓉菟丝子丸加减。

101. 答案：B 解析：患者颈部发胀，胸闷，有痰难咳，舌暗红有瘀斑，脉细涩，考虑为甲状腺腺瘤的痰凝血瘀证，治法为活血化瘀，软坚化痰，方用海藻玉壶汤合神效瓜蒌散加减。

102. 答案：C 解析：肋骨骨折，症见胁肋刺痛，痛处固定，局部见瘀斑、瘀点，呼吸及咳嗽时疼痛加重，舌质紫暗，脉象沉涩，中医辨证为气滞血瘀证，治法为活血化瘀，理气止痛，首选复元活血汤加减。

103. 答案：C 解析：循环超负荷是指在输血中或输血后，突发心率加快、呼吸急促、发绀或咳吐血性泡沫痰。静脉压升高，颈静脉怒张，肺部可闻及大量湿啰音。胸片有肺水肿表现。

104. 答案：A 解析：患者不孕，症见月经先期，经期延长，淋漓不断，赤白带下，腰骶酸痛，少腹坠痛，低热起伏；舌红，苔黄腻，脉弦数，中医辨证为湿热内蕴证，治法为清热除湿，活血调经，方选仙方活命饮加减。

105. 答案：C 解析：时值夏令，患儿头痛胸闷，肢体困倦，苔黄腻，脉数，考虑为暑邪感冒。

106. 答案：B 解析：子宫内膜癌症见阴道流血，色紫暗质稠，带下量多、色黄如脓、恶臭，胸闷腹痛，腰酸疼痛，口干咽苦，便秘溲赤，舌质红，苔黄腻，脉滑数或弦数，中医辨证为湿热瘀毒证，治法为清热解毒，活血化瘀，方选黄连解毒汤加减。

107. 答案：C 解析：乳腺纤维腺瘤的表现为乳房内可扪及单个或多个圆形或卵圆形肿块，质地坚韧，表面光滑，边缘清楚，无粘连，极易推动。

108. 答案：C 解析：患者肾损伤，症见腰痛，活动不利，或可触到腰部或腹部肿块，血尿或夹有血块，小便涩痛不爽，面色无华；舌紫或有瘀斑，脉弦涩，中医辨证为瘀血内阻证，治法为活血祛瘀止痛，方选桃红四物汤加减。

109. 答案：B 解析：舌上、舌边溃烂，考虑为疱疹性口炎；溃烂，色赤疼痛，烦躁多啼，口干欲饮，小便短黄，舌尖红，苔薄黄，指纹紫，考虑为心火上炎证，选方为泻心导赤散。

110. 答案：E 解析：急性乳腺炎大量使用抗生素后，症见乳房结块，质硬不消，微痛不热，皮色暗红，日久不消，无明显全身症状，舌质瘀紫，苔薄白，脉弦涩，中医辨证为气血凝滞证，治法为疏肝活血，温阳散结，首选四逆散加减。

111. 答案：C 解析：一侧耳下腮部漫肿疼痛，咀嚼不便，考虑为流行性腮腺炎；轻微发热，一侧耳下腮部漫肿疼痛，边缘不清，触之痛甚，咀嚼不便，舌质红，舌苔薄黄，脉浮数，考虑为邪犯少阳证，选方为柴胡葛根汤。

112. 答案：A 解析：口腔、舌面满布白屑，考虑为鹅口疮；面赤唇红，烦躁不宁，吮乳啼哭，大便干结，小便短黄，舌红，苔黄厚，指纹紫滞，考虑为心脾积热证，选方为清热泻脾散。

113. 答案：D 解析：53岁，近3年阵发性烘热汗出，考虑为绝经综合征；症见头晕目眩，腰膝酸软，口燥咽干，月经紊乱，月经先期，月经量时多时少，色鲜红，质稠，失眠多梦，健忘，阴部干涩，感觉异常，溲黄便秘，舌红，少苔，脉细数，中医辨证为肝肾阴虚证，治法为滋养肝肾，育阴潜阳，方选杞菊地黄丸加减。

114. 答案：B 解析：患者妊娠40天，恶心呕吐，食入即吐，考虑为妊娠剧吐；症见呕吐酸水苦水，口苦咽干，头晕而胀，胸胁胀痛，舌质红，苔薄黄，脉弦滑数，中医辨证为肝胃不和证，治法为清肝和胃，降逆止呕，方选橘皮竹茹汤加黄连或黄连温胆汤合左金丸。

115. 答案：B 解析：梦中尿出，寐不安宁，易哭易惊，白天多动少静，记忆力差，五

心烦热，形体较瘦，舌红少苔，脉沉细而数，考虑为遗尿的心肾失交证，选方为交泰丸合导赤散。

116. 答案：B 解析：大便闭涩，嗳气频作，肠鸣矢气，胸胁痞闷，腹中胀痛，舌质红，苔薄白，脉弦，考虑为便秘的气机郁滞证，选方为六磨汤。

117. 答案：B 解析：尿血淡红，小便频数，纳食减少，精神疲惫，面色苍黄，气短声低，头晕耳鸣，腰膝酸软，形寒肢冷，便溏，舌质淡，苔白，脉沉弱，考虑为尿血的脾肾两虚证，选方为济生肾气丸。

118. 答案：E 解析：慢性前列腺炎患者，症见少腹、睾丸、会阴胀痛不适，舌有瘀点，脉弦滑，考虑为气滞血瘀证，治法为活血化瘀，行气止痛，方用前列腺汤加减。

119. 答案：D 解析：患者双下肢发凉麻木，时有小腿部抽痛及间歇性跛行，近来足痛转为持久性静止痛，夜间尤甚，往往抱膝而坐，足背动脉搏动消失。结合患者年龄较大，且有高血压病史，考虑为动脉硬化性闭塞症。

120. 答案：A 解析：口腔两颊黏膜近白齿处见麻疹黏膜斑，考虑为麻疹；发热咳嗽，喷嚏流涕，两目红赤，泪水汪汪，畏光羞明，咽喉肿痛，舌质偏红，苔薄黄，脉浮数，考虑为邪犯肺卫证（初热期），选方为宣毒发表汤。

121. 答案：A 解析：近半年时发少腹部隐痛，痛连腰骶，劳累时加重，考虑为盆腔炎性疾病后遗症；症见带下量多、色黄、质黏稠，胸闷纳呆，口干不欲饮，大便溏，小便黄赤，舌体胖大，色红，苔黄腻，脉弦数，考虑为湿热瘀结证，治法为清热利湿，化瘀止痛，方选银甲丸或当归芍药散。

122. 答案：D 解析：外阴奇痒难忍，自外用达克宁栓无明显好转，局部皮肤黏膜粗糙肥厚，考虑为外阴慢性单纯性苔藓；症见灼热疼痛，带下量多、色黄气秽，平素胸闷烦躁，口苦口干，溲赤便秘，舌红，苔黄腻，脉弦数，中医辨证为湿热下注证，治法为清热利湿，通络止痒，方选龙胆泻肝汤加减。

123. 答案：A 解析：经行时间延长，带血时间常在10天左右，考虑为子宫内膜不规则脱落（经期延长）；症见量少，色深红，混

杂黏液，质稠，平时带下量多、色黄臭秽，腰腹胀痛，小便短赤，大便黏滞，舌红，苔黄腻，脉滑数，中医辨证为湿热蕴结证，治法为清热利湿，止血调经，方选固经丸。

124. 答案：B 解析：患者经行腹痛逐渐加重，后穹隆可触及蚕豆大小的触痛性结节，考虑为子宫内膜异位症；症见喜按喜温，月经经量多，色淡质稀，面色少华，神疲乏力，纳差便溏，舌淡暗，边有齿痕，苔白腻，脉细无力，中医辨证为气虚血瘀证，治法为益气活血，化瘀散结，方选理冲汤加减。

125～127. 答案：B、C、A 解析：患者突然出现短暂性神经功能缺失。彩色经颅多普勒（TCD）可见血管狭窄，动脉粥样硬化斑块，首先考虑为短暂性脑缺血发作（TIA），症见头晕目眩，头重如蒙，肢体麻木，胸脘痞闷，舌质暗，苔白腻，脉涩，中医辨证为痰瘀互结、阻滞脉络证，治法为豁痰化瘀，通经活络，方选黄连温胆汤合桃红四物汤加减。

128～130. 答案：B、A、A 解析：患者月经周期正常，体温呈双相型，说明有排卵，经量过多为月经过多；经色深红、质稠，尿黄便结，舌红苔黄，脉滑数，为血热证，治法为清热凉血，固冲止血，方选保阴煎。

131～133. 答案：B、A、A 解析：腹股沟直疝多见于老年男性体弱者，其基本表现与斜疝相似，但其包块位于腹股沟内侧和耻骨结节的外上方，多呈半球状，从不进入阴囊，不伴有疼痛及其他症状，起立时出现，平卧时消失，因其基底部较宽，容易还纳，极少发生嵌顿，还纳后指压内环不能阻止其出现。发生部位为腹股沟三角，其外侧边是腹壁下动脉，内侧边为腹直肌外侧缘，底边为腹股沟韧带。此区无腹肌覆盖，腹横筋膜又比其他部位薄弱，易发生疝，故又称直疝三角。早期可试用疝带治疗，但手术加强腹股沟三角仍是最有效的治疗手段。

134～136. 答案：A、D、A 解析：患儿皮肤瘀斑，色暗淡，血小板计数 $30×10^9/L$，网织红细胞计数 1.4%，骨髓象示巨核细胞增加，有成熟障碍，考虑免疫性血小板减少症。神疲乏力，面色萎黄，食欲不振，大便溏泄，头晕心悸，舌淡红，苔薄，脉细弱，为气不摄

血证。免疫性血小板减少症临床以出血为主要症状，血小板计数 $<100×10^9/L$，急性型大多 $<20×10^9/L$。过敏性紫癜多见于下肢、臀部皮肤，为出血性斑丘疹，呈对称分布，伸侧面多于屈侧面，血小板不减少。再生障碍性贫血，以贫血为主要表现，除出血及血小板减少外，呈全血细胞减低现象。免疫性血小板减少症气不摄血证治疗当益气健脾，摄血养血，选方为归脾汤。

137～138. 答案：D、B 解析：三度房室传导阻滞心电图特征如下。①窦性P波，P-P间隔一般规则；P波与QRS波群无固定关系。②心房速率快于心室率。③出现交界性逸搏心率（QRS形态正常，频率一般为40～60次/分较多见）或室性逸搏心率（QRS波群宽大畸形，频率一般为20～40次/分）。心室率由交界区或心室自主起搏点维持。二度Ⅱ型房室传导阻滞：又称莫氏Ⅱ型，P-R间期固定（正常或延长）；P波突然不能下传而QRS波群脱漏。

139～140. 答案：A、E 解析：40岁女性患者，类风湿因子阳性，四肢近端小关节呈对称性梭形肿胀畸形，晨僵明显，故考虑类风湿关节炎。假性痛风系关节软骨钙化所致，多见于老年人，膝关节最常受累。血尿酸正常，关节滑囊液检查可发现有焦磷酸钙结晶或磷灰石，X线可见软骨呈线状钙化或关节旁钙化。

141～142. 答案：C、A 解析：对门诊初诊患者，要通过全面沟通，对患者病情做出准确的判断、制定治疗方案；对复诊患者要重点沟通治疗效果，掌握病情变化，及时调整治疗方案；对住院患者要在系统检查中深入沟通；患者出院，要以叮嘱的方式沟通；回访患者，要以关切的问候方式沟通；对重症患者更要细致沟通，及时对患者家属讲清危险，研究、协商救治方案；对急症患者要快沟通，忙而不乱，快速把握疾病的症状和性质。

143～144. 答案：C、D 解析：口服美曲膦酯急性中毒时洗胃液忌用 2% 碳酸氢钠溶液；口服有机磷乐果农药急性中毒时，洗胃液忌用高锰酸钾溶液（1:5000）。

145～146. 答案：A、E 解析：基础体温单相，表明无排卵，子宫内膜形态可能为子

宫内膜增生（包括单纯型增生、复杂型增生和不典型增生，后者不属于异常子宫出血范畴）、增殖期子宫内膜及萎缩型子宫内膜；黄体功能不足，一般见分泌期内膜腺体分泌不良，内膜活检显示分泌反应落后2日。

147～148.答案：A、E　解析：小儿急性肾小球肾炎最常见的病因是A组乙型溶血性链球菌感染。疱疹性咽峡炎由柯萨奇A组病毒所致。

149～150.答案：C、D　解析：风痛痛无定处，忽彼忽此，走注甚速，遇风则剧，见于行痹等；气痛攻痛无常，时感抽掣，喜缓怒甚，见于乳癖等。

执 业 助 理 医 师 资 格 考 试 答 题 卡

请勿折皱

姓名

_____

考区（省、自治区、直辖市）

_____

考点（地、市/盟、州）

_____

学校、单位

_____

准 考 证 号

[0] [0] [0] [0] [0] [0] [0] [0] [0] [0] [0] [0]
[1] [1] [1] [1] [1] [1] [1] [1] [1] [1] [1] [1]
[2] [2] [2] [2] [2] [2] [2] [2] [2] [2] [2] [2]
[3] [3] [3] [3] [3] [3] [3] [3] [3] [3] [3] [3]
[4] [4] [4] [4] [4] [4] [4] [4] [4] [4] [4] [4]
[5] [5] [5] [5] [5] [5] [5] [5] [5] [5] [5] [5]
[6] [6] [6] [6] [6] [6] [6] [6] [6] [6] [6] [6]
[7] [7] [7] [7] [7] [7] [7] [7] [7] [7] [7] [7]
[8] [8] [8] [8] [8] [8] [8] [8] [8] [8] [8] [8]
[9] [9] [9] [9] [9] [9] [9] [9] [9] [9] [9] [9]

考试单元

第一单元 □

第二单元 □

填 涂 说 明

请用2B铅笔填涂，修改时请用橡皮擦干净。

正确填涂：■

错误填涂：⊘ ⊗ ▨

请考生认真填涂并核查以上信息，凡错误填涂者均不予阅卡评分。

1 [A] [B] [C] [D] [E]
2 [A] [B] [C] [D] [E]
3 [A] [B] [C] [D] [E]
4 [A] [B] [C] [D] [E]
5 [A] [B] [C] [D] [E]

6 [A] [B] [C] [D] [E]
7 [A] [B] [C] [D] [E]
8 [A] [B] [C] [D] [E]
9 [A] [B] [C] [D] [E]
10 [A] [B] [C] [D] [E]

11 [A] [B] [C] [D] [E]
12 [A] [B] [C] [D] [E]
13 [A] [B] [C] [D] [E]
14 [A] [B] [C] [D] [E]
15 [A] [B] [C] [D] [E]

16 [A] [B] [C] [D] [E]
17 [A] [B] [C] [D] [E]
18 [A] [B] [C] [D] [E]
19 [A] [B] [C] [D] [E]
20 [A] [B] [C] [D] [E]

21 [A] [B] [C] [D] [E]
22 [A] [B] [C] [D] [E]
23 [A] [B] [C] [D] [E]
24 [A] [B] [C] [D] [E]
25 [A] [B] [C] [D] [E]

26 [A] [B] [C] [D] [E]
27 [A] [B] [C] [D] [E]
28 [A] [B] [C] [D] [E]
29 [A] [B] [C] [D] [E]
30 [A] [B] [C] [D] [E]

31 [A] [B] [C] [D] [E]
32 [A] [B] [C] [D] [E]
33 [A] [B] [C] [D] [E]
34 [A] [B] [C] [D] [E]
35 [A] [B] [C] [D] [E]

36 [A] [B] [C] [D] [E]
37 [A] [B] [C] [D] [E]
38 [A] [B] [C] [D] [E]
39 [A] [B] [C] [D] [E]
40 [A] [B] [C] [D] [E]

41 [A] [B] [C] [D] [E]
42 [A] [B] [C] [D] [E]
43 [A] [B] [C] [D] [E]
44 [A] [B] [C] [D] [E]
45 [A] [B] [C] [D] [E]

46 [A] [B] [C] [D] [E]
47 [A] [B] [C] [D] [E]
48 [A] [B] [C] [D] [E]
49 [A] [B] [C] [D] [E]
50 [A] [B] [C] [D] [E]

51 [A] [B] [C] [D] [E]
52 [A] [B] [C] [D] [E]
53 [A] [B] [C] [D] [E]
54 [A] [B] [C] [D] [E]
55 [A] [B] [C] [D] [E]

56 [A] [B] [C] [D] [E]
57 [A] [B] [C] [D] [E]
58 [A] [B] [C] [D] [E]
59 [A] [B] [C] [D] [E]
60 [A] [B] [C] [D] [E]

61 [A] [B] [C] [D] [E]
62 [A] [B] [C] [D] [E]
63 [A] [B] [C] [D] [E]
64 [A] [B] [C] [D] [E]
65 [A] [B] [C] [D] [E]

66 [A] [B] [C] [D] [E]
67 [A] [B] [C] [D] [E]
68 [A] [B] [C] [D] [E]
69 [A] [B] [C] [D] [E]
70 [A] [B] [C] [D] [E]

71 [A] [B] [C] [D] [E]
72 [A] [B] [C] [D] [E]
73 [A] [B] [C] [D] [E]
74 [A] [B] [C] [D] [E]
75 [A] [B] [C] [D] [E]

76 [A] [B] [C] [D] [E]
77 [A] [B] [C] [D] [E]
78 [A] [B] [C] [D] [E]
79 [A] [B] [C] [D] [E]
80 [A] [B] [C] [D] [E]

81 [A] [B] [C] [D] [E]
82 [A] [B] [C] [D] [E]
83 [A] [B] [C] [D] [E]
84 [A] [B] [C] [D] [E]
85 [A] [B] [C] [D] [E]

86 [A] [B] [C] [D] [E]
87 [A] [B] [C] [D] [E]
88 [A] [B] [C] [D] [E]
89 [A] [B] [C] [D] [E]
90 [A] [B] [C] [D] [E]

91 [A] [B] [C] [D] [E]
92 [A] [B] [C] [D] [E]
93 [A] [B] [C] [D] [E]
94 [A] [B] [C] [D] [E]
95 [A] [B] [C] [D] [E]

96 [A] [B] [C] [D] [E]
97 [A] [B] [C] [D] [E]
98 [A] [B] [C] [D] [E]
99 [A] [B] [C] [D] [E]
100 [A] [B] [C] [D] [E]

101 [A] [B] [C] [D] [E]
102 [A] [B] [C] [D] [E]
103 [A] [B] [C] [D] [E]
104 [A] [B] [C] [D] [E]
105 [A] [B] [C] [D] [E]

106 [A] [B] [C] [D] [E]
107 [A] [B] [C] [D] [E]
108 [A] [B] [C] [D] [E]
109 [A] [B] [C] [D] [E]
110 [A] [B] [C] [D] [E]

111 [A] [B] [C] [D] [E]
112 [A] [B] [C] [D] [E]
113 [A] [B] [C] [D] [E]
114 [A] [B] [C] [D] [E]
115 [A] [B] [C] [D] [E]

116 [A] [B] [C] [D] [E]
117 [A] [B] [C] [D] [E]
118 [A] [B] [C] [D] [E]
119 [A] [B] [C] [D] [E]
120 [A] [B] [C] [D] [E]

121 [A] [B] [C] [D] [E]
122 [A] [B] [C] [D] [E]
123 [A] [B] [C] [D] [E]
124 [A] [B] [C] [D] [E]
125 [A] [B] [C] [D] [E]

126 [A] [B] [C] [D] [E]
127 [A] [B] [C] [D] [E]
128 [A] [B] [C] [D] [E]
129 [A] [B] [C] [D] [E]
130 [A] [B] [C] [D] [E]

131 [A] [B] [C] [D] [E]
132 [A] [B] [C] [D] [E]
133 [A] [B] [C] [D] [E]
134 [A] [B] [C] [D] [E]
135 [A] [B] [C] [D] [E]

136 [A] [B] [C] [D] [E]
137 [A] [B] [C] [D] [E]
138 [A] [B] [C] [D] [E]
139 [A] [B] [C] [D] [E]
140 [A] [B] [C] [D] [E]

141 [A] [B] [C] [D] [E]
142 [A] [B] [C] [D] [E]
143 [A] [B] [C] [D] [E]
144 [A] [B] [C] [D] [E]
145 [A] [B] [C] [D] [E]

146 [A] [B] [C] [D] [E]
147 [A] [B] [C] [D] [E]
148 [A] [B] [C] [D] [E]
149 [A] [B] [C] [D] [E]
150 [A] [B] [C] [D] [E]

考 场 记 录

缺考 □

作弊
传抄 □
夹带 □
替考 □
其他 □

此栏由监考人员填涂

执业助理医师资格考试答题卡

请勿折皱

姓名

_____

考区（省、自治区、直辖市）

_____

考点（地、市/盟、州）

_____

学校、单位

_____

注意事项

1. 考生务必用铅笔或圆珠笔认真填写左列各项内容，按照试卷封面上的内容填写报考类别。

2. 考生务必认真阅读填涂说明，用2B铅笔仔细填涂下列准考证号、考试单元和答题信息点。

3. 监考人员必须填涂缺考或作弊者的准考证号、考试单元和右下角的考场记录。

准 考 证 号

[0]	[0]	[0]	[0]	[0]	[0]	[0]	[0]	[0]	[0]	[0]	[0]
[1]	[1]	[1]	[1]	[1]	[1]	[1]	[1]	[1]	[1]	[1]	[1]
[2]	[2]	[2]	[2]	[2]	[2]	[2]	[2]	[2]	[2]	[2]	[2]
[3]	[3]	[3]	[3]	[3]	[3]	[3]	[3]	[3]	[3]	[3]	[3]
[4]	[4]	[4]	[4]	[4]	[4]	[4]	[4]	[4]	[4]	[4]	[4]
[5]	[5]	[5]	[5]	[5]	[5]	[5]	[5]	[5]	[5]	[5]	[5]
[6]	[6]	[6]	[6]	[6]	[6]	[6]	[6]	[6]	[6]	[6]	[6]
[7]	[7]	[7]	[7]	[7]	[7]	[7]	[7]	[7]	[7]	[7]	[7]
[8]	[8]	[8]	[8]	[8]	[8]	[8]	[8]	[8]	[8]	[8]	[8]
[9]	[9]	[9]	[9]	[9]	[9]	[9]	[9]	[9]	[9]	[9]	[9]

考试单元

第一单元 □

第二单元 □

填涂说明

请用2B铅笔填涂，修改时请用橡皮擦干净。

正确填涂：■■■

错误填涂：⊘ ⊗ ⊘ ▣

请考生认真填涂并核查以上信息，凡错误填涂者均不予阅卡评分。

1 [A] [B] [C] [D] [E]
2 [A] [B] [C] [D] [E]
3 [A] [B] [C] [D] [E]
4 [A] [B] [C] [D] [E]
5 [A] [B] [C] [D] [E]

6 [A] [B] [C] [D] [E]
7 [A] [B] [C] [D] [E]
8 [A] [B] [C] [D] [E]
9 [A] [B] [C] [D] [E]
10 [A] [B] [C] [D] [E]

11 [A] [B] [C] [D] [E]
12 [A] [B] [C] [D] [E]
13 [A] [B] [C] [D] [E]
14 [A] [B] [C] [D] [E]
15 [A] [B] [C] [D] [E]

16 [A] [B] [C] [D] [E]
17 [A] [B] [C] [D] [E]
18 [A] [B] [C] [D] [E]
19 [A] [B] [C] [D] [E]
20 [A] [B] [C] [D] [E]

21 [A] [B] [C] [D] [E]
22 [A] [B] [C] [D] [E]
23 [A] [B] [C] [D] [E]
24 [A] [B] [C] [D] [E]
25 [A] [B] [C] [D] [E]

26 [A] [B] [C] [D] [E]
27 [A] [B] [C] [D] [E]
28 [A] [B] [C] [D] [E]
29 [A] [B] [C] [D] [E]
30 [A] [B] [C] [D] [E]

31 [A] [B] [C] [D] [E]
32 [A] [B] [C] [D] [E]
33 [A] [B] [C] [D] [E]
34 [A] [B] [C] [D] [E]
35 [A] [B] [C] [D] [E]

36 [A] [B] [C] [D] [E]
37 [A] [B] [C] [D] [E]
38 [A] [B] [C] [D] [E]
39 [A] [B] [C] [D] [E]
40 [A] [B] [C] [D] [E]

41 [A] [B] [C] [D] [E]
42 [A] [B] [C] [D] [E]
43 [A] [B] [C] [D] [E]
44 [A] [B] [C] [D] [E]
45 [A] [B] [C] [D] [E]

46 [A] [B] [C] [D] [E]
47 [A] [B] [C] [D] [E]
48 [A] [B] [C] [D] [E]
49 [A] [B] [C] [D] [E]
50 [A] [B] [C] [D] [E]

51 [A] [B] [C] [D] [E]
52 [A] [B] [C] [D] [E]
53 [A] [B] [C] [D] [E]
54 [A] [B] [C] [D] [E]
55 [A] [B] [C] [D] [E]

56 [A] [B] [C] [D] [E]
57 [A] [B] [C] [D] [E]
58 [A] [B] [C] [D] [E]
59 [A] [B] [C] [D] [E]
60 [A] [B] [C] [D] [E]

61 [A] [B] [C] [D] [E]
62 [A] [B] [C] [D] [E]
63 [A] [B] [C] [D] [E]
64 [A] [B] [C] [D] [E]
65 [A] [B] [C] [D] [E]

66 [A] [B] [C] [D] [E]
67 [A] [B] [C] [D] [E]
68 [A] [B] [C] [D] [E]
69 [A] [B] [C] [D] [E]
70 [A] [B] [C] [D] [E]

71 [A] [B] [C] [D] [E]
72 [A] [B] [C] [D] [E]
73 [A] [B] [C] [D] [E]
74 [A] [B] [C] [D] [E]
75 [A] [B] [C] [D] [E]

76 [A] [B] [C] [D] [E]
77 [A] [B] [C] [D] [E]
78 [A] [B] [C] [D] [E]
79 [A] [B] [C] [D] [E]
80 [A] [B] [C] [D] [E]

81 [A] [B] [C] [D] [E]
82 [A] [B] [C] [D] [E]
83 [A] [B] [C] [D] [E]
84 [A] [B] [C] [D] [E]
85 [A] [B] [C] [D] [E]

86 [A] [B] [C] [D] [E]
87 [A] [B] [C] [D] [E]
88 [A] [B] [C] [D] [E]
89 [A] [B] [C] [D] [E]
90 [A] [B] [C] [D] [E]

91 [A] [B] [C] [D] [E]
92 [A] [B] [C] [D] [E]
93 [A] [B] [C] [D] [E]
94 [A] [B] [C] [D] [E]
95 [A] [B] [C] [D] [E]

96 [A] [B] [C] [D] [E]
97 [A] [B] [C] [D] [E]
98 [A] [B] [C] [D] [E]
99 [A] [B] [C] [D] [E]
100 [A] [B] [C] [D] [E]

101 [A] [B] [C] [D] [E]
102 [A] [B] [C] [D] [E]
103 [A] [B] [C] [D] [E]
104 [A] [B] [C] [D] [E]
105 [A] [B] [C] [D] [E]

106 [A] [B] [C] [D] [E]
107 [A] [B] [C] [D] [E]
108 [A] [B] [C] [D] [E]
109 [A] [B] [C] [D] [E]
110 [A] [B] [C] [D] [E]

111 [A] [B] [C] [D] [E]
112 [A] [B] [C] [D] [E]
113 [A] [B] [C] [D] [E]
114 [A] [B] [C] [D] [E]
115 [A] [B] [C] [D] [E]

116 [A] [B] [C] [D] [E]
117 [A] [B] [C] [D] [E]
118 [A] [B] [C] [D] [E]
119 [A] [B] [C] [D] [E]
120 [A] [B] [C] [D] [E]

121 [A] [B] [C] [D] [E]
122 [A] [B] [C] [D] [E]
123 [A] [B] [C] [D] [E]
124 [A] [B] [C] [D] [E]
125 [A] [B] [C] [D] [E]

126 [A] [B] [C] [D] [E]
127 [A] [B] [C] [D] [E]
128 [A] [B] [C] [D] [E]
129 [A] [B] [C] [D] [E]
130 [A] [B] [C] [D] [E]

131 [A] [B] [C] [D] [E]
132 [A] [B] [C] [D] [E]
133 [A] [B] [C] [D] [E]
134 [A] [B] [C] [D] [E]
135 [A] [B] [C] [D] [E]

136 [A] [B] [C] [D] [E]
137 [A] [B] [C] [D] [E]
138 [A] [B] [C] [D] [E]
139 [A] [B] [C] [D] [E]
140 [A] [B] [C] [D] [E]

141 [A] [B] [C] [D] [E]
142 [A] [B] [C] [D] [E]
143 [A] [B] [C] [D] [E]
144 [A] [B] [C] [D] [E]
145 [A] [B] [C] [D] [E]

146 [A] [B] [C] [D] [E]
147 [A] [B] [C] [D] [E]
148 [A] [B] [C] [D] [E]
149 [A] [B] [C] [D] [E]
150 [A] [B] [C] [D] [E]

考 场 记 录

缺考 □

作弊

传抄 □

夹带 □

替考 □

其他 □

此栏由监考人员填涂

中西医结合执业助理医师资格考试
最后成功四套胜卷（一）

（医学综合考试部分）

第一单元

A1 型题

答题说明

每一道试题下面有 A、B、C、D、E 五个备选答案，请从中选择一个最佳答案，并在答题卡上将相应题号的相应字母所属的方框涂黑。

1. 对疾病过程中的某一阶段或某一类型的病理概括，称为
   A. 病　　　　　　　B. 证
   C. 症　　　　　　　D. 法
   E. 方

2. 形体组织分阴阳，筋为
   A. 阴中之阳　　　　B. 阳中之阴
   C. 阳中之阳　　　　D. 阴中之阴
   E. 阴中之至阴

3. "阴阳离决，精气乃绝"所反映的阴阳关系是
   A. 对立制约　　　　B. 互根互用
   C. 相互交感　　　　D. 消长平衡
   E. 相互转化

4. 水气凌心属于
   A. 母病及子　　　　B. 子病犯母
   C. 相乘传变　　　　D. 相侮传变
   E. 制化传变

5. 有"脏之长"之称的是
   A. 心　　　　　　　B. 肝
   C. 脾　　　　　　　D. 肺
   E. 肾

6. 调畅气机，促进血液与津液运行输布的是
   A. 心　　　　　　　B. 脾
   C. 肾　　　　　　　D. 肝
   E. 肺

7. 在水液代谢、呼吸运动及阴阳互资等方面密切相关的两脏是
   A. 心与脾　　　　　B. 脾与肾
   C. 肾与肝　　　　　D. 肝与肺
   E. 肺与肾

8. "水谷气血之海"是指
   A. 胆　　　　　　　B. 胃
   C. 小肠　　　　　　D. 大肠
   E. 脾

9. "气虚便秘"描述的是哪两个脏腑的关系
   A. 肝与脾　　　　　B. 肝与肾
   C. 心与肺　　　　　D. 心与小肠
   E. 肺与大肠

10. 人体生命活动的原动力是
    A. 元气　　　　　　B. 清气
    C. 宗气　　　　　　D. 卫气
    E. 营气

11. 具有"走息道以司呼吸，贯心脉以行气血"功能的气是
    A. 心气　　　　　　B. 肺气
    C. 营气　　　　　　D. 卫气
    E. 宗气

12. "阳盛则阴病，阴盛则阳病"体现阴阳之间的关系为
    A. 对立制约　　　　B. 相互转化
    C. 消长平衡　　　　D. 互根互用
    E. 交感互藏

13. 下列各项，易袭身体下部，阻遏气机的外邪是
    A. 风邪　　　　　　B. 火邪
    C. 湿邪　　　　　　D. 寒邪
    E. 暑邪

14. 下列各项，其致病特点为"一气一病，症状相似"的是
    A. 六淫　　　　　　B. 疠气
    C. 痰饮　　　　　　D. 七情内伤
    E. 劳逸失度

15.《素问·举痛论》中，如劳力过度会出现
   A. 劳则气上　　　　B. 劳则气缓
   C. 劳则气乱　　　　D. 劳则气耗
   E. 劳则气结

16. 小儿由食积发展为疳积，体现了中医发病的
   A. 感邪即发　　　　B. 徐发
   C. 伏而后发　　　　D. 继发
   E. 复发

17. 下列可以应用通因通用治法的是
   A. 食积泄泻　　　　B. 血虚崩漏
   C. 气虚便秘　　　　D. 痰湿闭经
   E. 癥瘕积聚

18. 下列各项，可用"阴中求阳"治疗的是
   A. 虚热证　　　　　B. 实热证
   C. 实寒证　　　　　D. 虚寒证
   E. 真热假寒证

19. 疹的主要特点是
   A. 色深红或青紫　　B. 平铺于皮肤
   C. 抚之碍手　　　　D. 压之不褪色
   E. 点大成片

20. 有形实邪阻闭气机所致的疼痛，其疼痛性质是
   A. 胀痛　　　　　　B. 灼痛
   C. 冷痛　　　　　　D. 绞痛
   E. 隐痛

21. 患者口淡乏味，常提示的是
   A. 痰热内盛　　　　B. 湿热蕴脾
   C. 肝胃郁热　　　　D. 脾胃虚弱
   E. 食滞胃脘

22. 瘀血日久的面色特点是
   A. 面色苍白　　　　B. 面色黧黑
   C. 面色青黄　　　　D. 面色青灰
   E. 面黑暗淡

23. 下列各项，与牙齿干燥如枯骨关系最密切的是
   A. 热盛伤津　　　　B. 阳明热盛

24. 舌绛少苔有裂纹，多见于
   A. 热邪内盛　　　　B. 气血两虚
   C. 阴虚火旺　　　　D. 瘀血内阻
   E. 脾虚湿侵

C. 胃阴不足　　　　D. 肾阴枯涸
E. 肺阴亏虚

25. 自言自语，喃喃不休，见人语止，首尾不续者，其病因多属
   A. 热扰心神　　　　B. 痰火扰心
   C. 风痰阻络　　　　D. 心气不足
   E. 心阴大伤

26. 外感风寒或风热袭肺，或痰湿壅肺，肺失清肃，导致的音哑或失音，称为
   A. 子喑　　　　　　B. 金破不鸣
   C. 金实不鸣　　　　D. 少气
   E. 短气

27. 下列脉象除哪项外，均主实证
   A. 弦　　　　　　　B. 濡
   C. 滑　　　　　　　D. 紧
   E. 长

28. 腹内结块，痛有定处，按之有形而不移。病属
   A. 鼓胀　　　　　　B. 痞满
   C. 癥积　　　　　　D. 瘕聚
   E. 虫积

29. 下列各项，不是血虚证临床表现的是
   A. 经少经闭　　　　B. 头晕眼花
   C. 心烦失眠　　　　D. 面色淡白
   E. 肢体麻木

30. 假神的病机是
   A. 气血不足，精神亏损
   B. 邪气亢盛，热扰神明
   C. 脏腑虚衰，功能低下
   D. 精气衰竭，虚阳外越
   E. 阴盛于内，格阳于外

31. 具有升浮性质的性味是
   A. 苦、甘、寒　　　B. 辛、甘、温

C. 甘、酸，凉　　　　D. 苦、酸，咸
E. 以上都不是

32. 妊娠禁用药是
　　A. 牛膝　　　　　　B. 莪术
　　C. 砂仁　　　　　　D. 黄芩
　　E. 桑寄生

33. 荆芥与蝉蜕的共同功效是
　　A. 透疹　　　　　　B. 解毒
　　C. 消疮　　　　　　D. 止血
　　E. 平肝

34. 具有峻下冷积功效的药物是
　　A. 巴豆霜　　　　　B. 大黄
　　C. 火麻仁　　　　　D. 郁李仁
　　E. 松子仁

35.《温病条辨》中认为可以"透营转气"的
　　药物是
　　A. 金银花　　　　　B. 蒲公英
　　C. 板蓝根　　　　　D. 荆芥
　　E. 鱼腥草

36. 可凉血除蒸，清肺降火的药物是
　　A. 黄芩　　　　　　B. 石膏
　　C. 青蒿　　　　　　D. 鱼腥草
　　E. 地骨皮

37. 茯苓和薏苡仁共同具有的功效是
　　A. 清热　　　　　　B. 燥湿
　　C. 透疹　　　　　　D. 健脾
　　E. 升阳

38. 治疗亡阳证，寒饮喘咳，应选用的药
　　物是
　　A. 附子　　　　　　B. 肉桂
　　C. 干姜　　　　　　D. 吴茱萸
　　E. 小茴香

39. 可治疗肝郁气滞，食积，腹痛的药物是
　　A. 川楝子　　　　　B. 青皮
　　C. 乌药　　　　　　D. 厚朴
　　E. 沉香

40. 治疗食积气滞，咳喘痰多，应选用的药
　　物是
　　A. 山楂　　　　　　B. 神曲
　　C. 麦芽　　　　　　D. 莱菔子
　　E. 鸡内金

41. 既能治肠道寄生虫病，又能治水肿、脚
　　气肿痛、疟疾的药物是
　　A. 苦楝皮　　　　　B. 槟榔
　　C. 榧子　　　　　　D. 使君子
　　E. 雷丸

42. 既能化瘀止血，又能通淋的药物是
　　A. 三七　　　　　　B. 蒲黄
　　C. 茜草　　　　　　D. 白及
　　E. 白茅根

43. 具有活血、凉血功效的药组是
　　A. 延胡索，姜黄　　B. 土鳖虫，乳香
　　C. 郁金，丹参　　　D. 姜黄，红花
　　E. 水蛭，莪术

44. 治疗肺热咳嗽，胃热呕吐，应选用的药
　　物是
　　A. 苦杏仁　　　　　B. 竹茹
　　C. 百部　　　　　　D. 桔梗
　　E. 瓜蒌

45. 具有补气升阳，利水消肿功效的药物是
　　A. 黄芪　　　　　　B. 甘草
　　C. 白术　　　　　　D. 大枣
　　E. 党参

46. 既可用于肾虚腰痛，又可用于肝肾亏虚，
　　胎动不安的药物是
　　A. 杜仲　　　　　　B. 补骨脂
　　C. 益智仁　　　　　D. 沙苑子
　　E. 肉苁蓉

47. 用于治疗肾虚筋骨痿弱，失眠健忘的药
　　物是
　　A. 龟甲　　　　　　B. 茯苓
　　C. 丹参　　　　　　D. 鳖甲
　　E. 龙眼肉

48. 治疗久泻不止并见脘腹胀痛、食少呕吐者，应选用
    A. 藿香　　　　　　　B. 赤石脂
    C. 草果　　　　　　　D. 白术
    E. 肉豆蔻

49. 关于反佐药含义的表述正确的是
    A. 针对次要兼证起直接治疗作用
    B. 针对重要的兼病或兼证起主要治疗作用
    C. 针对主病或主证起主要治疗作用
    D. 消减或者制约君、臣药的毒性和峻烈之性
    E. 防止病重邪甚时药病格拒

50. 逍遥散的君药是
    A. 柴胡　　　　　　　B. 白芍
    C. 白术　　　　　　　D. 枳实
    E. 当归

51. 小柴胡汤中柴胡与黄芩的配伍意义是
    A. 疏利肝胆　　　　　B. 升举清阳
    C. 疏肝解郁　　　　　D. 和解少阳
    E. 透邪疏郁

52. 风温初起，邪客肺络用
    A. 桑菊饮　　　　　　B. 防风通圣散
    C. 银翘散　　　　　　D. 大柴胡汤
    E. 小柴胡汤

53. 主治脾虚湿盛之泄泻的首选方剂是
    A. 四君子汤　　　　　B. 参苓白术散
    C. 补中益气汤　　　　D. 真人养脏汤
    E. 乌梅丸

54. 以"补血而不滞血，行血而不伤血"为配伍特点的方剂是
    A. 四物汤　　　　　　B. 归脾汤
    C. 炙甘草汤　　　　　D. 补中益气汤
    E. 当归补血汤

55. 治疗阴虚血少，神志不安的方剂是
    A. 朱砂安神丸　　　　B. 酸枣仁汤
    C. 天王补心丹　　　　D. 天台乌药散

56. 川芎茶调散中偏于治太阳经头痛的药物是
    A. 防风　　　　　　　B. 细辛
    C. 白芷　　　　　　　D. 川芎
    E. 羌活

57. 清营汤证发热的特点是
    A. 夜热早凉　　　　　B. 高热不退
    C. 身热夜甚　　　　　D. 长期低热
    E. 白天高热

58. 治疗虚热肺痿，应首先考虑的方剂是
    A. 清燥救肺汤　　　　B. 炙甘草汤
    C. 麦门冬汤　　　　　D. 百合固金汤
    E. 养阴清肺汤

59. 五苓散的功用是
    A. 利水渗湿，养阴清热
    B. 温阳健脾，行气利水
    C. 利水渗湿，温阳化气
    D. 益气祛风，健脾利水
    E. 温补脾肾，利水渗湿

60. 真人养脏汤的主治病证是
    A. 泻利无度，滑脱不禁
    B. 五更泄泻
    C. 久咳不已
    D. 寒热夹杂，久泻久痢
    E. 体虚自汗

61. 银翘散与桑菊饮的共同药物组成是
    A. 薄荷　　　　　　　B. 竹叶
    C. 淡豆豉　　　　　　D. 杏仁
    E. 石膏

62. 理中丸可用以治疗的病证是
    A. 胸痹　　　　　　　B. 心悸
    C. 胁痛　　　　　　　D. 眩晕
    E. 头痛

63. 羚角钩藤汤功效是
    A. 镇肝息风，滋阴潜阳
    B. 凉肝息风，增液舒筋

C. 平肝息风，清热活血

D. 清肝泻火，降逆止呕

E. 清肝宁肺，凉血止血

64. 独活寄生汤含有的药物是

　　A. 防风、羌活　　　　B. 防风、细辛

　　C. 防风、荆芥　　　　D. 羌活、当归

　　E. 桑寄生、羌活

65. 半夏泻心汤中体现"苦降"配伍的药物是

　　A. 黄芩、黄连　　　　B. 人参、半夏

　　C. 人参、黄芩　　　　D. 干姜、人参

　　E. 甘草、大枣

66. 《中华人民共和国传染病防治法》是由哪里制定的

　　A. 全国人大常委会

　　B. 国务院

　　C. 全国政协

　　D. 市级人民政府

　　E. 国家卫生健康委员会

67. 医师不按规定使用精神药品，情节严重的，有关部门有权暂停其执业活动的时间规定是

　　A. 六个月以上一年以下

　　B. 一年以上三年以下

　　C. 三年以上五年以下

　　D. 一个月以上三个月以下

　　E. 三个月以上六个月以下

68. 对医疗机构内甲类传染病患者的密切接触者，医疗机构应采取的措施是

　　A. 对疫点进行卫生处理

　　B. 强制隔离治疗

　　C. 在指定场所进行医学观察

　　D. 在指定场所单独治疗

　　E. 划定疫点

69. 胸痛在体力活动后反而减轻见于

　　A. 肋间神经痛　　　　B. 自发性气胸

　　C. 心脏神经症　　　　D. 食管炎

E. 心绞痛

70. 患者有长期吸烟史，胸部CT见肺门肿块影，淋巴结转移常见的部位是

　　A. 腹股沟淋巴结

　　B. 右锁骨上窝淋巴结

　　C. 左锁骨上窝淋巴结

　　D. 颈部淋巴结

　　E. 腋下淋巴结

71. 单侧眼睑闭合不全的常见疾病是

　　A. 眼外伤　　　　　　B. 脑出血

　　C. 沙眼　　　　　　　D. 面神经麻痹

　　E. 甲状腺功能亢进症

72. 角膜色素环，常见于

　　A. 老年人　　　　　　B. 急性肝炎

　　C. 维生素A缺乏　　　D. 肝豆状核变性

　　E. 沙眼

73. 下列关于胸膜摩擦音的说法错误的是

　　A. 吸气和呼气时皆可听到

　　B. 吸气末或呼气开始时较为明显

　　C. 屏住呼吸时仍可听见

　　D. 最常见于胸廓下侧沿腋中线处

　　E. 是干性胸膜炎的重要体征

74. 可出现负性心尖搏动的疾病是

　　A. 左侧气胸　　　　　B. 左心室肥大

　　C. 肺气肿　　　　　　D. 粘连性心包炎

　　E. 心包积液

75. 舒张早期奔马律常见于

　　A. 房间隔缺损

　　B. 急性心肌梗死

　　C. 肥厚梗阻型心肌病

　　D. 肺动脉高压

　　E. 主动脉粥样硬化

76. 类风湿关节炎常见表现为

　　A. 指关节梭形畸形　　B. 杵状指

　　C. 匙状甲　　　　　　D. 浮髌现象

　　E. 肢端肥大

77. 感觉障碍呈手套状、袜子状分布的疾

病是
　　A. 椎间盘突出症　　B. 急性脊髓炎
　　C. 多发性神经炎　　D. 脑梗死
　　E. 颈椎病

78. 中性粒细胞核左移不会出现在下列哪种疾病中
　　A. 急性中毒　　　　B. 急性溶血反应
　　C. 急性化脓性感染　D. 急性失血
　　E. 巨幼细胞贫血

79. 血清总胆红素、结合胆红素、非结合胆红素均中度增加，可见于
　　A. 蚕豆病
　　B. 胆石症
　　C. 珠蛋白生成障碍性贫血
　　D. 病毒性肝炎
　　E. 胰头癌

80. 血型不合的输液反应尿外观改变是
　　A. 血尿　　　　　　B. 脓尿
　　C. 乳糜尿　　　　　D. 胆红素尿
　　E. 血红蛋白尿

81. 下列各项中，心电图表现为 P 波与 QRS 波群无固定关系的是
　　A. 窦性心动过速
　　B. 一度房室传导阻滞
　　C. 二度 I 型房室传导阻滞
　　D. 二度 II 型房室传导阻滞
　　E. 三度房室传导阻滞

82. 毛果芸香碱临床应用于
　　A. 心动过缓　　　　B. 青光眼
　　C. 重症肌无力　　　D. 尿潴留
　　E. 腹痛

83. 抢救有机磷酸酯类中毒的患者，下列哪项措施不正确
　　A. 及时带离中毒现场
　　B. 配合注射新斯的明
　　C. 及早、足量注射阿托品
　　D. 经皮肤中毒者应清洗皮肤

　　E. 使用胆碱酯酶复活剂

84. 肾上腺素的作用是
　　A. 主要激动 α 受体，对 β₁ 受体作用较弱，对 β₂ 受体几乎无作用
　　B. 主要激动 α 受体，对 β₂ 受体作用较弱，对 β₁ 受体几乎无作用
　　C. 激动 α、β 受体
　　D. 主要激动 β 受体，对 α 受体几乎无作用
　　E. 主要激动 α、β 受体及多巴胺受体

85. 左旋多巴抗帕金森病的机制是
　　A. 抑制多巴胺的再摄取
　　B. 促进多巴胺的释放
　　C. 直接激动多巴胺受体
　　D. 对抗纹状体中乙酰胆碱的作用
　　E. 补充纹状体中多巴胺的不足

86. 吗啡急性中毒致死的最主要原因是
　　A. 呼吸麻痹　　　　B. 肾功能衰竭
　　C. 消化道出血　　　D. 中枢兴奋
　　E. 循环衰竭

87. H₁ 受体阻滞剂在中枢系统的作用为
　　A. 抗帕金森　　　　B. 抗抑郁
　　C. 镇静　　　　　　D. 抗癫痫
　　E. 镇痛

88. 呋塞米的利尿作用机制是
　　A. 抑制远曲小管近端稀释功能
　　B. 抑制近曲小管重吸收功能
　　C. 抑制髓袢升支粗段稀释和浓缩功能
　　D. 与醛固酮竞争醛固酮受体
　　E. 抑制远曲小管和集合管的 Na⁺ 通道

89. 伴有快速性心律失常的心绞痛适用的药物是
　　A. 硝酸甘油　　　　B. 单硝酸异山梨酯
　　C. 普萘洛尔　　　　D. 硝苯地平
　　E. 卡托普利

90. 肝素抗凝作用的特点是
　　A. 仅在体内有效

B. 仅在体外有效

C. 体内、体外均有效

D. 仅口服有效

E. 仅对血栓患者有效

91. 对反复发作的顽固性哮喘和哮喘持续状态疗效较好的药物是

A. 哌替啶　　　　B. 异丙肾上腺素

C. 色甘酸钠　　　D. 氯化铵

E. 二丙酸倍氯米松

92. 对胰岛功能完全丧失的糖尿病患者，仍有降血糖作用的药物是

A. 格列本脲　　　B. 二甲双胍

C. 瑞格列奈　　　D. 格列齐特

E. 格列喹酮

93. 通过抑制细菌二氢叶酸还原酶，产生抗菌作用的药物是

A. 环丙沙星　　　B. 呋喃妥因

C. 甲氧苄啶　　　D. 甲硝唑

E. 青霉素 G

94. 可在内耳蓄积，对前庭神经功能和耳蜗听神经有损害作用的药物是

A. 氨基糖苷类　　B. 大环内酯类

C. 头孢菌素类　　D. 林可霉素类

E. 四环素类

95. 感染过程的五种表现形式中最不常见的是

A. 病原体被清除　B. 隐性感染

C. 显性感染　　　D. 病原携带状态

E. 潜伏性感染

96. 下列不属于重型肝炎典型表现的是

A. 黄疸迅速加深

B. 出血倾向明显

C. 肝肿大

D. 出现烦躁、谵妄等神经系统症状

E. 急性肾功能不全

97. 下列有关流行性出血热的描述，正确的是

A. 发病以青少年为主

B. 一般不经呼吸道传播

C. 无明显季节性

D. 所有患者均有五期经过

E. 可有母婴传播

98. 乙型脑炎的主要传染源是

A. 猪　　　　　　B. 乙脑病毒携带者

C. 乙脑患者　　　D. 蚊虫

E. 野鼠

99. HIV 造成机体免疫功能损害主要侵犯的细胞是

A. CD_4^+T 淋巴细胞　　B. CD_8^+T 淋巴细胞

C. B 淋巴细胞　　D. NK 细胞

E. 浆细胞

100. 流行性感冒的临床表现中最明显的是

A. 呼吸道症状　　B. 胃肠道症状

C. 泌尿系统症状　D. 神经系统症状

E. 全身中毒症状

101. 艾滋病肺部感染最常见的病原体是

A. 念珠菌　　　　B. 隐球菌

C. 肺孢子菌　　　D. 结核杆菌

E. 疱疹病毒

102. 流行性出血热患者发生的原发性休克属于

A. 低血容量休克　B. 心源性休克

C. 过敏性休克　　D. 细胞性休克

E. 神经源性休克

103. 治疗流行性脑脊髓膜炎应首选的抗菌药物是

A. 磺胺嘧啶　　　B. 氯霉素

C. 红霉素　　　　D. 磷霉素

E. 青霉素

104. 大肠经与胃经交于

A. 目内眦　　　　B. 目外眦

C. 鼻旁　　　　　D. 胸中

E. 肺中

105. 胃的募穴是
    A. 章门　　　　　B. 天枢
    C. 期门　　　　　D. 中脘
    E. 中极

106. 肩胛骨内侧缘至后正中线的骨度分寸是
    A. 3 寸　　　　　B. 5 寸
    C. 8 寸　　　　　D. 9 寸
    E. 12 寸

107. 善于治疗无脉症的腧穴是
    A. 孔最　　　　　B. 尺泽
    C. 列缺　　　　　D. 太渊
    E. 少商

108. 既可治疗咳嗽、气喘，又可治疗头痛、齿痛等头面部疾患的穴位是
    A. 少泽　　　　　B. 少海
    C. 曲泽　　　　　D. 曲池
    E. 列缺

109. 中脘的定位是
    A. 脐中央
    B. 颈前区，胸骨上窝正中央，前正中线上
    C. 前正中线上，脐中上 2 寸
    D. 前正中线上，脐中上 3 寸
    E. 前正中线上，脐中上 4 寸

110. 适用于皮肤松弛部位腧穴的进针方法是
    A. 单手进针法　　B. 舒张进针法

    C. 提捏进针法　　D. 夹持进针法
    E. 指切进针法

111. 隔附子饼灸的作用是
    A. 温胃止呕　　　B. 清热解毒
    C. 温补肾阳　　　D. 回阳救逆
    E. 散寒止痛

112. 针灸治疗风寒头痛的配穴是
    A. 风池、风府　　B. 合谷、风府
    C. 合谷、太阳　　D. 风门、列缺
    E. 风门、印堂

113. 着痹的治疗配穴是
    A. 膈俞、血海　　B. 肾俞、关元
    C. 阴陵泉、足三里　D. 大椎、曲池
    E. 百会、内关

114. 治疗瘀血停胃型胃痛，除主穴外，还应选取的配穴是
    A. 内庭、胃俞　　B. 期门、太冲
    C. 胃俞、脾俞　　D. 膈俞、三阴交
    E. 脾俞、关元

115. 针灸治疗耳聋虚证，应选取的主穴是
    A. 合谷、神门、翳风、耳门
    B. 太白、耳门、风池、听会
    C. 太溪、耳门、听宫、听会
    D. 太冲、耳门、听宫、养老
    E. 翳风、听宫、太溪、肾俞

A2 型题

答题说明

　　每道考题由两个以上相关因素组成或以一个简要病历形式出现，其下面有 A、B、C、D、E 五个备选答案，请从中选择一个最佳答案，并在答题卡上将相应题号的相应字母所属的方框涂黑。

116. 患者工作、生活压力大，近日突然片状脱发，脱落处显露圆形光亮头皮而无自觉症状，病机属
    A. 血热化燥　　　B. 血虚受风

    C. 气滞血瘀　　　D. 肝经风热
    E. 津液亏损

117. 患者，男，56 岁。素患眩晕，因情急恼怒而突发头痛而胀，继则昏厥仆倒，呕

血，不省人事，肢体强痉，舌红苔黄，脉弦。其病机是
- A. 气郁
- B. 气逆
- C. 气脱
- D. 气陷
- E. 气滞

118. 患者，男，46岁。腹痛腹泻2天。日泻10余次水便，经治已缓。目前口渴心烦，皮肤干瘪，眼窝凹陷，舌红脉细数无力。其证候是
- A. 津亏
- B. 阴虚
- C. 亡阴
- D. 外燥
- E. 实热

119. 患者，男，50岁。咳嗽无力，气短而喘，呼多吸少，动则益甚，耳鸣，腰膝酸软，舌淡，脉弱。证属
- A. 肺气虚损
- B. 肺阴亏虚
- C. 肺肾气虚
- D. 肺肾阴虚
- E. 肾气虚衰

120. 患者身目发黄，黄色鲜明，脘腹胀闷，肢体困重，便溏尿黄，身热不扬，舌红苔黄腻，脉濡数。其证候是
- A. 肝胆湿热
- B. 肠道湿热
- C. 肝火炽盛
- D. 湿热蕴脾
- E. 寒湿困脾

121. 患者心悸怔忡，神疲乏力，畏寒肢凉，肢体浮肿，腰膝酸冷，舌淡紫苔白滑，脉弱。其证候是
- A. 寒湿困脾
- B. 脾气虚弱
- C. 心肾阳虚
- D. 脾肾阳虚
- E. 心肝血虚

122. 患者手足厥寒，腰腿疼痛，口不渴，舌淡苔白，脉沉细，首选的方剂是
- A. 桂枝汤倍桂枝
- B. 桂枝汤去芍药
- C. 桂枝汤倍芍药
- D. 桂枝汤倍芍药加饴糖
- E. 桂枝汤去生姜，倍大枣，加当归、通

草、细辛

123. 患者，男，20岁。近2周自觉乏力，食欲不振，厌油，腹胀。检查：巩膜无黄染；肝肋缘下2cm，有压痛；丙氨酸氨基转移酶升高。应首先考虑的是
- A. 急性肝炎
- B. 慢性肝炎
- C. 重型肝炎
- D. 淤胆型肝炎
- E. 肝炎肝硬化

124. 某患者由印度尼西亚入境后2天，频繁腹泻，无腹痛及里急后重，伴有呕吐。最重要的检查是
- A. 血常规
- B. 尿常规
- C. 电解质检查
- D. 粪便悬滴检查
- E. 影像学检查

125. 患者，男，20岁。咳嗽伴低热，盗汗，乏力1个月。X线显示右肺尖云雾状阴影。应首先考虑的是
- A. 肺炎
- B. 慢性支气管炎
- C. 支气管扩张
- D. 肺癌
- E. 肺结核

126. 患者，男，18岁。突然出现无痛性腹泻，米泔水样便，量多，大便频繁，继之出现喷射状呕吐，呕吐物为米泔水样。查体：神志淡漠，声音嘶哑，眼窝深凹，口唇干燥。治疗的关键措施是
- A. 休息
- B. 使用抗生素
- C. 使用抗病毒药物
- D. 及时足量补液
- E. 预防DIC

127. 患者，男，64岁。3年来腰部时常酸软疼痛，遇劳则甚，舌红少苔，脉细数，除主穴外应选取的配穴是
- A. 命门、腰阳关
- B. 膈俞、次髎
- C. 肾俞、太溪
- D. 大椎、曲池
- E. 阴陵泉、足三里

128. 患者，男，58岁。突然出现半身不遂，

舌强语謇，口角㖞斜，伴面红目赤，眩晕头痛，心烦易怒，口苦咽干，便秘尿黄，舌红绛，苔黄燥，脉弦而有力，治疗除主穴外，还应选取的配穴是
A. 太冲、太溪　　B. 气海、血海
C. 太溪、风池　　D. 丰隆、合谷
E. 曲池、内庭

129. 患者头晕目眩，耳鸣，少寐健忘，腰膝酸软，舌红，脉弦细。治疗应选主穴是
A. 内关，水沟，尺泽，委中，足三里
B. 内关，水沟，三阴交，极泉，委中
C. 风池，百会，肝俞，肾俞，足三里
D. 内关，水沟，中冲，涌泉，足三里
E. 风池，百会，内关，太冲，三阴交

130. 某患者大便秘结，便质不干硬，临厕努挣乏力，面色无华，舌淡苔薄，脉细弱，配穴上选用
A. 合谷、内庭　　B. 太冲、中脘
C. 三阴交、气海　D. 足三里、脾俞

E. 神阙、关元

131. 患者，女，24岁。经期小腹冷痛拒按，得热痛减，量少色暗，面色青白，肢冷畏寒，舌暗苔白，脉沉紧。除主穴外应选择的配穴是
A. 关元、归来　　B. 气海、脾俞
C. 太冲、血海　　D. 太溪、肾俞
E. 膻中、太冲

132. 患者，女，20岁，食海鲜后皮肤出现大小不等、形状不一的风团，高出皮肤，边界清楚，色红，瘙痒不已。治疗主穴中，可体现"治风先治血"思想的穴位合用是
A. 曲池、风门
B. 三阴交、合谷
C. 膈俞、血海、委中
D. 肝俞、心俞、三阴交
E. 委中、足三里

B 型题

答题说明

　　两道试题共用A、B、C、D、E五个备选答案，备选答案在上，题干在下。每题请从中选择一个最佳答案，并在答题卡上将相应题号的相应字母所属的方框涂黑。每个备选答案可能被选择一次、两次或不被选择。

（133～134题共用备选答案）
A. 气能生血　　　B. 气能摄血
C. 气能行血　　　D. 血能载气
E. 血能生气

133. 治疗血行瘀滞，多配用补气、行气药，是由于

134. 气随血脱的生理基础是

（135～136题共用备选答案）
A. 肝阳化风证　　B. 阴虚动风证
C. 血虚生风证　　D. 热极生风证
E. 肝阳上亢证

135. 可见步履不稳，眩晕欲仆，肢体震颤，

头胀头痛症状的是

136. 可见眩晕，肢体震颤，皮肤瘙痒，面白无华症状的是

（137～138题共用备选答案）
A. 知母　　　　　B. 天花粉
C. 芦根　　　　　D. 栀子
E. 山药

137. 治疗内热消渴，内服需盐水炙的药物是

138. 治疗扭挫损伤，取生品研末调敷的药物是

（139～140题共用备选答案）
A. 麦门冬汤　　　B. 桑螵蛸散

C. 四神丸　　　　D. 左金丸

E. 六味地黄丸

139. 能体现肺胃同治的方剂是

140. 能体现肝胃同治的方剂是

（141～142 题共用备选答案）

A. 食品安全风险监测评估

B. 为居民建立健康档案

C. 急危重症和疑难病症的诊疗

D. 采供血

E. 出生缺陷防治

141.《中华人民共和国基本医疗卫生与健康促进法》规定，基层医疗机构主要提供的服务是

142.《中华人民共和国基本医疗卫生与健康促进法》规定，医院主要提供的服务是

（143～144 共用备选答案）

A. 五苓散　　　　B. 苓桂术甘汤

C. 肾气丸　　　　D. 真武汤

E. 射干麻黄汤

143. 短气，有微饮，当从小便去之，若偏于脾阳不运者，可用

144. 短气，有微饮，当从小便去之，若偏于

肾阳不化者，可用

（145～146 题共用备选答案）

A. 美托洛尔　　　　B. 哌唑嗪

C. 厄贝沙坦　　　　D. 可乐定

E. 肼屈嗪

145. 用于伴有冠心病的高血压患者，能减少心输出量的是

146. 用于伴有糖尿病肾病的高血压患者，能减轻肾损害的是

（147～148 题共用备选答案）

A. 突发　　　　B. 散发

C. 流行　　　　D. 大流行

E. 暴发

147. 传染病流行范围广，超越国界属于

148. 传染病集中在某一时间内传播属于

（149～150 题共用备选答案）

A.15°　　　　B.30°

C.45°　　　　D.75°

E.90°

149. 直刺的角度为

150. 斜刺的角度为

中西医结合执业助理医师资格考试
最后成功四套胜卷（一）

（医学综合考试部分）

第二单元

A1 型题

> **答题说明**
>
> 　　每一道试题下面有 A、B、C、D、E 五个备选答案，请从中选择一个最佳答案，并在答题卡上将相应题号的相应字母所属的方框涂黑。

1. 属于寒哮的证候表现是
   A. 胸膈满闷如窒　　　B. 烦闷不安
   C. 咳呛阵作　　　　　D. 痰黏浊稠厚
   E. 气粗息涌

2. 下面关于缓慢型心律失常心电图特点的说法错误的是
   A. 三度房室传导阻滞，P 波与 QRS 波群无固定关系，心房速率快于心室率
   B. 二度 II 型房室传导阻滞，P-R 间期固定，QRS 波群有脱漏
   C. 一度房室传导阻滞，窦性 P 波，每个 P 波后都有相应的 QRS 波群
   D. 一度房室传导阻滞，P-R 间期延长至 0.12 秒以上
   E. 二度 I 型房室传导阻滞，P-R 间隔期逐渐延长；R-R 间隔相应逐渐缩短，直到 P 波后无 QRS 波群出现

3. 典型心绞痛的五大症状特点描述不正确的是
   A. 部位位于胸骨体中段或上段之后
   B. 胸痛常为压榨性、闷胀性或窒息性
   C. 发作常有体力劳动或情绪激动等诱因
   D. 3～5 分钟内逐渐消失，很少超过 15 分钟
   E. 休息或送服硝酸甘油能缓解

4. 心绞痛发作时，心电图的改变是
   A. P 波高尖
   B. 异常 Q 波
   C. ST 段水平或下斜型压低 0.1mV 以上
   D. 完全性右束支传导阻滞
   E. P-R 间期延长

5. 怀疑胃溃疡恶变时的最佳处理措施是
   A. 边治疗溃疡边密切观察
   B. 胃镜取活检明确诊断，指导治疗
   C. 服中药活血化瘀，清热解毒
   D. 立即化疗
   E. 立即手术

6. 下列可引起脾脏肿大的疾病是
   A. 肝硬化
   B. 胃炎
   C. 胆囊炎
   D. 风湿性二尖瓣狭窄
   E. 肾衰

7. 原发性肝癌湿热瘀毒证的主要临床表现是
   A. 腹大胀满，形体羸瘦，头晕目眩
   B. 胁下结块，痛如锥刺，脘腹胀满
   C. 两胁胀痛，腹部结块，大便不实
   D. 脘腹胀闷，纳呆乏力，舌有瘀斑
   E. 两胁隐隐作痛，嗳气泛酸，大便干结

8. 不属于慢性肾小球肾炎基本临床表现的是
   A. 水肿　　　　　　　B. 高血压
   C. 发热　　　　　　　D. 血尿
   E. 蛋白尿

9. 慢性肾小球肾炎患者尿蛋白为 0.9g/d，其血压应控制在
   A. 120/80mmHg 以下
   B. 125/75mmHg 以下
   C. 130/80mmHg 以下
   D. 125/90mmHg 以下
   E. 130/90mmHg 以下

10. 慢性肾小球肾炎脾肾阳虚证的治法是
    A. 补气健脾益肾　　　B. 益气养阴
    C. 滋养肝肾　　　　　D. 补益肺肾
    E. 温补脾肾

11. 急性肾损伤紧急透析的指征是

A. 少尿或无尿 2 天

B. 肌酐清除率较正常下降超过 40%

C. 血尿素氮升高达 18mmol/L

D. 血钾超过 5.5mmol/L

E. 代谢性碱中毒

12. 治疗慢性肾衰竭阴阳两虚证，应首选的方剂是

  A. 金匮肾气丸　　　B. 六君子汤

  C. 大补元煎　　　　D. 参芪地黄汤

  E. 枸杞地黄丸

13. 符合缺铁性贫血诊断的实验室检查结果是

  A. 男性 Hb 130g/L

  B. 血清铁蛋白 22μg/L

  C. 血清铁 9μmol/L

  D. 女性 Hb 120g/L

  E. 孕妇 Hb 90g/L

14. 再生障碍性贫血的中医病位是

  A. 心、肝

  B. 心、脾

  C. 骨髓

  D. 心、肝、脾、肾

  E. 肺、心、脾、肾

15. 对再障诊断最有意义的是

  A. 全血细胞减少

  B. 脾肿大

  C. 抗贫血药物治疗有效

  D. 淋巴细胞减少

  E. 巨核细胞增多

16. 下列各项，符合甲状腺功能亢进症临床表现的是

  A. 皮肤干燥

  B. 记忆力减退

  C. 心动过速

  D. 收缩压正常，舒张压升高

  E. 心包积液

17. 治疗形体肥胖并伴有血脂异常的糖尿病

患者，应首选的药物是

  A. α-葡萄糖苷酶抑制剂

  B. 双胍类

  C. 胰岛素

  D. 噻唑烷二酮类

  E. 磺脲类

18. 适合用七味白术散治疗的糖尿病中医证型是

  A. 阴虚燥热证　　　B. 阴阳两虚证

  C. 脉络瘀阻证　　　D. 痰瘀互结证

  E. 气阴两虚证

19. 治疗高胆固醇血症，首选

  A. 贝特类

  B. 烟酸

  C. 他汀类

  D. 胆固醇吸收抑制剂

  E. 普罗布考

20. 类风湿关节炎寒热错杂证的选方是

  A. 四妙丸　　　　　B. 丁氏清络丸

  C. 桂枝芍药知母汤　D. 身痛逐瘀汤

  E. 独活寄生汤

21. 癫痫全面性强直-阵挛发作的表现是

  A. 意识丧失，全身对称性抽搐

  B. 短暂意识不清，失去对周围的知觉，但无惊厥

  C. 神志清楚，一侧肢体抽搐发作

  D. 全身肌肉突然、短暂的重复跳动

  E. 全身肌肉张力突然丧失，跌倒在地

22. 脑出血疑似病例的首选诊断方法

  A. MRI　　　　　　B. 腰脊穿刺

  C. 脑血管造影　　　D. 体格检查

  E. 颅脑 CT

23. 下列各项，不属于急性一氧化碳中毒迟发性脑病临床表现的是

  A. 失语、失明　　　B. 偏瘫

  C. 震颤麻痹综合征　D. 脑出血

  E. 痴呆状态

24. 临床上观察是否存在休克的首选指标是
    A. 心率和血压　　　B. 呼吸和脉搏
    C. 体温和呼吸　　　D. 心律
    E. 意识模糊

25. 治疗过敏性休克首选
    A. 血管活性药物　　B. 肾上腺素
    C. 液体复苏　　　　D. 糖皮质激素
    E. 抗胆碱能药物

26. 泄泻湿热伤中证的临床表现是
    A. 黎明前脐腹作痛，肠鸣即泻，泻后
       则安
    B. 泄泻肠鸣，腹痛攻窜，抑郁恼怒则发
    C. 大便色黄褐而臭，泻下急迫，肛门
       灼热
    D. 泄泻清稀如水，腹痛肠鸣
    E. 腹痛肠鸣泻下，粪臭如败卵，嗳腐
       吞酸

27. 腹内结块，望之有形，但按之无块，聚
    散无常，痛无定处，此为
    A. 积证　　　　　　B. 聚证
    C. 气鼓　　　　　　D. 水鼓
    E. 血鼓

28. 六郁中，与食郁、痰郁、湿郁关系最密
    切的脏腑是
    A. 肝　　　　　　　B. 心
    C. 脾　　　　　　　D. 肺
    E. 肾

29. "上以疗君亲之疾，下以救贫贱之厄，中
    可保身长全"体现的医学道德原则是
    A. 尊重原则　　　　B. 保密原则
    C. 公益原则　　　　D. 审慎原则
    E. 公正原则

30. 下列各项，符合体格检查道德要求的是
    A. 尊重患者，心正无私
    B. 全神贯注，语言得当
    C. 客观求实，科学探索
    D. 安全保密，谨慎行事

E. 综合分析，合理运用

31. 《吉汉宣言》的内容是
    A. 主张科技必须考虑公共利益
    B. 涉及人类受试者医学研究的伦理准则
    C. 涉及发展中国家的临床试验
    D. 规范各国的人体生物医学研究政策
    E. 涉及人类辅助生殖技术和人类精子库
       伦理原则

32. 肿疡的基底根部称为
    A. 根脚　　　　　　B. 根盘
    C. 护场　　　　　　D. 结核
    E. 应指

33. 可治疗阳证疮疡肿疡期的油膏是
    A. 金黄膏　　　　　B. 冲和散
    C. 回阳玉龙膏　　　D. 黄芪六一散
    E. 回阳生肌散

34. 中度缺水，失水量占人体体重的比例是
    A. 2%～3%　　　　B. 2%～4%
    C. 4%～5%　　　　D. 4%～6%
    E. 6%～8%

35. 代谢性碱中毒可伴随的电解质异常是
    A. 血钠降低　　　　B. 血钾降低
    C. 血氯增高　　　　D. 血钙增高
    E. 血清磷增高

36. 针对输血后的细菌污染反应，应采取的
    措施为
    A. 血浆交换治疗
    B. 吸氧，使用速效洋地黄制剂及利尿剂
    C. 抗休克、抗感染，包括使用广谱抗生
       素、补液、利尿、降温、纠酸等
    D. 立即停止输血，半坐位，吸氧和利尿
    E. 停止输血，应用解热镇痛药

37. 疖病的好发部位是
    A. 面部　　　　　　B. 头皮
    C. 项背　　　　　　D. 胁肋
    E. 四肢

38. 闭式胸膜腔引流的穿刺部位，气体一般

选在

A. 锁骨中线第 2 肋间

B. 锁骨中线第 4 肋间

C. 腋中线第 4 肋间

D. 腋中线和腋后线之间的第 6～8 肋间

E. 锁骨中线第 6 肋间

39. 腹外疝在平卧、休息或用手向腹腔推送时可回纳腹腔内，首先考虑为

A. 易复性斜疝   B. 难复性斜疝

C. 嵌顿性斜疝   D. 绞窄性斜疝

E. 股疝

40. 直肠癌早期的常见症状是

A. 便血   B. 腹痛

C. 腹泻   D. 排便习惯改变

E. 黏液便

41. 慢性湿疹的表现是

A. 好发于躯干，四肢近端，皮疹为椭圆形红斑，上覆较薄细碎鳞屑

B. 皮疹局限，边界清楚，皮疹肥厚粗糙，或呈苔藓样变，颜色褐红，阵发瘙痒

C. 皮疹为红色的斑丘疹，上覆多层银白色鳞屑，刮之有薄膜和露水珠样出血点

D. 好发于头皮部位，淡红色斑片有较厚糠秕状鳞屑，瘙痒，常伴脱发

E. 多发于儿童面部的白斑，上覆少量糠状鳞屑，界限不清

42. 一期梅毒的主要表现是

A. 硬下疳   B. 脊髓痨

C. 杨梅疮   D. 神经梅毒

E. 心血管梅毒

43. 雌激素的生理作用包括

A. 使增生期内膜转为分泌期内膜

B. 抑制子宫收缩

C. 协同 FSH 促进卵泡发育

D. 促进水钠排泄

E. 加快阴道上皮细胞脱落

44. 身无病，每三个月一行经者，称

A. 居经   B. 暗经

C. 闭经   D. 激经

E. 并月

45. 月经规律的妇女，推算预产期常用的时间是

A. 末次月经干净之日

B. 末次月经开始之日

C. 初觉胎动之日

D. 房事之日

E. 早孕反应开始之日

46. 枕前位分娩机制下，判定产程进展的重要标志是

A. 衔接   B. 下降

C. 内旋转   D. 俯屈

E. 仰伸

47. 中医认为妊娠剧吐的主要发病机理是

A. 脾胃虚弱，肝气偏旺

B. 冲气上逆，胃失和降

C. 肝失条达，气机郁滞

D. 痰湿内停，阻郁脾阳

E. 肝气郁结，胃气上逆

48. 产后三病是指

A. 呕吐、泄泻、盗汗

B. 尿失禁、缺乳、大便难

C. 血晕、发热、痉证

D. 病痉、病郁冒、大便难

E. 腹痛、恶露不下、发热

49. 外阴阴道假丝酵母菌病的临床表现是

A. 白带多，呈白色凝乳状

B. 白带少，色黄质稠，阴痒

C. 白带少，呈水状，干涩感

D. 白带多，呈灰黄色稀薄泡沫状

E. 白带多，呈灰白色稀薄，腥臭味

50. 下列各项，不属子宫颈炎症湿热下注证主要症状的是

A. 伴少腹胀痛

B. 阴部灼痛

C. 带下量多、色黄

D. 带下质稠有臭味

E. 舌红，苔黄腻，脉滑数

51. 下列关于排卵性异常子宫出血子宫内膜的病理改变，描述错误的是

A. 子宫内膜于经前呈分泌反应

B. 分泌期的子宫内膜腺体呈现分泌反应不良

C. 子宫内膜可见不典型增生

D. 月经第 5～6 天，可以见到分泌反应的子宫内膜

E. 月经第 5～6 天，可以见到混合型的子宫内膜

52. 若怀疑子宫内膜不规则脱落，诊断性刮宫的时间是

A. 随时诊刮

B. 月经干净后 5～7 天进行

C. 经前期或月经来潮 6 小时内

D. 月经第 14 天进行

E. 月经第 5 天进行

53. 宫颈癌筛查的主要方法

A. 宫颈刮片细胞学检查

B. 阴道镜

C. 宫腔镜

D. 宫颈和宫颈管活组织检查

E. 腹腔镜

54. 内分泌性不孕的首选促排卵药是

A. 尿促性素

B. 卵泡刺激素

C. 氯米芬

D. 溴隐亭

E. 促性腺激素释放激素

55. 幼儿期的年龄段范围是

A. 出生后脐带结扎至生后满 28 日

B. 出生后 28 日至 1 周岁

C. 1～3 周岁

D. 3～7 周岁

E. 7 周岁至青春期来临

56. 正常 1 岁小儿，其胸围大小是

A. 32cm B. 34cm

C. 42cm D. 46cm

E. 48cm

57. 下列各项，不属于婴儿辅食添加原则的是

A. 从少到多 B. 由稀到稠

C. 由细到粗 D. 由一种到多种

E. 患病时添加新品种

58. 小儿表实证的脉象是

A. 浮而无力 B. 沉而有力

C. 迟而有力 D. 迟而无力

E. 浮而有力

59. 小儿感冒夹惊的病位是

A. 肺 B. 脾

C. 肾 D. 肝

E. 膈

60. 病毒性脑炎痰蒙清窍证的首选方是

A. 天麻钩藤饮

B. 指迷茯苓丸合桃红四物汤

C. 清瘟败毒饮

D. 黄连温胆汤

E. 涤痰汤

61. 下列各项，不属于过敏性紫癜临床表现的是

A. 皮肤出血点 B. 关节肿痛

C. 呕吐 D. 血尿、蛋白尿

E. 关节畸形

62. 小儿麻疹麻毒攻喉证的证候是

A. 高热骤降，涕泪横流，两目红赤

B. 高热不退，咳嗽气促，鼻扇痰鸣

C. 热势起伏，目赤眵多，咳嗽加剧

D. 高热不退，烦躁谵妄，四肢抽搐

E. 身热不退，声音嘶哑，声如犬吠

63. 心脏骤停，颈动脉搏动消失，当存在室

颤时可用

A. 碳酸氢钠　　　B. 阿托品

C. 钙剂　　　　　D. 葡萄糖

E. 利多卡因

64. 下列各项属于小儿慢性咳嗽痰热蕴肺证临床特点的是

A. 咳嗽不爽，痰黄黏稠，口渴咽痛

B. 咳嗽重浊，痰多壅盛，色白而稀

C. 咳嗽痰多，色黄黏稠，大便干结

D. 干咳无痰，口渴咽干，喉痒声嘶

E. 咳嗽无力，痰白清稀，气短懒言

A2 型题

答题说明

　　每道考题由两个以上相关因素组成或以一个简要病历形式出现，其下面有 A、B、C、D、E 五个备选答案，请从中选择一个最佳答案，并在答题卡上将相应题号的相应字母所属的方框涂黑。

65. 患者，男，30 岁。身热微恶风 2 日余，汗少，肢体酸重，头昏重胀痛，咳嗽痰黏，鼻流浊涕，心烦口渴，渴不多饮，口中黏腻，胸脘痞闷，泛恶，小便短赤，舌苔薄黄而腻，脉濡数。首选方

A. 荆防败毒散　　B. 银翘散

C. 新加香薷饮　　D. 参苏饮

E. 加减葳蕤汤

66. 患者，男，60 岁。咳嗽无力，痰中带血，肺中积块，神疲乏力，时有心悸，汗出气短，口干，午后潮热，手足心热，纳呆脘胀，舌质红，苔薄，脉细数无力。胸部 CT 示：近右肺门处类圆形阴影，边缘毛糙，有分叶。治疗首选

A. 人参乌梅汤

B. 人参五味子汤

C. 生脉散合沙参麦冬汤

D. 七味白术散

E. 补中益气汤

67. 患者，肺气肿病史 3 年，呼吸浅短难续，声低气怯，张口抬肩，倚息不能平卧，心慌，形寒，汗出，舌暗紫，脉沉细微无力。超声心动图有肺动脉增宽和右心增大、肥厚的征象。治疗首选

A. 越婢加半夏汤

B. 生脉散合血府逐瘀汤

C. 真武汤

D. 苏子降气汤

E. 补肺汤

68. 慢性肺心病，咳喘无力，气短难续，咳痰不爽，面色晦暗，心悸，胸闷，唇甲紫绀，神疲乏力，舌淡暗，脉细涩无力。治疗应首选

A. 越婢加半夏汤

B. 生脉散合血府逐瘀汤

C. 真武汤

D. 苏子降气汤

E. 补肺汤

69. 患者，女，70 岁。既往有冠心病、高血压和慢性心功能不全病史。近日外感后，心悸气短，身重乏力，心烦不寐，口咽干燥，小便短赤，肢肿形瘦，唇甲稍暗，舌质暗红，少苔，脉细数。X 线胸片示：心影增大，两肺淤血征象。BNP：1005pg/mL。治疗应首先考虑的方剂是

A. 养心汤合补肺汤

B. 桂枝甘草龙骨牡蛎汤合金匮肾气丸

C. 真武汤

D. 葶苈大枣泻肺汤

E. 生脉饮合血府逐瘀汤

70. 患者，女，65岁。二度Ⅰ型房室传导阻滞病史3年。现症见：心悸气短，乏力，失眠多梦，自汗盗汗，五心烦热，舌质淡红少津，脉虚弱。治疗首选
    A. 人参养荣汤　　　　B. 天王补心丹
    C. 归脾汤　　　　　　D. 养心汤
    E. 炙甘草汤

71. 患者，男，60岁。高血压病史6年，慢性左心衰竭病史1年，现症见：夜间阵发性呼吸困难，呼吸急促，咳泡沫样痰，乏力、心慌明显，治疗用药
    A. ARB和β受体阻滞剂
    B. 肾上腺素
    C. CCB
    D. α受体阻滞剂
    E. 阿托品

72. 患者，女，45岁。血压160/95mmHg，已持续2年。现头晕头痛，头重如裹，困倦乏力，胸闷，腹胀痞满，少食多寐，呕吐痰涎，肢体沉重，舌胖苔腻，脉濡滑。治疗首选
    A. 黄连解毒汤　　　　B. 半夏白术天麻汤
    C. 龙胆泻肝汤　　　　D. 涤痰汤
    E. 天麻钩藤饮

73. 患者，男，56岁。心绞痛病史2年，现症见：胸闷隐痛，时作时止，心悸气短，倦怠懒言，头晕目眩，心烦多梦，手足心热，舌红少津，脉细弱，治疗首选方剂是
    A. 左归丸
    B. 归脾汤
    C. 补阳还五汤
    D. 生脉散合炙甘草汤
    E. 参附汤合右归丸

74. 患者，男，40岁。近1年来上腹部不适，消化不良，偶有上腹部轻度压痛，胃镜检查：镜下可见黏膜充血、色泽较红、边缘模糊，现症见：胃脘隐隐作痛，嘈

杂，口干咽燥，五心烦热，大便干结，舌红少津，脉细，治疗首选方剂是
    A. 益胃汤　　　　　　B. 一贯煎
    C. 芍药甘草汤　　　　D. 三仁汤
    E. 左金丸

75. 患者近2个月胃脘胀痛，每因情志不舒而病情加重，得嗳气或矢气后稍缓，嗳气频作，泛酸嘈杂，舌淡红，苔薄白，脉弦。胃镜示胃窦部黏膜充血、水肿，呈红白相间。其证型是
    A. 脾胃虚弱证　　　　B. 肝胃不和证
    C. 脾胃湿热证　　　　D. 胃阴不足证
    E. 胃络瘀血证

76. 患者反复腹部隐痛10余年，现症见胃痛隐隐，喜温喜按，畏寒肢冷，泛吐清水，腹胀便溏，舌淡胖边有齿痕，苔白，脉迟缓。胃镜示胃体溃疡，治疗首选方剂是
    A. 大建中汤　　　　　B. 疏凿饮子
    C. 大柴胡汤　　　　　D. 小建中汤
    E. 黄芪建中汤

77. 患者，男，65岁。胃癌大部切除术后半年。现症见神疲乏力，面色无华，少气懒言，动则气促，自汗，消瘦。舌苔薄白，舌质淡白，边有齿痕，脉沉细无力。首选方
    A. 八珍汤
    B. 柴胡疏肝散
    C. 海藻玉壶汤
    D. 理中汤合四君子汤
    E. 玉女煎

78. 患者，男，50岁。肝硬化腹水，腹大胀满，形如蛙腹，神疲怯寒，面色苍黄，脘闷纳呆，下肢浮肿，小便短少不利，舌淡胖，苔白滑，脉沉迟无力。治疗首选
    A. 一贯煎合膈下逐瘀汤
    B. 附子理中汤合五苓散

C. 中满分消丸合茵陈蒿汤

D. 参附汤

E. 实脾饮

79. 患者，女，33 岁。素有肝炎，近两个月体重明显下降，消瘦，右上腹不适、腹胀、乏力，两次检查 AFP 均示增高，应首先考虑为

A. 肝硬化

B. 肝脓肿

C. 原发性肝癌

D. 慢性肝炎急性发作期

E. 急性胰腺炎

80. 患者，男，56 岁，慢性肾小球肾炎病史 2 年。现症见：腰脊酸痛，神疲乏力，脘胀，大便溏薄，夜尿多，舌质淡，有齿痕，苔薄白，脉细，其证型是

A. 脾肾气虚证　　　B. 肺肾气虚证

C. 脾肾阳虚证　　　D. 肝肾阴虚证

E. 气阴两虚证

81. 患者，男，41 岁，因眼睑浮肿 4 个月就诊。兼症见腰脊酸痛，目睛干涩，头晕耳鸣，五心烦热，舌红，少苔，脉细数，血压 150/90mmHg。实验室检查：尿蛋白 1.5g/24 小时，红细胞镜检 10 ～ 15 个 /HP，白细胞 0 ～ 2 个 /HP；血常规检查未见异常；血肌酐 68μmol/L，尿素氮 5.7mmol/L，尿酸 338μmol/L。治疗应首选的中西药是

A. 氨氯地平加六味地黄丸

B. 苯那普利加异功散

C. 硝苯地平加真武汤

D. 氢氯噻嗪加玉屏风散

E. 贝那普利加杞菊肾气丸

82. 患者，女，35 岁。尿频、尿急、尿痛 3 天，伴腰痛，高热，寒战，恶心呕吐。既往有尿路感染反复发作史。查体：39.8℃，肋腰点有压痛，有肾区叩击痛。血常规 WBC $11.8×10^9$/L。尿常规示白细

胞 ++++/HP，红细胞 +++/HP。临床诊断最可能是

A. 肾结核

B. 尿道综合征

C. 急性肾小球肾炎

D. 慢性肾小球肾炎

E. 慢性肾盂肾炎急性发作

83. 患者，女，15 岁，患贫血 2 年。面黄浮肿，头晕眼花，活动后则心悸，气促，饮食尚可，喜好进食生米。实验室检查：血常规示血红蛋白 80g/L；大便常规发现钩虫卵。应首先考虑的贫血是

A. 缺铁性贫血　　　B. 再障性贫血

C. 溶血性贫血　　　D. 海洋性贫血

E. 肾性贫血

84. 患儿，女，6 岁。上呼吸道感染 3 天，寒战、发热，皮肤、黏膜出现瘀斑瘀点，色泽新鲜，以下肢最为多见，形状不一，大小不等。查血常规：血红蛋白 115g/L，白细胞 $9.7×10^9$/L，血小板 $14×10^9$/L。骨髓检查巨核细胞增多，有成熟障碍。诊断最有可能为

A. 急性白血病　　　B. 地中海贫血

C. 急性肾小球肾炎　D. 过敏性紫癜

E. 原发免疫性血小板减少症

85. 患者，男，50 岁。面色苍白，周身乏力 1 年余，伴牙龈出血 1 个月。实验室检查：Hb 68g/L，WBC $2.6×10^9$/L，PLT $32×10^9$/L，骨髓检查增生明显活跃，原始细胞 22%，可见到 Auer 小体。诊断为骨髓增生异常综合征（MDS），其 FAB 分型应为

A. RA 型　　　　　 B. RARS 型

C. RAEB 型　　　　D. RAEB–t 型

E. CMML 型

86. 患者老年女性，心烦、乏力伴牙龈出血 5 个月。经详细检查后，确诊为骨髓增生异常综合征。现症见：颜面潮红，五

心烦热，虚烦不眠，午后低热，夜间盗汗，口干咽燥，腰膝酸软，大便干结，小便黄赤，舌瘦而紫红，苔薄少，脉细数。治疗首选

A. 清骨散　　　　　B. 膈下逐瘀汤

C. 生脉散　　　　　D. 八珍汤

E. 大补元煎

87. 患者，男，25 岁。半年来常有心悸失眠，消瘦，神疲乏力，气短汗出，口干咽燥，手足心热，纳差便溏，双眼突出，颈前肿大，双手颤抖，舌淡红，少苔，脉细。诊断为甲状腺功能亢进症。其证型是

A. 气滞痰凝　　　　B. 肝火旺盛

C. 阴虚火旺　　　　D. 气阴两虚

E. 气血两虚

88. TIA 患者头晕目眩，甚则欲仆，目胀耳鸣，心中烦热，多梦健忘，猝然半身不遂，言语謇涩，但瞬时即过，舌质红，苔薄白，脉细数，其证型是

A. 肝肾阴虚，风阳上扰证

B. 气虚血瘀，脉络瘀阻证

C. 痰瘀互结，阻滞脉络证

D. 肝阳暴亢，风火上扰证

E. 脉络空虚，风邪入中证

89. 患者，男，32 岁。突然出现剧烈头痛来急诊。查体：神清，颈强直，四肢肌力 V 级。肌张力正常，布鲁津斯基征（+），最可能的诊断是

A. 腰椎间盘突出症　　B. 高血压脑病

C. 脑出血　　　　　　D. 蛛网膜下腔出血

E. 脑栓塞

90. 患者，女，32 岁。晨起被发现不能叫醒，未见呕吐，房间有一煤火炉，口唇樱桃红色，面色潮红，最有效的抢救措施是

A. 鼻导管吸氧

B. 20% 甘露醇快速静脉推入

C. 冬眠疗法

D. 血液透析

E. 送入高压氧舱治疗

91. 患者，男，55 岁。心烦不寐，入睡困难，心悸多梦，伴头晕耳鸣，腰膝酸软，潮热盗汗，五心烦热，咽干少津，遗精，舌红少苔，脉细数，治疗首选方剂是

A. 六味地黄汤合黄连阿胶汤

B. 黄连温胆汤

C. 安神定志丸合酸枣仁汤

D. 甘麦大枣汤

E. 天王补心丹合六味地黄丸

92. 患者泄泻清稀，腹痛肠鸣，脘闷食少，恶寒头痛，舌苔白，脉濡缓。其中医治法是

A. 消食导滞，和中止泻

B. 健脾益气，化湿止泻

C. 芳香化湿，解表散寒

D. 清热燥湿，分利止泻

E. 抑肝扶脾，燥湿止泻

93. 患者突发黄疸，迅速加深，其色金黄鲜明，高热烦渴，呕吐频作，胁痛腹满，神昏谵语，肌肤出现瘀斑，尿少便结，舌质红绛，苔黄而燥，脉弦数，其治法为

A. 清热解毒　　　　B. 利湿化浊运脾

C. 清泄胆热　　　　D. 清热化湿解表

E. 健脾益气

94. 患者头痛隐隐，时时昏晕，心悸失眠，面色少华，神疲乏力，遇劳加重，舌质淡，苔薄白，脉细弱，中医治法为

A. 平肝潜阳，滋阴息风

B. 养血滋阴，和络止痛

C. 健脾燥湿，降逆化痰

D. 柔肝养血，清利头目

E. 养阴补肾，填精益髓

95. 患者鼻燥衄血，口干咽燥，身热恶风，头痛，咳嗽痰少，舌质红，苔薄，脉数。治疗首选

A. 银翘散　　　　　B. 葱豉汤

C. 桑菊饮　　　　　D. 杏苏散

E. 清营汤

96. 患者，女，35 岁。时常发热，热势常随情绪波动而起伏，精神抑郁，胁肋胀满，烦躁易怒，口干而苦，纳食减少，舌红，苔黄，脉弦数。治疗首选

A. 清骨散　　　　　B. 天王补心丹

C. 丹栀逍遥散　　　D. 柴胡疏肝散

E. 黄连阿胶汤

97. 患者有腰部外伤史，现症见腰痛如刺，痛有定处，痛处拒按，昼轻夜重，俯仰不便，舌质暗紫，脉涩。治疗首选

A. 甘姜苓术汤　　　B. 四妙丸

C. 身痛逐瘀汤　　　D. 右归丸

E. 血府逐瘀汤

98. 初生儿脐腹部见皮肤鲜红，压之皮肤红色减退，放手又显，表面紧张光亮，摸之灼手，肿胀触痛，向外游走遍体；伴发热，舌红，苔黄，脉数。治疗首选

A. 草薢渗湿汤　　　B. 五味消毒饮

C. 普济消毒饮　　　D. 黄连解毒汤

E. 犀角地黄汤合黄连解毒汤

99. 患者双足不慎烫伤，可见大小不等水疱，基层苍白，疼痛迟钝，其烫伤深度为

A. Ⅰ度　　　　　　B. 浅Ⅱ度

C. 深Ⅱ度　　　　　D. 浅Ⅲ度

E. 深Ⅲ度

100. 面颊部肿块如蛋大，质软如绵，表面紫红，按之缩小，放手即复原，应首先考虑的诊断是

A. 肉瘤　　　　　　B. 纤维瘤

C. 神经纤维瘤　　　D. 血管瘤

E. 脂瘤

101. 患者患乳房纤维瘤，乳房肿块较大，重坠不适，圆形，光滑，边缘清楚，无粘连，极易推动，伴烦闷急躁，月经不

调，舌质暗红，苔薄腻，脉弦滑。首选方剂是

A. 柴胡疏肝散

B. 丹栀逍遥散

C. 二陈汤

D. 逍遥散合桃红四物汤

E. 逍遥散

102. 患者Ⅱ期内痔，便血鲜红，量多，便时肿物脱出，可自行还纳，肛门灼热，舌红苔黄腻，脉弦数。治疗应首选的方剂是

A. 增液承气汤　　　B. 知柏地黄丸

C. 龙胆泻肝汤　　　D. 五神汤

E. 脏连丸

103. 患者，男，32 岁。阴囊潮红，睾丸肿痛 2 天，伴恶寒发热，头痛，口渴；舌红苔黄腻，脉滑数。其治法是

A. 清热利湿，解毒消肿

B. 疏肝解毒，活血散结

C. 疏肝解郁，清热消肿

D. 凉血解毒，活血散结

E. 扶正托毒，散结解毒

104. 患者腰部带状排列簇集状皮疹，潮红，疱壁紧张，灼热刺痛，伴口苦咽干，烦躁易怒，大便干，小便黄，舌质红，苔黄腻，脉滑数。治疗应首选的方剂是

A. 柴胡疏肝散　　　B. 银翘散

C. 龙胆泻肝汤　　　D. 除湿胃苓汤

E. 黄连解毒汤

105. 患者皮肤突然发现多个白色风团，遇风寒加重，得暖则减，恶寒怕冷，口不渴；舌质淡红，苔薄白，脉浮紧，治疗首选

A. 柴胡疏肝散

B. 消风散合四物汤

C. 麻黄桂枝各半汤

D. 当归饮子

E. 防风通圣散

106. 患者，男，32 岁。阴茎龟头出现暗红褐色疣状赘生物，菜花状增生突起，表面湿润，根部有蒂，易出血，醋酸白试验阳性。诊断为
    A. 软下疳　　　　　B. 梅毒
    C. 尖锐湿疣　　　　D. 淋病
    E. 生殖器疱疹

107. 产后高热，恶露不畅，有臭气，小腹痛剧，便秘，舌红，苔黄而干，脉数有力。最佳选方是
    A. 解毒活血汤合生化汤
    B. 荆防败毒饮
    C. 五味消毒饮合失笑散
    D. 清营汤
    E. 清瘟败毒饮

108. 患者，女，24 岁，已婚。孕 39 周，阵发性下腹痛约 10 小时，伴阴道少许出血，肛门坠胀，有排便感。检查：宫口已开大达 9cm。其目前所处的产程阶段是
    A. 分娩先兆
    B. 先兆早产
    C. 已临产，第一产程
    D. 已临产，第二产程
    E. 已临产，第三产程

109. 患者，女，31 岁，已婚。停经 49 天，阴道少量出血，色鲜红，心烦不安，口苦，咽干，小便短赤，大便秘结，舌质红，苔黄，脉滑数。盆腔 B 超提示：宫内早孕，单活胎，治法为
    A. 清热凉血，固冲安胎
    B. 补肾健脾，益气安胎
    C. 补气养血，固肾安胎
    D. 凉血化瘀，补肾安胎
    E. 凉血活血，补肾安胎

110. 患者，女，32 岁，已婚。现停经 45 天，尿妊娠试验阳性。2 小时前因与爱人吵架出现左下腹撕裂样剧痛，伴肛门坠胀，面色苍白。查体：血压 80/50mmHg（107/67KPa），左下腹压痛、反跳痛明显，有移动性浊音，阴道有少量出血。应首先考虑的是
    A. 小产　　　　　B. 堕胎
    C. 胎动不安　　　D. 异位妊娠
    E. 妊娠腹痛

111. 患者 25 岁，妊娠 30 周，先由脚肿，渐及于腿，皮色不变，随按随起，头晕胀痛，胸闷胁胀，脘胀纳少；苔薄腻，脉弦滑。血压 160/100mmHg，尿蛋白（＋）。首选方剂为
    A. 白术散合五苓散
    B. 羚角钩藤汤
    C. 半夏白术天麻汤
    D. 杞菊地黄丸
    E. 天仙藤散

112. 产后缺乳，乳汁浓稠，乳房胀硬疼痛，情志抑郁，食欲不振；舌质暗红，苔微黄，脉弦，选方
    A. 下乳涌泉散　　　B. 漏芦散
    C. 通乳丹　　　　　D. 生化汤
    E. 苍附导痰丸

113. 患者，女，34 岁。经血非时而至，崩中暴下，继而淋漓，血色淡而质薄，气短神疲，面色白，面浮肢肿，四肢不温，舌质淡，苔薄白，脉弱。治疗首选的方剂是
    A. 举元煎合安冲汤
    B. 右归丸
    C. 加味四物汤
    D. 上下相资汤
    E. 补中益气汤

114. 患者，女，24 岁，已婚。闭经 7 个月，查尿妊娠试验（－），形体肥胖，胸胁满闷，呕恶痰多，面浮足肿，舌淡苔白腻，脉沉滑。治疗首选
    A. 涤痰汤　　　　　B. 丹溪治湿痰方

C. 启宫丸　　　　　　D. 温经汤

E. 人参养荣汤

115. 患儿，7岁。近日气喘发作，喉间哮鸣，咳痰清稀色白，呈黏沫状，形寒无汗，鼻流清涕，面色晦滞带青，四肢不温，口不渴，舌淡红，舌苔薄白，脉象浮滑。治疗首选

A. 玉屏风散合郁气丸

B. 大青龙汤合定喘丸

C. 麻杏石甘汤合苏葶丸

D. 射干麻黄汤合二陈汤

E. 小青龙汤合三子养亲汤

116. 患儿，6个月。因病长期使用广谱抗生素。症见：满口白屑，状如雪花，不易擦去。应首先考虑的是

A. 乳垢　　　　　　　B. 口糜

C. 疳积　　　　　　　D. 奶麻

E. 鹅口疮

117. 患儿，男，9岁。平素多动多语，烦躁不宁，冲动任性，难以制约，兴趣多变，注意力不集中，胸中烦热，烦闷不眠，纳少口苦，便秘尿赤，舌红，苔黄腻，脉滑数。治疗首选

A. 补中益气汤

B. 当归补血汤

C. 葛根黄芩黄连汤

D. 清肝化痰丸

E. 黄连温胆汤

118. 患儿，女，2岁。平素易反复感冒，多汗夜惊，烦躁不安，发稀枕秃，囟门未闭，形体虚胖，肌肉松软，纳呆，大便不实，舌质淡红，苔薄白，指纹偏淡，治疗应首选

A. 玉屏风散　　　　　B. 右归丸

C. 人参五味子汤　　　D. 补肾地黄丸

E. 人参五味子汤

119. 患儿，5岁。近3日来脘腹胀痛，疼痛

拒按，不思乳食，嗳腐吞酸，时有呕吐，吐物酸馊，腹痛欲泻，泻后痛减，矢气频作，粪便秽臭，夜卧不安，舌淡红，苔厚腻，脉沉滑。治疗应首选的方剂是

A. 养脏散

B. 六君子汤

C. 香砂平胃散

D. 小建中汤合理中丸

E. 少腹逐瘀汤合保和丸

120. 患儿不思进食，食少饮多，皮肤失润，大便偏干，小便短黄，手足心热，舌红少津，苔少，脉细数。治疗应首选的方剂是

A. 不换金正气散　　　B. 保和丸

C. 异功散　　　　　　D. 养胃增液汤

E. 平胃散

121. 患者，男，7岁。面色萎黄，形体消瘦，神疲肢倦，不思乳食，食则饱胀，腹满喜按，大便稀溏酸腥，夹有不消化食物残渣，舌质淡，苔白腻，脉细滑。首选

A. 健脾丸　　　　　　B. 保和丸

C. 异功散　　　　　　D. 养胃增液汤

E. 平胃散

122. 患儿，6岁。大便干结，排便困难，脘腹胀满，不思饮食，手足心热，睡眠不安，小便短黄，舌红苔黄厚，脉沉有力。选方最宜

A. 麻子仁丸　　　　　B. 枳实导滞丸

C. 六磨汤　　　　　　D. 黄芪汤合润肠丸

E. 保和丸

123. 患儿，10岁。昨日晨起尿色突然鲜红，伴发热，口渴喜饮，遍身酸痛，少腹胀痛，舌红苔黄腻，脉滑数。其中医证型为

A. 风热伤络　　　　　B. 下焦湿热

C. 脾不摄血　　　　　D. 脾肾两虚

E. 阴虚火旺

124. 患儿，6岁。寐后汗多，自汗亦汗出较
　　 多，精神萎靡，伴低热、口干、手足心
　　 灼热，口唇淡红，舌淡苔少，脉细数。
　　 选方最宜
　　 A. 黄芪桂枝五物汤

B. 泻黄散
C. 生脉散
D. 补中益气丸
E. 玉屏风散合牡蛎散

A3 型题

答题说明

以下提供若干个案例，每个案例下设若干道试题。请根据案例所提供的信息，在每一道试题下面的 A、B、C、D、E 五个备选答案中选择一个最佳答案，并在答题卡上将相应题号的相应字母所属的方框涂黑。

（125～127题共用题干）

患者，男，近2年常出现咳嗽、咳痰症状，迁延数月，近日再次复发，现症见：咳嗽，咳声重浊，痰多色白而黏，胸满窒闷，纳呆，口黏不渴，舌苔白腻，脉滑。辅助检查：血常规：WBC $12×10^9$/L，N 82.7%。胸片：可见肺纹理增多、变粗、扭曲，呈条索状阴影，向肺野周围延伸，以两肺中下野明显。

125. 该病的中医治法为
　　 A. 补肺健脾，止咳化痰
　　 B. 燥湿和胃，降逆平喘
　　 C. 温中散寒，健脾益气
　　 D. 清热和胃，养阴润燥
　　 E. 燥湿化痰，降气止咳

126. 治疗首选
　　 A. 三拗汤合苍耳子散
　　 B. 二陈汤合三子养亲汤
　　 C. 清气化痰汤
　　 D. 黛蛤散合泻白散
　　 E. 异功散合玉屏风散

127. 该病最常见的并发症是
　　 A. 肺癌　　　　　 B. 肺心病
　　 C. 支气管肺炎　　 D. 支气管扩张症
　　 E. 阻塞性肺气肿

（128～130题共用题干）

患者，男，30岁。腹痛2天，遇冷加重，得热稍减，腹部胀满，恶心呕吐，吐出物为胃内容物，无排气排便；脘腹怕冷，四肢畏寒；舌质淡红，苔薄白，脉弦紧。查体：腹部膨隆，压痛，偶见肠型。立位腹部平片示：小肠扩张积气，有大小不等的阶梯状气液平面。

128. 其辨证为
　　 A. 急性阑尾炎，气滞血瘀证
　　 B. 肠梗阻，水结湿阻证
　　 C. 急性胆囊炎，气滞血瘀证
　　 D. 肠梗阻，肠腑寒凝证
　　 E. 急性胆囊炎，肠腑寒凝证

129. 中医治疗首选
　　 A. 桃核承气汤　　 B. 温脾汤
　　 C. 复方大承气汤　 D. 甘遂通结汤
　　 E. 实脾散

130. 下列不宜选用的西医治疗方法是
　　 A. 禁食与胃肠减压
　　 B. 纠正水、电解质和酸碱平衡紊乱
　　 C. 灌肠疗法
　　 D. 颠簸疗法
　　 E. 三腔管压迫止血

（131～133题共用题干）

患者，女，25岁。月经稀发，量少，色

淡，质稀，渐至经闭，体毛增多，呈男性分布，颈后黑棘皮症。婚久不孕，头晕耳鸣，腰膝酸软，形寒肢冷，小便清长，大便不实，性欲淡漠，形体肥胖，多毛，舌淡，苔白，脉沉无力。

131. 患者所患最可能为
　　A. 闭经　　　　　　B. 多囊卵巢综合征
　　C. 子宫肌瘤　　　　D. 垂体微腺瘤
　　E. 子宫内膜异位症

132. 中医治疗首选
　　A. 肾气丸　　　　　B. 苍附导痰丸
　　C. 右归丸　　　　　D. 滋水清肝饮
　　E. 复元活血汤

133. 治疗该病不可用
　　A. 复方醋酸环丙孕酮
　　B. 黄体酮
　　C. 螺内酯
　　D. 二甲双胍
　　E. 胰岛素

（134～136题共用题干）

患儿，男，4岁。突发高热，呼吸急促，四肢抽搐，颈项强直，角弓反张。现症见：高热，神志昏迷，谵妄烦躁，腹痛拒按，呕吐，大便黏腻。查体：T 39℃，咽红，扁桃体Ⅱ度肿大，心肺听诊正常。舌红，苔黄腻，脉滑数。

134. 最可能的诊断是
　　A. 急惊风湿热疫毒证
　　B. 急惊风邪陷心肝证
　　C. 急惊风暴受惊恐证
　　D. 癫痫脾虚痰盛证
　　E. 癫痫脾肾两虚证

135. 西医急救首选药物是
　　A. 地西泮　　　　　B. 苯巴比妥
　　C. 苯妥英钠　　　　D. 利多卡因
　　E. 糖皮质激素

136. 首选方剂是
　　A. 羚角钩藤汤
　　B. 黄连解毒汤合白头翁汤
　　C. 清瘟败毒饮
　　D. 琥珀抱龙丸
　　E. 龙胆泻肝汤

B 型题

答题说明

　　两道试题共用 A、B、C、D、E 五个备选答案，备选答案在上，题干在下。每题请从中选择一个最佳答案，并在答题卡上将相应题号的相应字母所属的方框涂黑。每个备选答案可能被选择一次、两次或不被选择。

（137～138题共用备选答案）
　　A. 80～100mL　　　B. 250～300mL
　　C. 400～500mL　　　D. 20～40mL
　　E. 50～70mL

137. 临床出现呕血症状，提示胃出血量是

138. 临床出现心慌、乏力等全身症状，提示胃肠道出血量达到

（139～140题共用备选答案）
　　A. 鲨肝醇　　　　　B. 糖皮质激素

　　C. 十一酸睾酮　　　D. 阿糖胞苷
　　E. 羟基脲

139. 治疗白细胞减少症可升高粒细胞的药物是

140. 治疗骨髓增生异常综合征与蒽环类抗生素联合化疗的药物是

（141～142题共用备选答案）
　　A. 大脑皮质
　　B. 内囊及基底节附近

C. 丘脑

D. 大脑中动脉

E. 大脑后动脉

141. 高血压脑出血最好发部位是

142. 血栓性脑梗死最好发部位是

（143～144 题共用备选答案）

A. 神灵主义医学模式

B. 自然哲学医学模式

C. 机械论医学模式

D. 生物医学模式

E. 生物－心理－社会医学模式

143. 中国传统医学中阴阳五行学说体现的医学模式是

144. 认为心理、社会因素与疾病的发生、发展、转化有着密切联系的医学模式是

（145～146 题共用备选答案）

A. 吸入麻醉   B. 蛛网膜下腔麻醉

C. 全身麻醉   D. 表面麻醉

E. 针刺麻醉

145. 属于局部麻醉的是

146. 属于椎管内麻醉的是

（147～148 题共用备选答案）

A. 先兆流产   B. 难免流产

C. 不全流产   D. 完全流产

E. 稽留流产

147. 中医称之为胎漏者，相当于西医学中的

148. 中医的胎死不下者，相当于西医学中的

（149～150 题共用备选答案）

A. 大量蛋白尿，低白蛋白血症，高胆固醇血症，明显浮肿

B. 血尿，水肿，高血压，程度不等的肾功能损害

C. 血尿，低白蛋白血症

D. 高血压，大量蛋白尿

E. 高血压，低白蛋白血症

149. 急性肾炎的临床特征是

150. 肾病综合征的临床特征是

中西医结合执业助理医师资格考试
最后成功四套胜卷（二）

（医学综合考试部分）

第一单元

考生姓名：＿＿＿＿＿＿＿＿

准考证号：＿＿＿＿＿＿＿＿

考　　点：＿＿＿＿＿＿＿＿

考　场　号：＿＿＿＿＿＿＿＿

A1 型题

答题说明

每一道试题下面有 A、B、C、D、E 五个备选答案，请从中选择一个最佳答案，并在答题卡上将相应题号的相应字母所属的方框涂黑。

1. 因中气下陷所致的多种病证，都可采用升提中气法治疗，此属于
   A. 因人制宜　　　　B. 同病异治
   C. 异病同治　　　　D. 审因论治
   E. 虚则补之

2. 构成天地万物的共同原始物质是
   A. 元气　　　　　　B. 宗气
   C. 精气　　　　　　D. 阴阳
   E. 五体

3. 产生于事物发展变化"物极"阶段的阴阳关系是
   A. 阴阳消长　　　　B. 阴阳转化
   C. 阴阳制约　　　　D. 阴阳互藏
   E. 阴阳交感

4. 治疗阴虚证，佐以补阳药的意义是
   A. 阴中求阳　　　　B. 阳中求阴
   C. 阴病治阳　　　　D. 阳病治阴
   E. 寒者热之

5. 五行乘侮，乘酸的性味是
   A. 酸　　　　　　　B. 苦
   C. 甘　　　　　　　D. 辛
   E. 咸

6. 有"君相安位"关系的两脏是
   A. 心与肺　　　　　B. 心与肾
   C. 肺与脾　　　　　D. 脾与肝
   E. 肺与肝

7. 临床见感觉迟钝、动作迟缓、反应不灵，是下列哪一项功能失常所致
   A. 神　　　　　　　B. 魂
   C. 魄　　　　　　　D. 意
   E. 志

8. 同司疏泄、共主勇怯的脏腑是
   A. 心与小肠　　　　B. 肺与大肠
   C. 脾与胃　　　　　D. 肝与胆
   E. 肾与膀胱

9. "水谷之悍气"指的是
   A. 卫气　　　　　　B. 营气
   C. 精气　　　　　　D. 阴气
   E. 阳气

10. 下列各项，具有化神作用的是
    A. 脉　　　　　　　B. 气
    C. 血　　　　　　　D. 津
    E. 液

11. 与宗气密切相关的脏腑是
    A. 心、肺　　　　　B. 心、肝
    C. 肺、脾　　　　　D. 肝、肺
    E. 脾、肾

12. 目的视觉功能主要取决于
    A. 肾中精气的充盈　B. 肝血的充足
    C. 脾气的健运　　　D. 肾阳的蒸化
    E. 肾阴的滋养

13. 风邪的性质和致病特点是
    A. 风为阳邪，其性炎热
    B. 风为阳邪，其性开泄
    C. 风为阳邪，伤津耗气
    D. 风为阳邪，易生风动血
    E. 风为阳邪，其性炎上

14. 《素问·生气通天论说》："冬伤于寒，春必温病。"此描述的发病类型属于
    A. 感邪即发　　　　B. 徐发
    C. 伏而后发　　　　D. 复发
    E. 继发

15. 重病后期，邪已祛除，但正气耗伤，有待恢复的转归称为
    A. 正虚邪恋　　　　　B. 邪胜正复
    C. 正胜邪退　　　　　D. 邪正相持
    E. 邪去正虚

16. 形成寒从中生的原因，主要是
    A. 心肝肾阳虚，温煦气化无力
    B. 肺脾肾阳虚，温煦气化失常
    C. 心脾肾阳虚，温煦气化失司
    D. 心肺肾阳虚，温煦气化失职
    E. 肺胃肾阳虚，温煦腐熟无力

17. 患者正虚邪实而正气不耐攻伐，此时应采取的治则是
    A. 扶正　　　　　　　B. 祛邪
    C. 祛邪扶正兼用　　　D. 先祛邪后扶正
    E. 先扶正后祛邪

18. 下列除哪项外，均有脉率快的特点
    A. 数　　　　　　　　B. 促
    C. 滑　　　　　　　　D. 疾
    E. 动

19. 下列哪项不会出现口渴多饮
    A. 里实热证
    B. 消渴病
    C. 燥邪伤津
    D. 里热炽盛，津液大伤
    E. 湿热证

20. 咳声如犬吠样，可见于
    A. 百日咳　　　　　　B. 白喉
    C. 感冒　　　　　　　D. 肺痨
    E. 肺痿

21. 下列各项属于心阴虚与心血虚共同表现的是
    A. 心悸失眠　　　　　B. 心烦健忘
    C. 乏力自汗　　　　　D. 潮热盗汗
    E. 脉象细数

22. 辨别寒热真假的关键是
    A. 胸腹的冷热

    B. 舌质的嫩胖与苍老
    C. 脉象的迟数
    D. 声音的勇怯
    E. 四肢的温度

23. 下列不是亡阴证证候特点的是
    A. 热汗如油　　　　　B. 肌热烦渴
    C. 四肢厥冷　　　　　D. 唇舌干燥
    E. 脉数疾无力

24. 阵发性腹痛，按之有条索状包块转移不定者，最宜诊断为
    A. 肠痈　　　　　　　B. 食积
    C. 癥瘕　　　　　　　D. 虫积
    E. 疝气

25. 大便时干时稀，多属于
    A. 肠燥津枯　　　　　B. 胃肠湿热
    C. 脾虚气陷　　　　　D. 脾肾阳虚
    E. 肝脾不调

26. 饥不欲食，兼脘痞，胃中嘈杂灼热者，其病机是
    A. 胃强脾弱　　　　　B. 胃火炽盛
    C. 湿邪困脾　　　　　D. 胃阴不足
    E. 痰饮内停

27. 手足心汗出的病机不包括
    A. 阳明燥热内结　　　B. 阴经郁热熏蒸
    C. 阴虚不能制阳　　　D. 阳气内郁不畅
    E. 下焦湿热郁蒸

28. 属于阳明潮热发热特点的是
    A. 气候炎热时长期发热
    B. 长期微热，烦劳则甚
    C. 热势较低，午后或夜间发生
    D. 身热不扬，午后热甚
    E. 热势较高，日晡为甚

29. 淡白舌，黄腻苔的临床意义是
    A. 阴虚火旺，复感寒湿
    B. 脾胃虚寒，复感湿热
    C. 秽浊时邪，热毒相结
    D. 内热暴起，津液暴伤

E. 湿热内蕴，食积化腐

30. 舌短缩色青紫而湿润者多属于
   A. 痰湿内阻　　　　B. 寒凝筋脉
   C. 热盛津伤　　　　D. 脾虚不运
   E. 气血俱虚

31. 小腿皮肤突然鲜红成片，边缘清楚，灼热肿胀者，称为
   A. 抱头火丹　　　　B. 流火
   C. 坏疽　　　　　　D. 赤游丹
   E. 红丝疗

32. 小儿发结如穗，枯黄稀疏属于
   A. 疳积病　　　　　B. 劳神伤血
   C. 血热化燥　　　　D. 肾精亏损
   E. 血虚生风

33. 治疗筋脉拘急疼痛的药物多具有
   A. 苦味　　　　　　B. 咸味
   C. 辛味　　　　　　D. 甘味
   E. 酸味

34. 药物炮制转变其升降浮沉的性能正确的是
   A. 醋炒则收　　　　B. 姜炒则收
   C. 蜜制上行　　　　D. 酒制则降
   E. 盐炒上行

35. 下列哪项不属于"十八反"配伍的是
   A. 甘草配海藻　　　B. 乌头配贝母
   C. 甘草配半夏　　　D. 乌头配瓜蒌
   E. 藜芦配丹参

36. 堪称解表散风通用，无论风寒、风热均可用的药组是
   A. 桂枝与麻黄　　　B. 金银花与连翘
   C. 紫苏叶与生姜　　D. 藁本与白芷
   E. 荆芥与防风

37. 善治颈项强痛及热泻热痢的药物是
   A. 柴胡　　　　　　B. 荆芥
   C. 葛根　　　　　　D. 白芷
   E. 薄荷

38. 治疗痈肿疮毒，伴大便秘结者，应首选
   A. 蔓荆子　　　　　B. 薄荷
   C. 牛蒡子　　　　　D. 菊花
   E. 蝉蜕

39. 下列既治风寒头痛，风湿痹痛，又能治疗肺寒痰饮咳喘的药物是
   A. 麻黄　　　　　　B. 藿香
   C. 薄荷　　　　　　D. 荆芥
   E. 细辛

40. 下列除哪项外均为大黄的主治病证
   A. 热毒疮疡　　　　B. 黄疸、淋证
   C. 水肿胀满　　　　D. 积滞便秘
   E. 目赤咽肿

41. 能祛风、通络、止痉，治疗破伤风、小儿惊风的药物是
   A. 秦艽　　　　　　B. 木瓜
   C. 威灵仙　　　　　D. 乌梢蛇
   E. 防己

42. 能燥湿，又下气除胀满，为消除胀满要药的药物是
   A. 麻黄　　　　　　B. 枳壳
   C. 大腹皮　　　　　D. 陈皮
   E. 厚朴

43. 既能解毒消痈，又能凉血止血的药物是
   A. 大蓟、小蓟　　　B. 三七、蒲黄
   C. 侧柏叶、茜草　　D. 艾叶、炮姜
   E. 紫草、赤芍

44. 以下不属于桃仁的主治病证的是
   A. 瘀血阻滞诸证　　B. 肺痈、肠痈
   C. 咳嗽气喘　　　　D. 心悸失眠
   E. 肠燥便秘

45. 半夏、天南星均可治疗的病证是
   A. 破伤风　　　　　B. 梅核气
   C. 呕吐　　　　　　D. 关节肿痛
   E. 湿痰，寒痰证

46. 石决明、决明子的共同作用是
   A. 降气化痰　　　　B. 息风止痉

C. 润肠通便　　　　D. 清肝明目

E. 止咳平喘

47. 具有补脾养胃，生津益肺，补肾涩精的功效的药物是

　　A. 太子参　　　　B. 山药

　　C. 白扁豆　　　　D. 黄芪

　　E. 党参

48. 既能补肾助阳、温脾止泻，又能外用消风祛斑的药物是

　　A. 益智　　　　　B. 附子

　　C. 肉苁蓉　　　　D. 补骨脂

　　E. 沙苑子

49. 能够平补阴阳，为固精止遗、防元气虚脱之要药的药物是

　　A. 山茱萸　　　　B. 乌梅

　　C. 赤石脂　　　　D. 桑螵蛸

　　E. 浮小麦

50. 下列不属于丸剂特点的是

　　A. 吸收较慢

　　B. 药效持久

　　C. 作用涤荡，可去大病

　　D. 节省药材

　　E. 适用于慢性、虚弱性疾病

51. 桂枝汤中酸甘化阴的药物组合是

　　A. 桂枝，炙甘草　　B. 芍药，炙甘草

　　C. 桂枝，饴糖　　　D. 芍药，饴糖

　　E. 桂枝，生姜

52. 以大便秘结，小便频数为辨证要点的方剂是

　　A. 八正散　　　　B. 济川煎

　　C. 麻子仁丸　　　D. 温脾汤

　　E. 大承气汤

53. 四逆散中"一升一降"的药物组合是

　　A. 柴胡、芍药　　B. 柴胡、甘草

　　C. 柴胡、枳实　　D. 芍药、甘草

　　E. 枳实、芍药

54. 牡丹皮在犀角地黄汤中的作用是

A. 清泻肝火　　　　B. 凉血散瘀

C. 清血中伏火　　　D. 凉血止血

E. 清虚热

55. 龙胆泻肝汤中清热利湿的药物有

　　A. 泽泻、车前子、茯苓

　　B. 茯苓、车前子、木通

　　C. 泽泻、车前子、木通

　　D. 猪苓、茯苓、木通

　　E. 茯苓、猪苓、泽泻

56. 白头翁汤的功效是

　　A. 清热化湿，涩肠止痢

　　B. 清热解毒，凉血散瘀

　　C. 清热解毒，凉血止痢

　　D. 清热凉血，消肿止痛

　　E. 清热泻火，凉血止血

57. 功可通阳散结，行气祛痰的方剂是

　　A. 半夏厚朴汤　　　　B. 瓜蒌薤白白酒汤

　　C. 厚朴温中汤　　　　D. 理中汤

　　E. 二陈汤

58. 苏子降气汤主治病证的病机是

　　A. 外感风寒，内停水饮

　　B. 肾阳不足，痰饮上壅于肺

　　C. 素有痰热，复感外寒，郁而为热

　　D. 表邪化热，肺热炽盛

　　E. 肺有伏火郁热

59. 有逐瘀泄热功效的方剂是

　　A. 桃核承气汤　　　B. 生化汤

　　C. 血府逐瘀汤　　　D. 温经汤

　　E. 复元活血汤

60. 九味羌活汤中偏治阳明经头痛的药物是

　　A. 羌活　　　　　B. 白芷

　　C. 细辛　　　　　D. 川芎

　　E. 防风

61. 杏苏散的功效是

　　A. 清肺化痰，宣肺解表

　　B. 清热润肺，止咳化痰

　　C. 轻宣凉燥，散寒发表

D. 轻宣凉燥，理肺化痰

E. 轻宣凉燥，养阴润肺

62. 藿香正气散的功效是

　　A. 祛暑解表，清热化湿

　　B. 宣畅气机，清热利湿

　　C. 解表化湿，理气和中

　　D. 发汗解表，兼清里热

　　E. 温阳化气，利水渗湿

63. 体现"病痰饮者，当以温药和之"之法的方剂是

　　A. 小陷胸汤　　　　B. 苓桂术甘汤

　　C. 二陈汤　　　　　D. 枳实薤白桂枝汤

　　E. 温胆汤

64. 下列方剂中，用药有乌梅的是

　　A. 杏苏散　　　　　B. 止嗽散

　　C. 清燥救肺汤　　　D. 百合固金汤

　　E. 二陈汤

65. 保和丸中清热散结的药物是

　　A. 神曲　　　　　　B. 莱菔子

　　C. 栀子　　　　　　D. 连翘

　　E. 枳实

66. 由卫健委单独或与国务院有关部门联合制定发布的规范性文件是

　　A. 卫生标准　　　　B. 卫生法规

　　C. 卫生法律　　　　D. 卫生规章

　　E. 地方性卫生法规

67. 具有下列情形之一的，为劣药，除了

　　A. 超过有效期的

　　B. 药品成分的含量不符合国家药品标准

　　C. 未注明或者更改产品批号的药品

　　D. 变质的药品

　　E. 被污染的药品

68. 运送甲类传染病样本，须经哪个部门批准

　　A. 国务院卫生行政部门

　　B. 省级以上人民政府

　　C. 省级以上人民政府卫生行政部门

D. 县级人民政府

E. 县级以上人民政府卫生行政部门指定的机构

69. 胸痛伴进行性加重的吞咽困难见于

　　A. 食管炎　　　　　B. 食管癌

　　C. 支气管肺癌　　　D. 肺结核

　　E. 结核性心包炎

70. 胸腔积液患者，常采取的体位是

　　A. 健侧卧位　　　　B. 患侧卧位

　　C. 自动体位　　　　D. 端坐位

　　E. 被动体位

71. 下列恶性肿瘤，常能转移到左锁骨上淋巴结的是

　　A. 甲状腺癌　　　　B. 肺癌

　　C. 乳腺癌　　　　　D. 胃癌

　　E. 鼻咽癌

72. 梨形心脏常见于

　　A. 主动脉瓣关闭不全

　　B. 主动脉瓣狭窄

　　C. 二尖瓣狭窄

　　D. 二尖瓣关闭不全

　　E. 心包积液

73. 全腹紧张呈揉面感，常见于

　　A. 急性腹膜炎　　　B. 结核性腹膜炎

　　C. 肝硬化腹水　　　D. 胃下垂

　　E. 肠梗阻

74. 扑翼样震颤见于

　　A. 甲状腺功能亢进　B. 震颤麻痹

　　C. 小脑肿瘤　　　　D. 肝性脑病

　　E. 脑动脉硬化

75. "三偏征"提示病变部位在

　　A. 内囊　　　　　　B. 脑桥

　　C. 中脑　　　　　　D. 小脑

　　E. 延髓

76. 下列不属于传染源的是

　　A. 患者　　　　　　B. 病原携带者

　　C. 隐性感染者　　　D. 易感者

E.受感染的动物

77. 流行性脑脊髓膜炎的病原菌是
    A.革兰氏阴性杆菌　　B.抗酸杆菌
    C.革兰氏阴性球菌　　D.革兰氏阳性球菌
    E.革兰氏阴性弧菌

78. 下列关于血尿素氮的改变及临床意义的叙述，正确的是
    A.上消化道出血时，血尿素氮减少
    B.大面积烧伤时，血尿素氮减少
    C.严重的肾盂肾炎，血尿素氮减少
    D.血尿素氮对早期肾功能损害的敏感性差
    E.血尿素氮对早期肾功能损害的敏感性强

79. 关于胆囊结石的B超诊断描述错误的是
    A.胆囊内见一个或数个强光团、光斑
    B.光斑后方伴声影或彗星尾
    C.强光团或光斑可随体位改变而依重力方向移动
    D.当结石嵌顿在胆囊颈部，看不到光团或光斑随体位改变
    E.充填型胆结石，胆囊回声清晰，其内充满大小不等结石

80. 站立位X线检查可见外侧肋膈角变钝的疾病考虑为
    A.包裹性胸腔积液
    B.游离性胸腔积液
    C.气胸
    D.液气胸
    E.胸膜肥厚

81. 药物的首过消除发生于
    A.舌下给药后　　B.吸入给药后
    C.口服给药后　　D.静脉给药后
    E.皮下给药后

82. 氯解磷定对下列哪种毒物无效
    A.乐果　　　　B.内吸磷
    C.敌百虫　　　D.对硫磷

E.敌敌畏

83. 下列哪种药物可用于诊断嗜铬细胞瘤
    A.阿托品　　　B.肾上腺素
    C.酚妥拉明　　D.普萘洛尔
    E.山莨菪碱

84. 以下有关地西泮的叙述，错误的是
    A.有镇静、催眠和抗焦虑作用
    B.有中枢性肌肉松弛作用
    C.是控制癫痫持续状态的首选药物
    D.用于控制破伤风等原因引起的惊厥
    E.大剂量产生麻醉作用

85. 急性肝功能衰竭所致的肝昏迷，辅助治疗可选用
    A.左旋多巴　　B.苯海索
    C.溴隐亭　　　D.金刚烷胺
    E.司来吉兰

86. 不属于阿司匹林不良反应的是
    A.瑞夷（Reye）综合征
    B.荨麻疹等过敏反应
    C.水钠潴留，引起水肿
    D.诱发胃溃疡和胃出血
    E.水杨酸反应

87. 有关利尿药叙述不正确的是
    A.高效利尿药主要作用于髓袢升支粗段
    B.中效利尿药主要作用于远曲小管近端
    C.中效利尿药对尿液的浓缩过程有一定影响
    D.乙酰唑胺主要作用于近曲小管
    E.螺内酯和氨苯蝶啶为保钾利尿药

88. 下列哪种利尿药的作用强度与肾上腺皮质功能有关
    A.呋塞米　　　B.螺内酯
    C.氨苯蝶啶　　D.阿米洛利
    E.氢氯噻嗪

89. 美托洛尔不适用于下列何种高血压
    A.高血压伴心绞痛
    B.高血压伴精神抑郁

C. 高血压伴心动过速

D. 高血压伴脑血管病

E. 高血压伴心输出量偏高或肾素活性增高

90. 普罗帕酮可用于治疗

  A. 室上性期前收缩伴发心动过速

  B. 急性心肌梗死引起的室性心律失常

  C. 甲状腺功能亢进引起的窦性心动过速

  D. 情绪激动引起的室性心律失常

  E. 强心苷中毒引起的室性早搏

91. 强心苷可降低心房纤颤患者的心室率，是因为

  A. 降低心室自律性

  B. 改善心肌缺血状态

  C. 降低心房自律性

  D. 兴奋迷走神经和抑制房室传导

  E. 抑制迷走神经

92. 下列关于硝酸甘油的论述，错误的是

  A. 扩张容量血管

  B. 降低左心室舒张末期压力

  C. 刺激侧支生成，开放侧支循环

  D. 改善心内膜供血作用较差

  E. 能降低心肌耗氧量

93. 青霉素治疗何种疾病时可引起赫氏反应

  A. 大叶性肺炎

  B. 梅毒或钩端螺旋体病

  C. 草绿色链球菌心内膜炎

  D. 回归热

  E. 破伤风

94. 下列乙脑后遗症，常可持续终生的是

  A. 失语   B. 强直性瘫痪

  C. 扭转痉挛   D. 癫痫

  E. 精神失常

95. 对"阳浮而阴弱"理解错误的是

  A. 既指脉象又指病机

  B. 阳指浮取，阴指沉取

  C. 病机言则阴寒内盛，格阳于外

D. "而"字有因果转属之意

E. 病机言则卫阳浮盛，营阴不足

96. 治疗伤寒应首选的药物是

  A. 头孢唑啉   B. 氯霉素

  C. 链霉素   D. 环丙沙星

  E. 庆大霉素

97. 目前感染人类的禽流感病毒亚型中，病情重，死亡率高的是

  A. H5N1   B. H9N2

  C. H7N7   D. H7N3

  E. H7N2

98. 有助于流行性乙型脑炎回顾性诊断的指标是

  A. 补体结合试验   B. 病毒抗原检测

  C. 病毒基因检测   D. 病毒分离

  E. 骨髓穿刺检测

99. 下列关于艾滋病分期表述错误的是

  A. 急性感染期以发热最为常见

  B. 前驱期无明显症状

  C. 无症状感染期血中可检测出病毒及抗体

  D. 艾滋病期可并发各种机会性感染和恶性肿瘤

  E. 艾滋病期部分患者可表现为神经精神症状

100. HBeAg 阳性 CHB 患者抗病毒治疗，需停用 Peg-IFN-α，改为 NAs 治疗的指征是

  A. 治疗 12 周后，若 HBVDNA 下降 < 2lgIU/mL 或 HBsAg 定量下降 < 1lgIU/mL

  B. 治疗 12 周后，若 HBVDNA 下降 < 2lgIU/mL 且 HBsAg 定量 > 2×10^4IU/mL

  C. 治疗 24 周后，若 HBVDNA 下降 < 2lgIU/mL 或 HBsAg 定量下降 < 1lgIU/mL

D. 治疗 24 周后，若 HBVDNA 下降 <
21gIU/mL 且 HBsAg 定量 > 2×
10^4IU/mL

E. 治疗 36 周后，若 HBVDNA 下降 <
21gIU/mL 或 HBsAg 定量下降 <
21gIU/mL

101. 中毒型菌痢最严重的临床表现是
    A. 皮肤花斑   B. 高热
    C. 惊厥   D. 呼吸衰竭
    E. 昏迷

102. 诊断布鲁菌病，试管凝集试验阳性的标
准是
    A. 滴度 1∶500（+）及以上
    B. 滴度 1∶50（+）及以上
    C. 滴度 1∶150（++）及以上
    D. 滴度 1∶100（+）及以上
    E. 滴度 1∶100（++）及以上

103. 成人及 8 岁以上儿童布鲁菌病首选的治
疗方案是
    A. 多西环素联合复方新诺明
    B. 多西环素联合利福平
    C. 利福平联合复方新诺明
    D. 头孢曲松联合复方新诺明
    E. 多西环素联合头孢曲松

104. 终末消毒不包括
    A. 打开病室抽屉、柜门，紧闭门窗，
用紫外线灯照射
    B. 患者遗体用消毒液浸湿的尸单包裹
    C. 病房被服放入污物袋，消毒后再清洗
    D. 病房消毒后打开门窗通风，用消毒
液擦拭家居、墙面和地面
    E. 医生接触患者前后洗手

105. 治疗遗尿肾气不足证，除主穴外，还应
选取的配穴是
    A. 肾俞、命门   B. 肺俞、脾俞
    C. 气海、足三里   D. 百会、神门
    E. 行间、阳陵泉

106. 下列十二经脉表里关系错误的是
    A. 手少阴——手太阳
    B. 足厥阴——足少阳
    C. 手阳明——手太阴
    D. 手少阳——手厥阴
    E. 足太阳——足厥阴

107. 带脉的功能是
    A. 涵蓄十二经气血
    B. 调节全身阳经之气
    C. 主管一身之表里
    D. 约束纵行诸经
    E. 以上皆是

108. 下列脏腑与募穴对应关系不正确的是
    A. 肺——中府   B. 大肠——天枢
    C. 膀胱——中极   D. 肝——期门
    E. 心——鸠尾

109. 耻骨联合上缘至髌底的骨度分寸是
    A. 18 寸   B. 19 寸
    C. 20 寸   D. 21 寸
    E. 22 寸

110. 在肘横纹中，肱二头肌腱桡侧凹陷处的
腧穴是
    A. 小海   B. 少海
    C. 曲泽   D. 尺泽
    E. 曲池

111. 下列选项中，既是输穴又是原穴，还是
八会穴的穴位是
    A. 太溪   B. 太渊
    C. 大陵   D. 神门
    E. 太冲

112. 治疗月经过多、崩漏的首选穴是
    A. 隐白   B. 太白
    C. 公孙   D. 地机
    E. 三阴交

113. 十二经脉中，相表里的阴经与阳经的交
接部位在
    A. 手足末端   B. 胸部

C. 腹部　　　　　D. 头部

E. 面部

C. 光明　　　　　D. 足三里

E. 承扶

114. 治疗痔疾常取的腧穴是

　　A. 天枢　　　　　B. 承山

　　C. 委阳　　　　　D. 昆仑

　　E. 申脉

115. 下列哪项不是照海穴的主治病证

　　A. 失眠，癫痫

　　B. 呕吐涎沫，吐舌

　　C. 月经不调，赤白带下

　　D. 小便频数，癃闭

　　E. 咽喉干痛，目赤肿痛

116. 在小腿外侧，外踝尖上5寸，腓骨前缘的穴位是

　　A. 悬钟　　　　　B. 风市

117. 隔蒜灸多用于治疗

　　A. 阳痿早泄　　　B. 呕吐腹痛

　　C. 未溃疮疡　　　D. 腹痛泄泻

　　E. 疮疡久溃

118. 有关面瘫的针灸辨证论治，下列叙述不正确的是

　　A. 以祛风通络，疏调经筋为法

　　B. 取手足阳明经穴为主

　　C. 急性期病属实证，面部腧穴应重刺、深刺

　　D. 恢复期气血受损，可取足三里施予补法

　　E. 属风寒证者，可加用风池

A2 型题

答题说明

　　每道考题由两个以上相关因素组成或以一个简要病历形式出现，其下面有 A、B、C、D、E 五个备选答案，请从中选择一个最佳答案，并在答题卡上将相应题号的相应字母所属的方框涂黑。

119. 患者因受精神刺激而气逆喘息，面红目赤，呕血，昏厥卒倒，其病机是

　　A. 怒则气上　　　B. 悲则气消

　　C. 喜则气缓　　　D. 思则气结

　　E. 恐则气下

120. 患者，女，30岁。事业受创后，情绪低落抑郁，逐渐出现自言自语，喃喃不休，见人语止，首尾不续，其病机是

　　A. 脏气衰竭，心神散乱

　　B. 外感热病，温邪内入心包

　　C. 气郁痰阻，蒙蔽心神

　　D. 痰火互结，内扰神明

　　E. 阴虚火旺，精气耗伤

121. 患儿，5岁。患"流行性乙型脑炎"第8天，现症见低热不退，手足蠕动，肢

体抽搐，眩晕耳鸣，口燥咽干，颧红潮热，舌红少津，脉弦细数。其证候是

　　A. 心阴虚证　　　B. 肝阴虚证

　　C. 肾阴虚证　　　D. 血虚生风证

　　E. 阴虚动风证

122. 患者，女，25岁。新产后出现心悸失眠，神疲乏力，少气懒言，面色晦滞，少腹刺痛拒按，舌紫暗有瘀斑，脉细涩。其证候为

　　A. 气虚血瘀证　　B. 气血两虚证

　　C. 气滞血瘀证　　D. 气随血脱证

　　E. 气不摄血证

123. 患者，男，8岁。感冒数天，出现高热，心烦口渴，出汗，舌红苔黄，脉洪大，宜用

A. 芦根、淡竹叶　　B. 知母、黄柏

C. 金银花、连翘　　D. 牡丹皮、赤芍

E. 石膏、知母

124. 患者右少腹疼痛拒按，按之即痛如淋，局部肿痞，右足屈而不伸，伸则痛剧，小便自调，时时发热，自汗恶寒，舌苔薄腻而黄，脉滑数，治疗首选

A. 大黄牡丹汤　　　B. 大陷胸汤

C. 大承气汤　　　　D. 桃仁承气汤

E. 防风通圣散

125. 患者失眠心悸，虚烦不安，头目眩晕，咽干口燥，舌红，脉弦细，宜选用

A. 栀子豉汤　　　　B. 天王补心丹

C. 酸枣仁汤　　　　D. 温胆汤

E. 朱砂安神丸

126. 患者，男，30岁。发热伴游走性关节痛，体温逐渐升高达39℃以上，数天后逐渐下降至正常水平，数天后再逐渐升高，如此反复。其发热的热型应是

A. 波状热　　　　　B. 弛张热

C. 间歇热　　　　　D. 稽留热

E. 不规则热

127. 患者，男，29岁。发热7天，食欲减退，乏力，腹泻，腹胀。起病后曾先后自服氨苄西林及喹诺酮类等药，发热仍不退。体检：腹部胀气，脾肋下1cm。血白细胞 $2.6 \times 10^9/L$。高度怀疑伤寒，为进一步确诊应进行

A. 血培养　　　　　B. 骨髓培养

C. 粪便培养　　　　D. 尿培养

E. 肥达反应

128. 患者，女，33岁。昨晚吃街边烧烤后于今晨3时突然畏寒、高热、呕吐、腹痛、腹泻，腹泻共4次，开始为稀水样便，继之便中带有黏液和脓血。在未做实验室检查的情况下，该患者可能的诊

断为

A. 急性轻型细菌性痢疾

B. 急性典型细菌性痢疾

C. 中毒型细菌性痢疾

D. 慢性细菌性痢疾急性发作

E. 慢性迁延型细菌性痢疾

129. 患者，女，35岁。胃脘部隐痛，痛处喜按，伴胃脘灼热，似饥而不欲食，咽干口燥，大便干结，舌红少津，脉细数。针刺应选择的处方是

A. 内关、天枢、中脘、膈俞、三阴交

B. 内关、足三里、中脘、期门、太冲

C. 内关、天枢、中脘、太冲、合谷

D. 内关、足三里、中脘、下脘、梁门

E. 足三里、中脘、内关、三阴交、内庭

130. 患者，女，45岁。失眠2年，经常多梦少寐，入睡迟，易惊醒，平常遇事惊怕，多疑善感，舌淡苔薄，脉弦细。治疗除取主穴外，还应加

A. 心俞、脾俞　　　B. 心俞、太溪

C. 心俞、胆俞　　　D. 肝俞、太冲

E. 足三里、内关

131. 一患者双下肢关节游走性疼痛，肿胀，时有寒热，舌淡苔薄白，脉浮。治疗除主穴外，还可配

A. 肾俞、关元　　　B. 膈俞、血海

C. 商丘、足三里　　D. 大椎、曲池

E. 膝眼、太溪

132. 患者，女，18岁。经期下腹部疼痛剧烈，经色紫黑，有血块，经前伴乳房胀痛，舌有瘀斑，脉细弦。治疗宜选取

A. 三阴交、中极、次髎、太冲

B. 三阴交、归来、次髎、地机

C. 三阴交、中极、次髎、内关

D. 三阴交、气海、太溪、肝俞

E. 三阴交、气海、脾俞、胃俞

B 型题

（133～134题共用备选答案）

A. 营养作用　　　　B. 温煦作用

C. 推动作用　　　　D. 气化作用

E. 固摄作用

133. 机体维持相应的体温有赖于气的

134. 体内物质的新陈代谢和能量的转换有赖于气的

（135～136题共用备选答案）

A. 脉律整齐，柔和有力

B. 从容，和缓，流利

C. 不浮不沉，不快不慢

D. 不大不小，不强不弱

E. 尺脉有力，沉取不绝

135. 脉有胃气的特点是

136. 脉之有根的特点是

（137～138题共用备选答案）

A. 芒硝　　　　　　B. 车前子

C. 滑石　　　　　　D. 猪苓

E. 茯苓

137. 治疗心悸、水肿、失眠，首选的药物是

138. 治疗湿温、湿疹、湿疮，首选的药物是

（139～140题共用备选答案）

A. 服后喝稀粥　　　B. 勿过煮

C. 下利后喝粥　　　D. 加竹叶煮

E. 煎渣再煮

139. 桂枝汤的煎服方法

140. 银翘散的煎服方法

（141～142题共用备选答案）

A. 医师未按照注册的执业地点、执业类别、执业范围执业

B. 在医师资格考试中违反考试纪律

C. 严重违反医师职业道德、医学伦理规范，造成恶劣社会影响

D. 对需要紧急救治的患者，拒绝急救处置

E. 非医师行医

141. 《中华人民共和国医师法》规定，处一万元以上三万元以下罚款的是

142. 《中华人民共和国医师法》规定，终身禁止从事医疗卫生服务的是

（143～144题共用备选答案）

A. T 波　　　　　　B. QT 间期

C. P 波　　　　　　D. QRS 波群

E. ST 段

143. 代表心室除极和复极总时间的是

144. 反映心室早期缓慢复极的电位和时间变化的是

（145～146题共用备选答案）

A. 糖皮质激素大剂量冲击疗法

B. 糖皮质激素一般剂量长期疗法

C. 糖皮质激素小剂量替代疗法

D. 糖皮质激素大剂量长期疗法

E. 维持量疗法

145. 治疗垂体前叶功能减退用

146. 治疗中毒性菌痢用

（147～148题共用备选答案）

A. 人结核分枝杆菌

B. 牛结核分枝杆菌

C. 非洲分枝杆菌

D. 亚洲分枝杆菌

E. 田鼠分枝杆菌

147. 人类结核病的病原体是

148. 卡介苗的来源是

（149～150题共用备选答案）

A. 晕针   B. 滞针

C. 弯针   D. 断针

E. 血肿

149.行针时医者感觉针下涩滞，捻转、提插、出针均感困难，称为

150.行针时医者用力过猛，改变了留针时针身的角度和方向，称为

中西医结合执业助理医师资格考试
最后成功四套胜卷（二）

（医学综合考试部分）

第二单元

考生姓名：＿＿＿＿＿＿＿＿

准考证号：＿＿＿＿＿＿＿＿

考　　点：＿＿＿＿＿＿＿＿

考 场 号：＿＿＿＿＿＿＿＿

A1 型题

1. 急性气管 – 支气管炎与流行性感冒的鉴别要点是
   A. 发热程度
   B. 白细胞计数
   C. CT
   D. 病毒分离和血清学检查
   E. 支气管舒张试验

2. 中央型肺癌通过 X 线检查表现的直接征象是
   A. 肺不张　　　　B. 阻塞性肺炎
   C. 局限性肺气肿　D. 一侧肺门肿块
   E. 继发性肺囊肿

3. 慢性肺心病最常见的心律失常是
   A. 房性早搏和室上性心动过速
   B. 心房纤颤
   C. 心房扑动
   D. 室性心动过速
   E. 室性早搏

4. 抢救急性左心衰竭，静息时明显呼吸困难者应给予的体位是
   A. 半卧位　　　　B. 端坐位
   C. 平卧位　　　　D. 高枕卧位
   E. 自动体位

5. 下列关于房颤的心电图描述不正确的是
   A. P 波消失，代之以大小不等、形态不同、间隔不等的 f 波
   B. f 波频率为 250 ~ 350 次 / 分
   C. QRS 波、T 波形态与室上性相同
   D. RR 间期绝对不齐
   E. 伴有室内差异传导或室内传导阻滞时，QRS 波可增宽

6. 血管紧张素转化酶抑制剂的不良反应主要是
   A. 低血钾
   B. 体位性低血压
   C. 心动过缓、乏力、四肢发冷
   D. 心率增快、面部潮红、头痛、下肢水肿
   E. 刺激性干咳和血管性水肿

7. 心绞痛发作时超声显示的是
   A. 长 Q-T 综合征
   B. 左室射血分数低于 30%
   C. 节段性室壁收缩活动减弱
   D. X 综合征
   E. 电解质失衡

8. 风湿性心脏病最常见的心律失常是
   A. 室性早搏　　　　B. 房性期前收缩
   C. 交界性期前收缩　D. 心房颤动
   E. 二度房室传导阻滞

9. 不属于胃癌常见的转移途径是
   A. 直接蔓延　　　　B. 血行转移
   C. 淋巴结转移　　　D. 腹腔内种植
   E. 间接性转移

10. 溃疡性结肠炎患者腹痛的常见规律是
    A. 疼痛→便意→便后缓解
    B. 疼痛→呕吐→吐后缓解
    C. 便意→疼痛→缓解
    D. 呕吐→疼痛→缓解
    E. 疼痛→缓解→便意

11. 慢性肾小球肾炎水湿证治疗首选
    A. 五苓散合五皮饮　B. 三仁汤
    C. 血府逐瘀汤　　　D. 除湿胃苓汤
    E. 疏凿饮子

12. 慢性肾衰竭患者，全身浮肿，有胸水、

腹水，治疗宜选用

A. 茯苓汤加减　　　　B. 五皮饮加减

C. 小半夏汤加减　　　D. 济生肾气丸加减

E. 桃红四物汤加减

13. 尿路感染最常见的感染途径是

A. 上行感染　　　　　B. 直接感染

C. 血行感染　　　　　D. 淋巴感染

E. 下行感染

14. 清洁中段尿细菌定量培养菌落计数，可确诊为尿路感染的最低诊断标准是

A. 10^7/mL　　　　　B. 10^3/mL

C. 10^4/mL　　　　　D. 10^5/mL

E. 10^2/mL

15. 下列有关再生障碍性贫血的治疗方法，错误的是

A. 应用环磷酰胺

B. 应用抗生素、淋巴细胞球蛋白

C. 应用雄激素、造血生长因子

D. 酌情使用护肝药

E. 有感染和其他并发症者考虑造血干细胞移植

16. 原发免疫性血小板减少症，破坏血小板的主要场所在

A. 骨髓　　　　　　　B. 肝脏

C. 脾脏　　　　　　　D. 肾脏

E. 淋巴结

17. 诊断甲亢最有价值的体征是

A. 皮肤湿润多汗、手颤

B. 阵发性心房纤颤

C. 甲状腺肿大伴震颤和血管杂音

D. 收缩压升高，舒张压降低，脉压增大

E. 窦性心动过速

18. 糖尿病酮症酸中毒的临床特点是

A. 呼吸浅慢，不规则

B. 呼吸困难伴发绀

C. 呼吸深大，呼气有烂苹果味

D. 呼吸浅快，呼气有大蒜味

E. 潮式呼吸

19. 治疗痛风时，常用的抑制尿酸合成药是

A. 糖皮质激素　　　　B. 碳酸氢钠

C. 秋水仙碱　　　　　D. 苯溴马隆

E. 别嘌醇

20. 动脉硬化性脑梗死病位在脑，涉及的脏腑是

A. 肝、脾、肾

B. 心、肝、肾

C. 心、肺、脾、肾

D. 心、肾、肝、脾

E. 肝、脾

21. 下列关于脑血栓形成急性昏迷期治疗错误的是

A. 保持呼吸道通畅

B. 立即给予鼻饲养

C. 调节血压

D. 翻身拍背、活动肢体

E. 溶栓治疗

22. 高血压脑出血为避免脑低流量灌注，应将血压控制在

A. 130～140/80～90mmHg

B. 140～150/85～95mmHg

C. 150～160/90～100mmHg

D. 155～165/95～105mmHg

E. 165～170/105～110mmHg

23. 帕金森病的典型临床表现不包括

A. 静止性震颤　　　　B. 铅管样强直

C. 面具脸　　　　　　D. 大写征

E. 齿轮样强直

24. 帕金森病气血亏虚证，中医治法为

A. 清热化痰，平肝息风

B. 益气养血，濡养筋脉

C. 填精补髓，育阴息风

D. 补肾助阳，温煦筋脉

E. 补气养血，活血通络

25. 对口服有机磷杀虫药中毒患者，清除其

未被吸收毒物的首要方法是

A. 催吐和洗胃　　　B. 利尿和导泻

C. 腹膜透析　　　　D. 血液净化

E. 静注 50% 葡萄糖溶液

26. 属有机磷杀虫药中毒烟碱样症状的是

A. 共济失调　　　　B. 癔症性瘫痪

C. 流涎　　　　　　D. 横纹肌肌束颤动

E. 精神抑郁

27. 鉴别痢疾与泄泻，下列选项中无意义的是

A. 有无里急后重　　B. 泻下爽利与否

C. 泻下有无脓血　　D. 泻下次数之多少

E. 泻下稀薄或赤白黏冻

28. 血证治疗"三原则"指的是

A. 治火，治气，治血

B. 止血，宁络，祛瘀

C. 益气摄血，凉血止血，祛瘀止血

D. 止血，化瘀，补血

E. 治心，治脾，治肝

29. 把人比作机器，疾病是机器某部分零件失灵，用机械观解释一切人体现象的医学模式是

A. 神灵主义医学模式

B. 自然哲学医学模式

C. 机械论医学模式

D. 生物医学模式

E. 生物 – 心理 – 社会医学模式

30. 中医四诊的道德要求是

A. 合理配伍，细致观察

B. 目的明确，诊治需要

C. 全面系统，认真细致

D. 安神定志，实事求是

E. 争分夺秒，全力抢救

31. 评价和衡量医务人员医疗行为是否符合道德及道德水平高低的重要标志是

A. 疗效标准　　　　B. 社会标准

C. 经济标准　　　　D. 科学标准

E. 行为标准

32. 下列不属于蛛网膜下腔麻醉常见并发症的是

A. 尿潴留　　　　　B. 腰背痛

C. 下肢瘫痪　　　　D. 术后头痛

E. 呼吸抑制

33. 术后顽固性呃逆，应首选的治疗措施是

A. 压迫眶上缘　　　B. 星状神经节封闭

C. 颈部膈神经封闭　D. 肌内注射异丙嗪

E. 肌内注射地西泮

34. 后尿道损伤伴尿潴留未能立即手术者，应首选的紧急措施是

A. 立即导尿

B. 立即修补

C. 耻骨上膀胱穿刺造瘘

D. 尿道扩张术

E. 结肠造瘘

35. Ⅱ度烧伤面积为 15%，属于

A. 轻度　　　　　　B. 轻度与中度之间

C. 中度　　　　　　D. 重度

E. 特重度

36. 治疗甲状腺功能亢进术后手足抽搐，应首选的药物是

A. 葡萄糖　　　　　B. 肾上腺素

C. 氯化钾　　　　　D. 碘剂

E. 葡萄糖酸钙

37. 瘢痕性幽门梗阻的首选治疗是

A. 使用抗酸药物治疗

B. 胃大部切除术

C. 使用非甾体抗炎药治疗

D. 经纤维内镜注射硬化剂

E. 胃小弯局部切除术

38. 最容易发生嵌顿的腹外疝是

A. 腹股沟直疝　　　B. 腹股沟斜疝

C. 股疝　　　　　　D. 切口疝

E. 脐疝

39. 下列妊娠剧吐的临床表现中不需考虑终

止妊娠的是

A. 呕吐物中有胆汁或咖啡渣样物

B. 持续黄疸

C. 持续蛋白尿

D. 体温升高（持续在 38℃以上）

E. 心动过速（≥ 120 次 / 分）

40. 子痫 - 子痫前期的基本病理变化是

A. 妊娠 20 周后血压升高

B. 子宫胎盘灌注不足

C. 胎儿宫内生长受限

D. 全身小血管痉挛

E. 可见蛋白尿

41. 产后 24 小时内出血大于 500mL，剖宫产时出血大于 1000mL，最常见的原因为

A. 胎盘植入　　　　B. 子宫收缩乏力

C. 软产道裂伤　　　D. 凝血功能障碍

E. 妊娠物残留

42. 产后盗汗，属于产后

A. "三冲"　　　　　B. "三急"

C. "三病"　　　　　D. "三禁"

E. "三审"

43. 治疗闭经溢乳综合征，应首选

A. 黄体酮

B. 绒毛膜促性腺激素

C. 溴隐亭

D. 丙酸睾丸素

E. 己烯雌酚

44. 下列关于多囊卵巢综合征的药物治疗，描述正确的是

A. 肥胖者应用胰岛素

B. 多毛者应用复方醋酸环丙孕酮

C. 卵泡发育成熟时可应用氯米芬促进排卵

D. 调整月经周期可用安体舒通

E. 痤疮多者可用二甲双胍

45. 若宫颈癌侵犯盆腔，其 5 年生存率为

A. 85%　　　　　　B. 75%

C. 50%　　　　　　D. 25%

E. 5%

46. 子宫内膜异位症的基本病机是

A. 寒凝血瘀　　　　B. 气滞血瘀

C. 脏腑功能失调　　D. 气血功能失调

E. 瘀血阻滞冲任胞宫

47. 宫内节育环引起的并发症不包括

A. 子宫穿孔　　　　B. 宫腔粘连

C. 节育器嵌顿　　　D. 节育器下移

E. 带器妊娠

48. 患儿，男，3 岁。身高 96cm，体重 17kg。评价其生长发育状况是

A. 正常范围

B. 身长正常，体重高于标准

C. 体重正常，身长低于标准

D. 身长体重低于正常

E. 身长体重超过正常

49. 正常情况下，小儿颈椎前凸出现的时间是

A. 3 个月　　　　　B. 6 个月

C. 4 个月　　　　　D. 2 个月

E. 7 个月

50. 看指纹的适用年龄为

A. 3 岁以内　　　　B. 3 ～ 5 岁

C. 5 ～ 8 岁　　　　D. 8 ～ 12 岁

E. 12 ～ 18 岁

51. 营养性缺铁性贫血属于的贫血类型是

A. 小细胞正色素性贫血

B. 正细胞正色素性贫血

C. 大细胞性贫血

D. 小细胞低色素性贫血

E. 正细胞性贫血

52. 小儿性早熟的中医辨证主要应以哪一脏为主

A. 心　　　　　　　B. 肾

C. 脾　　　　　　　D. 肺

E. 胃

53. 以下选项中属于幼儿急疹的出疹特点
的是
A. 发热1～2天出疹，皮疹主要见于面
部和躯干
B. 发热12～24小时内出疹
C. 发热1～2天内，出现红色斑丘疹
D. 发热3～5天热退疹出

E. 发热第2～3天，口腔两颊黏膜红赤，
贴近白齿处见微小灰白色黏膜斑

54. 手足口病的中医病位是
A. 肺、脾　　　　　B. 肺、胃
C. 脾、肾　　　　　D. 心、脾
E. 肝、脾

A2 型题

答题说明

每道考题由两个以上相关因素组成或以一个简要病历形式出现，其下面有 A、B、C、D、
E 五个备选答案，请从中选择一个最佳答案，并在答题卡上将相应题号的相应字母所属的
方框涂黑。

55. 患者，男。咳嗽新起，咳声嘶哑，干咳
无痰，咳引胸痛，伴鼻燥咽干，恶风发
热，头痛，舌尖红，苔薄黄而干，脉浮
数。治疗首选
A. 桑杏汤　　　　　B. 桑菊饮
C. 杏苏散　　　　　D. 银翘散
E. 参苏饮

56. 患者，男，66岁。近2年咳逆喘息不得
卧，痰多稀薄，恶寒发热，背冷无汗，
渴不多饮，面色青晦，舌苔白滑，脉弦
紧。体征：桶状胸，触诊双侧语颤减弱，
叩诊呈过清音。X线胸片：双肺野透亮
度增加，纹理增粗。肺功能检查：吸入
支气管舒张药后，FEV_1/FVC 为56%。治
疗首选
A. 小青龙汤
B. 真武汤合五苓散
C. 三子养亲汤合二陈汤
D. 越婢加半夏汤
E. 涤痰汤

57. 患者，女，74岁。2个月前开始出现频
繁咳嗽，痰中带血，经口服"头孢类抗
生素"等治疗，症状不能缓解，2个月
来进行性体重下降。伴肺中积块，心烦

少寐，手足心热，低热盗汗，口渴，大
便秘结，舌质红，苔薄黄，脉细数。胸
部CT：近右肺门处类圆形阴影，边缘毛
糙，有分叶。治疗应首选的方剂是
A. 生脉饮
B. 血府逐瘀汤
C. 五味消毒饮合小蓟饮子
D. 沙参麦冬汤合五味消毒饮
E. 人参五味子汤

58. 患者，男，65岁。突发气促，端坐呼吸，
咳吐粉红色泡沫痰。检查：双肺广泛水
泡音，现心悸，喘息不能卧，颜面及肢
体浮肿，脘痞腹胀，食少纳呆，形寒肢
冷，大便溏泄，小便短少，舌淡胖，苔
白滑，脉沉细无力。治疗首选
A. 五苓散　　　　　B. 保元汤
C. 真武汤　　　　　D. 归脾汤
E. 玉屏风散

59. 患者，女，70岁。间断心悸怔忡1年余，
胸闷气短，喘咳，动则尤甚，神疲乏力，
面白，自汗，口唇青紫，舌质紫暗，脉
结代。X线胸片示：心影增大，两肺淤
血征象。BNP 1005pg/mL。治疗首选
A. 四逆汤合五苓散

B. 参附汤合炙甘草汤

C. 保元汤合血府逐瘀汤

D. 生脉饮合血府逐瘀汤

E. 真武汤合葶苈大枣泻肺汤

60. 患者，心悸时发时止，胸闷烦躁，失眠多梦，口干口苦，大便秘结，小便黄赤，舌质红，舌苔黄腻，脉弦滑。心率110次/分，心律不齐，可闻及期前收缩3～4次/分。治疗首选

A. 黄连解毒汤　　　　B. 天王补心丹

C. 生脉散　　　　　　D. 黄连温胆汤

E. 安神定志丸

61. 患者，女，65岁。心悸气短，动则加剧，面色苍白，形寒肢冷，腰膝酸软，小便清长，下肢浮肿，舌质淡胖，脉沉迟。心电图示：二度Ⅰ型房室传导阻滞。治疗首选

A. 人参四逆汤合桂枝甘草龙骨牡蛎汤

B. 参附汤合真武汤

C. 炙甘草汤

D. 涤痰汤

E. 血府逐瘀汤

62. 患者，男，58岁。高血压病史3年，现症见：头晕耳鸣，目涩，咽干，五心烦热，盗汗，不寐多梦，腰膝酸软，大便干涩，小便热赤，舌质红少苔，脉细数。治疗首选

A. 济生肾气丸　　　　B. 知柏地黄丸

C. 六味地黄丸　　　　D. 血府逐瘀汤

E. 杞菊地黄丸

63. 患者，女，45岁。间断胃脘胀痛2年余，每因情志不舒而加重。现症见：胃脘胀痛，得嗳气或矢气后稍缓，嗳气频作，泛酸嘈杂，舌淡红，苔薄白，脉弦。胃镜示胃窦部黏膜充血、水肿，呈红白相间。应首选的方剂是

A. 黄芪建中汤　　　　B. 失笑散合丹参饮

C. 柴胡疏肝散　　　　D. 疏凿饮子

E. 化肝煎合左金丸

64. 患者，男，45岁。胃脘无节律性胀痛半年，现胃脘胀满，时而伴两胁不适，呕吐吞酸。食少纳差，舌淡苔薄白，脉弦。X线钡餐检查示胃小弯部有充盈缺损。其证型是

A. 气血亏虚　　　　　B. 肝胃不和

C. 脾胃虚寒　　　　　D. 痰食交阻

E. 痰瘀内结

65. 患者，男，43岁。腹大胀满，脉络怒张，胁腹刺痛，面色晦暗黧黑，胁下癥块，手掌赤痕，口干不欲饮，舌质紫暗，脉细涩。查体见肝掌、蜘蛛痣。实验室检查：上腹部B超提示肝回声明显增强、不均、光点粗大。实验室检查：A/G倒置。治疗应选用

A. 调营饮加减

B. 一贯煎合膈下逐瘀汤加减

C. 中满分消丸

D. 柴胡疏肝散

E. 血府逐瘀汤

66. 患者，男。腹泻，脓血便，里急后重，腹痛灼热，发热，肛门灼热，溲赤，舌红苔黄腻，脉滑数。结肠镜检查：黏膜充血水肿、易脆，伴糜烂和溃疡。治疗首选

A. 痛泻要方　　　　　B. 四神丸

C. 柴胡疏肝散　　　　D. 白头翁汤

E. 芍药汤

67. 患者，男，55岁。慢性肾盂肾炎病史12年。现症见：面色少华，神疲乏力，腰膝酸软，口干唇燥，饮水不多，手足心热，大便干燥，夜尿清长，舌淡有齿痕，脉象沉细。检查：血压180/105mmHg，血清钾6.8mmol/L，血肌酐740μmol/L。治疗应首选

A. 降压药加羚角钩藤汤

B. 降压药加镇肝息风汤

C. 透析加参芪地黄汤

D. 透析加天麻钩藤饮

E. 降压药加知柏地黄丸

68. 患者，男，32岁。慢性肾小球肾炎病史2年。现症见：颜面浮肿，疲倦乏力，少语懒言，自汗出，易感冒，腰脊酸痛，面色萎黄，舌淡，苔白，脉细弱。治疗首选的方剂是

A. 真武汤合金匮肾气丸

B. 玉屏风散合金匮肾气丸

C. 附子理中丸合补肺汤

D. 异功散合七味都气丸

E. 五苓散合济生肾气丸

69. 患者，男，23岁。因反复皮肤出血、感染、贫血而就诊，检查后被确诊为再生障碍性贫血，最不可能出现的检查结果是

A. 出血时间延长

B. 凝血时间延长

C. 网织红细胞百分比正常

D. 淋巴细胞比例增高

E. 红细胞形态正常

70. 某缺铁性贫血患者，现症见：面色萎黄少华，腹胀，多食易饥，时有恶心呕吐，便溏，嗜食生米，神疲肢软，气短头晕，舌质淡，苔白，脉虚弱。中医辨证为

A. 虫积证   B. 脾胃虚弱证

C. 心脾两虚证   D. 脾肾阳虚证

E. 脾不统血证

71. 患者，男，27岁。患慢性髓细胞白血病，曾用药物羟基脲，并采用中医药治疗。现患者面色萎黄，头晕目眩，心悸，疲乏无力，气短懒言，自汗，食欲减退，舌质淡，苔薄白，脉细弱。其辨证及选方是

A. 热毒壅盛证，犀角地黄汤加减

B. 气血两虚证，八珍汤加减

C. 气血两虚证，膈下逐瘀汤加减

D. 阴虚内热证，青蒿鳖甲汤加减

E. 阴虚内热证，犀角地黄汤加减

72. 患者，女，32岁。因缺铁性贫血给予口服铁剂治疗，用药2个月后检查血常规恢复正常，下一步的措施是

A. 立即停服铁剂

B. 逐渐减量停药

C. 继续用药治疗 1～2 个月

D. 继续用药治疗 2～4 个月

E. 继续用药治疗 3～6 个月

73. 患者，男，7岁。因身材矮小，面色苍白，注意力不集中1年多就诊。查血常规示 Hb 70g/L，MCV 62fL，MCH 20pg，MCHC 23%。为明确该患者是否为缺铁性贫血，应首选的检查是

A. 肝功能   B. 肾功能

C. 电解质   D. 血微量元素

E. 血清铁蛋白

74. 患者，女，32岁。颈前肿胀，烦躁易怒，易饥多食，恶热多汗，心悸头晕，失眠，舌红，苔黄，脉弦数。实验室检查：血清 TT_3、FT_3、TT_4、FT_4 增高，TSH 减低。其中医治法是

A. 疏肝理气，化痰散结

B. 清肝泻火，消瘿散结

C. 滋阴降火，消瘿散结

D. 益气养阴，消瘿散结

E. 清肝泻火，益气养阴

75. 患者，男，50岁。某次查体化验报告示 TC 6.5mmol/L，TG 2.1mmol/L。现症见：心烦易怒，肢体倦怠乏力，口干口苦，胸胁闷痛，脘腹胀满吐酸，纳食不香，舌红，苔白，脉弦细。治疗首选

A. 逍遥散   B. 保和丸

C. 杞菊地黄丸   D. 失笑散

E. 附子理中汤

76. 患者，女，40岁。不明原因关节疼痛、

肿胀半年余。开始为手指小关节肿胀疼痛，后腕关节亦受累，发作呈对称性，遇寒及晨起时关节发硬，活动后减轻。为诊断最有意义的检查是

A. 血沉

B. 抗核抗体

C. 双手 X 线平片

D. 抗链球菌溶血素 "O"

E. 肾功能

77. 患者，女，47 岁。患类风湿关节炎 3 年。现关节肿痛且变形，屈伸受限，痛处不移，肌肤紫暗，面色黧黑，肢体顽麻，舌质暗红有瘀斑，苔薄白，脉弦涩。其治疗应

A. 清热利湿，祛风通络

B. 清热养阴，祛风通络

C. 活血化瘀，祛痰通络

D. 补益肝肾，祛风通络

E. 祛风散寒，清热化湿

78. 患者，女，30 岁。双颧颊部出现红斑，胸闷胸痛，心悸怔忡，时有微热，咽干口渴，烦热不安，口腔多发溃疡，舌红苔厚腻，脉滑数，对日光过敏。实验室检查：抗 ANA（＋），抗 Sm（＋）。治疗首选

A. 清瘟败毒饮

B. 玉女煎合增液汤

C. 葶苈大枣泻肺汤合泻白散

D. 犀角地黄汤

E. 实脾饮

79. 患者，男，23 岁。有癫痫病史，平素性情急躁，心烦失眠，口苦咽干，时吐痰涎，大便秘结，癫痫发作则昏仆抽搐，口吐涎沫，舌红，苔黄，脉弦滑数。治疗首选

A. 大承气汤合定痫丸

B. 龙胆泻肝汤合涤痰汤

C. 半夏泻心汤合二陈汤

D. 左归丸合黄连温胆汤

E. 调味承气汤合半夏白术汤

80. 患者发生失语、同向偏盲，对侧面上肢与下肢出现较严重的运动或感觉障碍，根据 OCSP 分型标准，最有可能的是

A. 部分前循环坏死

B. 完全前循环梗死

C. 腔隙性梗死

D. 部分后循环坏死

E. 完全后循环梗死

81. 患者突然口眼喝斜，语言不利，口角流涎，半身不遂，兼见恶寒发热，肌体拘急，关节酸痛，舌苔薄白，脉浮弦。治疗首选方剂是

A. 大秦艽汤　　　　B. 镇肝息风汤

C. 大定风珠　　　　D. 天麻钩藤饮

E. 补阳还五汤

82. 患者，男，60 岁。蛛网膜下腔出血，住院治疗 1 周，病情稳定，突然发生剧烈头痛、恶心呕吐、意识障碍加重，此为

A. 再出血

B. 脑血管痉挛

C. 腔隙性梗死

D. 急性非交通性脑积水

E. 正常颅压脑积水

83. 患者，男，45 岁。喘息咳逆，呼吸急促，胸部胀闷，痰多稀薄而带泡沫，色白质黏，头痛，恶寒，口不渴，无汗，苔薄白而滑，脉浮紧。治疗首选

A. 桑白皮汤

B. 小青龙汤

C. 麻黄汤合华盖散

D. 二陈汤合三子养亲汤

E. 麻杏石甘汤合千金苇茎汤

84. 患者，女，50 岁。虚烦不寐，触事易惊，终日惕惕，胆怯心悸，气短自汗，倦怠乏力，舌淡，脉弦细。治疗首选

A. 生脉散合酸枣仁汤

B. 安神定志丸合酸枣仁汤

C. 交泰丸合六味地黄丸

D. 天王补心丹合六味地黄丸

E. 桂枝甘草龙骨牡蛎汤合生脉散

85. 患者头痛而胀，甚则头胀如裂，恶风，面红目赤，口渴喜饮，大便不畅，溲赤，舌尖红，苔薄黄，脉浮数。治疗首选

A. 麻黄附子细辛汤

B. 川芎茶调散

C. 羌活胜湿汤

D. 芎芷石膏汤

E. 桑菊饮

86. 患者，女，45岁。精神抑郁，胸部窒闷，胁肋胀满，咽中如有物梗塞，吞之不下，咳之不出，苔白腻，脉弦滑。治疗首选

A. 越鞠丸　　　　　B. 柴胡疏肝散

C. 半夏厚朴汤　　　D. 甘麦大枣汤

E. 丹栀逍遥散

87. 患者四肢痿软，身体困重，下肢麻木、微肿，胸痞脘闷，小便短赤涩痛，苔黄腻，脉细数。治疗首选

A. 大补阴煎　　　　B. 四妙丸

C. 清瘟败毒饮　　　D. 清燥救肺汤

E. 加味二妙散

88. 患者，男，30岁。右小腿出现红斑，灼热疼痛4天，伴发热，口渴。查体：右小腿肿胀，色鲜红，有小水疱，边缘清晰，扪之灼热。其诊断是

A. 痈　　　　　　　B. 附骨疽

C. 发　　　　　　　D. 丹毒

E. 蜂窝织炎

89. 患者颈部结块，形如鸡卵，皮色不变，肿胀，灼热，疼痛；逐渐漫肿坚实，灼热疼痛，伴有寒热、头痛、项强；舌红，苔黄腻，脉滑数。治疗首选

A. 牛蒡解肌汤　　　B. 柴胡清肝汤

C. 五神汤　　　　　D. 活血散瘀汤

E. 清营汤

90. 患者上腹部被汽车撞伤，现面色苍白，脉细速，脉搏140次/分，血压80/60mmHg，上腹部剧烈疼痛，全腹压痛、反跳痛、肌紧张，肩背部疼痛，伴恶心、呕吐、腹胀，脐周皮肤呈青紫色。首先应考虑为

A. 肝破裂　　　　　B. 脾破裂

C. 胃破裂　　　　　D. 肠破裂

E. 胰腺损伤

91. 患者面部突发肿物，直径约1cm，质软，边界清楚，肿物中央皮肤表面有一小孔，可见有一黑色粉样小栓。应首先考虑的诊断是

A. 脂肪瘤　　　　　B. 纤维瘤

C. 神经纤维瘤　　　D. 皮脂腺囊肿

E. 血管瘤

92. 甲状腺癌患者，肿块坚硬如石，推之不移，局部僵硬，形体消瘦，皮肤枯槁，声音嘶哑，腰酸无力，舌苔红，少苔，脉沉细数。治疗应首选

A. 海藻玉壶汤合逍遥散

B. 桃红四物汤合海藻玉壶汤

C. 通窍活血汤合养阴清肺汤

D. 柴胡疏肝散合海藻玉壶汤

E. 龙胆泻肝汤合藻药散

93. 患者有轻微的食管不适，吞咽时稍有梗阻感，胸膈满闷，两胁胀痛，嗳气、口干，舌质偏红，苔薄腻，脉弦滑。X线钡剂造影：管腔狭窄，腔内充盈缺损，不规则的龛影。首选方剂是

A. 大补元煎

B. 启膈散合逍遥散

C. 二陈汤合旋覆代赭汤

D. 五汁安中饮

E. 桃仁四物汤合犀角地黄汤

94. 患者乳房结块如石，两胁胀痛，易怒易躁，舌苔薄黄，舌红有瘀点，脉弦有力。治疗首选
    A. 左归丸　　　　　　B. 开郁散
    C. 逍遥蒌贝散　　　　D. 逍遥散
    E. 六味地黄汤

95. 患者，男，26岁。突发剑突下疼痛，6小时后疼痛转移到右下腹，恶心纳差，轻度发热，右下腹有压痛，舌苔白腻，脉弦滑。宜选用
    A. 复方大柴胡汤　　　B. 阑尾化瘀汤
    C. 藿香正气散加减　　D. 大承气汤加减
    E. 大黄牡丹汤合红藤煎剂

96. 患者，女，30岁。有内痔史，近日大便带血，血色鲜红，便后滴血，舌淡红，苔薄黄，脉浮数。其治法是
    A. 清热利湿　　　　　B. 补气升提
    C. 清热凉血祛风　　　D. 通腑泄热
    E. 润肠通便

97. 患者腹胀，腹痛，拒按，矢气胀减，腹内包块，便下黏液脓血，排便困难，舌质红有瘀斑，苔黄，脉弦数。查体：腹部有包块，按之不移。直肠指诊：在距肛缘3cm处，可触及一肿块，大小约3cm×5cm，表面凹凸不平，质韧，退指指套可见暗红色血迹。治疗首选方剂为
    A. 木香分气丸
    B. 导痰汤
    C. 四妙散合白头翁汤
    D. 涤痰汤
    E. 参苓白术散合吴茱黄汤

98. 患者排尿突然中断，并感涩痛难忍，放射至阴茎头部和远端尿道，腰痛，少腹急满，口干欲饮，舌红，苔黄腻，脉弦细。泌尿系彩超：有强回声光团，后伴声影。首选方剂是
    A. 仙方活命饮　　　　B. 滋阴除湿汤
    C. 龙胆泻肝汤　　　　D. 补中益气汤

E. 三金排石汤

99. 患者，男，36岁。手术后1周突然出现左下肢疼痛肿胀，皮肤色泽发绀，皮温增高，浅静脉怒张，大腿内侧有明显压痛，并伴低热。应首先考虑的是
    A. 脱疽
    B. 血栓性浅静脉炎
    C. 下肢深静脉血栓形成
    D. 动脉硬化闭塞症
    E. 糖尿病坏疽

100. 患者，男，28岁，已婚。5天前有不洁性生活史，昨天发现尿道口红肿发痒，轻度刺痛，排尿不适，今晨排尿时尿道外口刺痛灼热，排尿后减轻，尿道口有黄色黏稠脓性分泌物，该患者诊断为
    A. 前列腺增生　　　　B. 急性淋病
    C. 急性肾盂肾炎　　　D. 急性前列腺炎
    E. 慢性前列腺炎

101. 患者，女，29岁。妊娠6个月，现面目及下肢浮肿，肤色淡黄，皮薄而光亮，按之凹陷，即时难起，倦怠无力，气短懒言，食欲不振，下肢逆冷，腰酸膝软，小便短少，大便溏薄，血压150/100mmHg，舌淡胖边有齿痕，苔白滑，脉沉滑无力。治疗首选
    A. 天仙藤散　　　　　B. 半夏白术天麻汤
    C. 杞菊地黄丸　　　　D. 柴胡疏肝散
    E. 白术散合五苓散

102. 患者，女，26岁。产后5天，高热不退，现神昏谵语，随后昏迷，面色苍白，四肢厥冷，舌红绛，脉微而数。治疗首选
    A. 解毒活血汤
    B. 犀角地黄汤
    C. 普济消毒饮送服紫雪丹
    D. 荆防败毒散
    E. 清营汤送服安宫牛黄丸

103. 患者，女，30岁。产后小便不通，小腹胀满，情志抑郁，胸胁胀痛，烦闷不安，舌淡红，脉弦。治疗首选
    A. 补气通脬饮   B. 逍遥散
    C. 木通散   D. 八正散
    E. 加味四物汤

104. 患者，女，50岁，已婚。近3天带下量多，色黄，质稀，有异味，妇科检查：带下量多，灰黄色，质稀，有泡沫。应首先考虑的是
    A. 细菌性阴道病
    B. 滴虫性阴道炎
    C. 外阴阴道假丝酵母菌病
    D. 老年性阴道炎
    E. 非淋菌性阴道炎

105. 患者，女，29岁。近1年小腹冷痛坠胀，经行腹痛加重，喜热恶寒，得热痛缓，经行错后，经血量少，色暗，带下淋漓，神疲乏力，腰骶冷痛，小便频数，婚久不孕，舌暗红，苔白腻，脉沉迟。治疗首选
    A. 右归丸   B. 少腹逐瘀汤
    C. 膈下逐瘀汤   D. 理冲汤
    E. 内补丸

106. 患者，女，34岁。近半年两次月经中间阴道出血，持续1～2天，色深红，质稠，平时带下量多、色黄、质黏腻，有臭气，小腹时痛，小便短赤，舌红，苔黄腻，脉滑数。治疗首选
    A. 龙胆泻肝汤
    B. 丹栀逍遥散
    C. 两地汤合二至丸
    D. 逐瘀止血汤
    E. 清肝止淋汤

107. 患者，女，30岁。停经8个月，测尿hCG（－），小腹疼痛，胸胁胀满，以往月经正常，曾生育一胎，人工流产4次。8个月前因孕50天行无痛人流，之

后月经再未来潮。曾用孕激素及雌激素序贯治疗无效。最可能的诊断是
    A. 下丘脑性闭经   B. 卵巢性闭经
    C. 子宫性闭经   D. 营养不良性闭经
    E. 垂体性闭经

108. 患者，女，32岁。结婚5年未孕，平素月经周期规则，量多，自觉胸闷痞满，带下量多、色白、质黏，舌苔白腻，脉细滑。妇科检查：子宫如孕2个月大小，宫底部明显突出，质硬，B型超声波检查为单个结节，血红蛋白90g/L。应首选的治疗措施是
    A. 甲基睾丸酮加开郁二陈汤
    B. 雌激素加开郁二陈汤
    C. 输血加开郁二陈汤
    D. 子宫肌瘤摘除术
    E. 子宫次全切除术

109. 患者，女，30岁，已婚。停经9周左右开始出现阴道不规则出血10余天，有时可见水泡状组织排出，下腹隐痛，呕吐剧烈，食入即吐，汤水难咽。查人绒毛膜促性腺激素值明显高于正常妊娠月份值。应首先考虑的诊断是
    A. 先兆流产   B. 异位妊娠
    C. 葡萄胎   D. 难免流产
    E. 不全流产

110. 患者，女，33岁。已婚未育，2次流产史，近半年经行腹痛逐渐加重，痛引腰骶，月经先后不定期，经量时多时少，色淡暗质稀，头晕耳鸣，腰膝酸软，性欲减退，妇科检查：后穹隆可触及触痛性结节。舌淡暗有瘀点，苔薄白，脉沉细而涩。治疗首选
    A. 大补元煎
    B. 归肾丸合桃红四物汤
    C. 柴胡疏肝散
    D. 苍附导痰汤合桃红四物汤
    E. 温经汤（《金匮要略》）

111. 患者，女，29岁。未避孕未孕2年，配偶查体无异常，平素月经后期，量少，色淡，面色晦暗，腰酸腿软，性欲淡漠，大便不实，小便清长，舌淡苔白，脉沉细。治疗首选

A. 肾气丸　　　　B. 开郁种玉汤

C. 温胞饮　　　　D. 毓麟珠

E. 养精种玉汤

112. 患儿，男，22天。现面目皮肤发黄，颜色晦滞，腹部胀满，右胁下痞块，神疲纳呆，小便短黄，大便灰白，舌紫暗有瘀斑，苔白。治疗首选

A. 通窍活血汤　　　　B. 茵陈蒿汤

C. 血府逐瘀汤　　　　D. 茵陈四苓汤

E. 茵陈四逆汤

113. 患儿，女，1岁。口腔内白屑散在，周围红晕不著，形体瘦弱，颧红，手足心热，口干不渴，虚烦不宁，舌红，苔少，指纹紫。治疗应首选

A. 知柏地黄丸　　　　B. 杞菊地黄丸

C. 六味地黄丸　　　　D. 清热泻脾散

E. 泻心导赤散

114. 患儿，女，6岁。口颊、上颚、齿龈、口角溃烂，周围黏膜焮红，疼痛拒食，烦躁不安，口臭，涎多，小便短赤，大便秘结，伴发热，舌红，苔薄黄，脉浮数，治疗首选

A. 银翘散　　　　B. 清热泻脾散

C. 黄连解毒汤　　　　D. 五味消毒饮

E. 大黄黄连泻心汤

115. 患儿，13个月。泄泻2天，泻下不止，次频量多，精神萎靡，表情淡漠，面色青灰，哭声微弱，啼哭无泪，尿少，四肢厥冷，舌淡无津，脉沉细欲绝。治疗首选

A. 人参乌梅汤

B. 生脉散合参附龙牡救逆汤

C. 参附汤合生脉散

D. 沙参麦冬汤

E. 参苓白术散

116. 患儿，男，4岁。发热4天，2天前见口腔麻疹黏膜斑，现发热持续，起伏如潮，疹点由疏转密，稍觉凸起，触之碍手，疹色先红后暗红，伴烦渴嗜睡，目赤眵多，咳嗽加剧，大便秘结，小便短少，舌红苔黄，脉洪数。治疗应首选

A. 宣毒发表汤　　　　B. 清解透表汤

C. 透疹凉解汤　　　　D. 解肌透痧汤

E. 凉营清气汤

117. 患儿，女，8岁。2天前患儿出现发热，鼻塞流涕，偶咳，自服感冒冲剂效果不佳，1天前发现头面部及胸背部皮疹、瘙痒，部分结痂。查体：T 38.2℃，精神可，面红润，躯干部可见散在红色丘疹及疱疹，疱浆清亮，少许结痂，全身淋巴结无肿大，咽充血，双侧扁桃体Ⅰ度肿大，心肺未见异常，腹软，肝脾未触及，舌质淡，苔薄白，脉浮数。辅助检查：血常规：白细胞$6.6×10^9$/L，中性粒细胞45%，淋巴细胞53%。最可能的诊断是

A. 水痘邪郁肺卫证

B. 水痘毒炽气营证

C. 麻疹邪入肺胃证

D. 风疹邪入气营证

E. 幼儿急疹邪蕴肌腠证

118. 患儿，男，7岁。因左腮部肿痛5天、抽搐1次就诊。现症见发热，耳下腮部漫肿，神昏、嗜睡，项强，呕吐，舌绛红，苔黄，脉数。治疗时应用下列哪首方加减

A. 仙方活命饮　　　　B. 普济消毒饮

C. 黄连解毒汤　　　　D. 三仁汤

E. 清瘟败毒饮

119. 患儿，7岁。突然右上腹绞痛，弯腰屈背，辗转不宁，肢冷汗出，恶心呕吐，

吐蛔虫1条，舌苔黄腻，脉弦数。治疗应首选

A. 使君子散　　B. 加味温胆汤

C. 丁萸理中汤　　D. 乌梅丸

E. 定吐丸

120. 患儿，睡中遗尿，醒后方觉，每晚1次以上，小便清长，面白虚浮，腰膝酸软，形寒肢冷，智力可较同龄儿稍差，舌淡，苔白，脉沉迟无力。治疗应首选

A. 菟丝子散

B. 补中益气汤合缩泉丸

C. 交泰丸合导赤散

D. 龙胆泻肝汤

E. 生脉散

121. 患儿，8岁。腹痛，疼痛拒按，痛如锥刺，舌质紫暗，脉涩。其中医证型是

A. 腹部中寒证　　B. 脾胃虚寒证

C. 气滞血瘀证　　D. 乳食积滞证

E. 胃肠结热证

122. 患儿，4岁。咳嗽1周，痰多色白，喉间痰鸣，胸闷纳呆，口不渴，神疲肢倦，大便溏薄，舌质淡，苔白腻，脉

滑。选方最宜

A. 三拗汤合苍耳子散

B. 二陈汤合三子养亲汤

C. 清气化痰汤

D. 黛蛤散合泻白散

E. 异功散合玉屏风散

123. 患儿，女，8岁。大便并不干硬，虽有便意，但努挣乏力，难以排出，汗出气短，便后疲乏，神倦懒言，面白无华，唇甲色淡，头晕心悸，健忘，多梦，舌淡，苔白，脉弱。其选方最宜

A. 麻子仁丸　　B. 枳实导滞丸

C. 六磨汤　　D. 黄芪汤

E. 济川煎

124. 患儿，女，10岁。昨日尿色突然鲜红，恶风，平素常有皮肤紫癜，颜色鲜明，偶有腹痛，关节痛，舌红，苔薄黄，脉浮数。其选方最宜

A. 知柏地黄丸　　B. 济生肾气丸

C. 归脾汤　　D. 小蓟饮子

E. 连翘败毒散

A3 型题

答题说明

以下提供若干个案例，每个案例下设若干道试题。请根据案例所提供的信息，在每一道试题下面的 A、B、C、D、E 五个备选答案中选择一个最佳答案，并在答题卡上将相应题号的相应字母所属的方框涂黑。

（125～127题共用题干）

患者，男，35岁。喉中哮鸣反复发作8年，3天前因气温骤降，喘息又作并逐渐加重。现症见：气粗息涌，咳呛阵作，喉中哮鸣，胸高胁胀，烦闷不安，汗出，口渴喜饮，面赤口苦，咳痰色黄，黏浊稠厚，咳吐不利。查体：呼吸急促，双肺叩诊过清音，听诊满布哮鸣音，呼气延长，舌质红，苔黄腻，脉

滑数。辅助检查：X线胸片示双肺透亮度增加，呼吸功能检查支气管舒张试验阳性。

125. 最可能的诊断是

A. 支气管哮喘寒哮证

B. 支气管哮喘热哮证

C. 肺炎痰热壅肺证

D. 肺炎热闭心神证

E. 肺结核阴虚火旺证

126. 控制病情最有效的药物是
    A. 激素　　　　　　　B. 祛痰药
    C. 抗生素　　　　　　D. 阿司匹林
    E. 可待因

127. 治疗首选方剂是
    A. 射干麻黄汤　　　　B. 定喘汤
    C. 麻杏石甘汤　　　　D. 桑杏汤
    E. 玉屏风散

（128～130 题共用题干）
　　患者，女，35 岁。产后 2 个月左乳房发现肿块，逐渐增大，近 3 日肿块疼痛剧烈，呈持续性搏动性疼痛，皮肤焮红灼热，壮热不退，口渴喜饮，患部拒按，肿块中央变软，按之应指，舌质红，苔黄腻，脉滑数。

128. 其辨证考虑为
    A. 急性乳腺炎，痰瘀凝结证
    B. 乳腺增生病，肝胃郁热证
    C. 急性乳腺炎，热毒炽盛证
    D. 乳腺癌，正虚毒恋证
    E. 乳腺增生病，冲任失调证

129. 首选方剂为
    A. 托里消毒散　　　　B. 二仙汤
    C. 普济消毒饮　　　　D. 黄连解毒汤
    E. 五味消毒饮合透脓散

130. 在辨证论治的同时，还应进行的治疗为
    A. 取芒硝外敷　　　　B. 切开排脓
    C. 乳房按摩　　　　　D. 给予雌激素
    E. 放射治疗

（131～133 题共用题干）
　　患者，女，28 岁。结婚 2 年不孕，月经后期，2～3 个月一行，经量或多或少，色暗，头晕耳鸣，腰膝酸软，精神疲倦，小便清长，舌淡，苔薄，脉沉细尺弱。妇科盆腔检查正常，基础体温连续测定 4 个月均为单相型，男方检查未发现异常。

131. 中医证型为
    A. 肾气虚弱证　　　　B. 肾阴虚证
    C. 肾阳虚证　　　　　D. 痰湿壅阻证
    E. 脾肾亏虚证

132. 中医治疗应首选
    A. 左归丸　　　　　　B. 启宫丸
    C. 右归丸　　　　　　D. 毓麟珠
    E. 归肾丸

133. 西医治疗应首选
    A. 氯米芬　　　　　　B. 己烯雌酚
    C. 溴隐亭　　　　　　D. 尿促性素
    E. 人工辅助生殖

（134～136 题共用题干）
　　患儿，男，7 岁。高热 2 天，头痛剧烈，恶心呕吐，神志不清，谵语妄动，喉中痰鸣，唇干渴饮，颈项强直，烦躁不安，曾四肢抽搐两次。查体：T 39℃，咽红，扁桃体Ⅱ度肿大，心肺听诊正常。神经系统检查：巴氏征阳性，脑膜刺激征阳性。实验室检查：脑脊液外观清亮，血白细胞 5.8×10^9/L，中性粒细胞 63%，淋巴细胞 37%。舌质红绛，舌苔黄腻，脉滑数。

134. 最可能的诊断是
    A. 结核性脑膜炎，痰蒙清窍证
    B. 链球菌脑膜炎，痰瘀阻络
    C. 急性化脓性脑膜炎，痰热壅盛证
    D. 病毒性脑炎，痰热壅盛证
    E. 病毒性脑炎，痰蒙清窍证

135. 关于本病的西医治疗措施，下列说法错误的是
    A. 应注意营养供给，维持水和电解质平衡
    B. 应控制高热，给予物理降温及化学药物降温
    C. 应控制惊厥，适当给予止惊剂
    D. 重症患儿应注意呼吸道和心血管功

能的监护与支持

E. 应尽早使用抗生素

136. 治疗首选方剂是

A. 清瘟败毒饮　　　B. 涤痰汤

C. 定痫丸　　　　　D. 醒脾散

E. 大定风珠

B 型题

答题说明

　　两道试题共用 A、B、C、D、E 五个备选答案，备选答案在上，题干在下。每题请从中选择一个最佳答案，并在答题卡上将相应题号的相应字母所属的方框涂黑。每个备选答案可能被选择一次、两次或不被选择。

（137～138 题共用备选答案）

A. 肝性脑病　　　　B. 肝肾综合征

C. 原发性肝癌　　　D. 自发性腹膜炎

E. 上消化道出血

137. 肝硬化最常见的并发症是

138. 肝硬化最严重的并发症是

（139～140 题共用备选答案）

A. 空腹血糖受损　　B. 糖耐量减低

C. 糖尿病　　　　　D. 肾性糖尿

E. 低血糖

139. 患者持续尿糖阳性，空腹血糖 6.0mmol/L，餐后 2 小时血糖 5.6mmol/L。应诊断为

140. 患者有"三多一少"症状，空腹血糖 8mmol/L，餐后 2 小时血糖 7.8mmol/L。应诊断为

（141～142 题共用备选答案）

A. 脑桥　　　　　　B. 丘脑

C. 小脑　　　　　　D. 壳核

E. 脑室

141. 脑出血出现交叉瘫，最有可能的出血部位是

142. 脑出血出现共济失调，最有可能的出血部位是

（143～144 题共用备选答案）

A. 知情同意原则　　B. 尊重原则

C. 效用原则　　　　D. 禁止商业化原则

E. 保密原则

143. 恪守不伤害原则，使接受治疗者所获利益必须远大于风险，获得新生机会，体现了

144. 从事人体器官移植的医疗机构及其医务人员履行对捐献者知情同意、不损害活体器官捐献人正常生理功能、尊重死者捐献者的尊严等，符合

（145～146 题共用备选答案）

A. 代谢性碱中毒　　B. 代谢性酸中毒

C. 高氯性碱中毒　　D. 呼吸性酸中毒

E. 呼吸性碱中毒

145. 剧烈呕吐可引起

146. 严重腹泻可引起

（147～148 题共用备选答案）

A. 300mL　　　　　B. 1000mL

C. 800mL　　　　　D. 500mL

E. 1500mL

147. 正常妊娠 38 周时羊水量约为

148. 正常足月妊娠时的羊水量约为

（149～150 题共用备选答案）

A. 234.7μmol/L　　B. 221μmol/L

C. 257μmol/L　　　D. 307.8μmol/L

E. 342.0μmol/L

149. 足月儿生理性黄疸，血清总胆红素峰值一般不超过

150. 早产儿生理性黄疸，血清总胆红素峰值一般不超过

中西医结合执业助理医师资格考试
最后成功四套胜卷（三）

（医学综合考试部分）

第一单元

A1 型题

1. 可与金石、贝壳类等药物同用，以助其消化的药物是
   A. 谷芽　　　　　　　　B. 麦芽
   C. 神曲　　　　　　　　D. 鸡内金
   E. 山楂

2. 舌红胖大多见于
   A. 脾肾阳虚　　　　　　B. 心脾热盛
   C. 水湿内停　　　　　　D. 脾胃湿热
   E. 阴虚火旺

3. 以下脉象中具有"脉细"特征的脉象是
   A. 微脉、弱脉、散脉、细脉
   B. 微脉、弱脉、濡脉、细脉
   C. 濡脉、弱脉、细脉、虚脉
   D. 濡脉、弱脉、伏脉、细脉
   E. 伏脉、细脉、弱脉、牢脉

4. 天麻钩藤饮的功效是
   A. 镇肝息风，滋阴潜阳，凉血止痉
   B. 滋阴养血，息风止痉，平肝清热
   C. 平肝息风，清热活血，补益肝肾
   D. 燥湿化痰，平肝潜阳，息风止痛
   E. 平肝潜阳，息风止眩，养血活血

5. 以四季分阴阳，秋季为
   A. 阴中之阴　　　　　　B. 阴中之阳
   C. 阴中之至阴　　　　　D. 阳中之阳
   E. 阳中之阴

6. 珍珠母入汤剂应当
   A. 另煎　　　　　　　　B. 烊化
   C. 包煎　　　　　　　　D. 先煎
   E. 后下

7. 具有固表止汗，益气除热功效的药物是
   A. 麻黄根　　　　　　　B. 浮小麦

   C. 麻黄　　　　　　　　D. 五味子
   E. 山茱萸

8. 下列各项，属于实证的临床表现是
   A. 疼痛喜按　　　　　　B. 五心烦热
   C. 蒸蒸壮热　　　　　　D. 精神萎靡
   E. 舌胖淡嫩

9. 下列各项，不属于六味地黄丸主治证临床表现的是
   A. 腰膝酸软，盗汗遗精
   B. 耳鸣耳聋，头晕目眩
   C. 骨蒸潮热，手足心热
   D. 小便不利或反多
   E. 舌红少苔，脉沉细数

10. 以阴阳失调来阐释真寒假热或真热假寒，其病机是
    A. 阴阳偏盛　　　　　　B. 阴阳偏衰
    C. 阴阳格拒　　　　　　D. 阴阳互损
    E. 阴阳离决

11. 《医疗机构管理条例》《麻醉药品和精神药品管理条例》等规范性文件，在我国卫生法律体系中。属于
    A. 卫生行政法规　　　　B. 卫生专门法律
    C. 卫生法律　　　　　　D. 基本法律
    E. 卫生技术法规

12. 不属于麻子仁丸组成药物的是
    A. 芍药　　　　　　　　B. 杏仁
    C. 大黄　　　　　　　　D. 厚朴
    E. 甘草

13. 人参配莱菔子在药物七情配伍关系中属于
    A. 相使　　　　　　　　B. 相畏

C. 相杀　　　　　　D. 相反

E. 相恶

14. 下列各项，与心悸并见时对诊断心肾阳
　　虚证最有意义的是
　　A. 肢体浮肿，畏寒肢冷
　　B. 五更泄泻，完谷不化
　　C. 舌质紫暗，脉象细涩
　　D. 失眠多梦，面色淡白
　　E. 胸闷气短，腰膝酸软

15. 小蓟饮子与八正散相同的功用是
　　A. 利水通淋　　　　B. 燥湿解毒
　　C. 凉血止血　　　　D. 泻火养阴
　　E. 利湿化浊

16. 用寒远寒，用热远热，属于
　　A. 因病制宜　　　　B. 因地制宜
　　C. 因人制宜　　　　D. 因时制宜
　　E. 因证制宜

17. 揩舌的目的是
　　A. 查看舌苔薄厚程度
　　B. 鉴别舌苔有根无根
　　C. 判断舌体颤动程度
　　D. 判断舌体颜色
　　E. 判断舌形变化

18. 治疗大失血、大吐泻所致体虚欲脱，脉
　　微欲绝之证宜首选
　　A. 西洋参　　　　　B. 太子参
　　C. 人参　　　　　　D. 党参
　　E. 黄芪

19. 治疗夏伤暑湿，小便不利。应首选
　　A. 茯苓　　　　　　B. 猪苓
　　C. 金钱草　　　　　D. 滑石
　　E. 泽泻

20. 含有半夏、麦冬、人参的方剂是
　　A. 杏苏散　　　　　B. 清燥救肺汤
　　C. 桑杏汤　　　　　D. 麦门冬汤
　　E. 百合固金汤

21. 根据体质特征，确定用药宜忌，体质偏

阳者忌用
　　A. 甘淡利水药　　　B. 辛散苦泄药
　　C. 辛热温散药　　　D. 芳香化浊药
　　E. 苦寒泻火药

22. 细脉的主病是
　　A. 邪热亢盛　　　　B. 实寒证
　　C. 血瘀证　　　　　D. 虚阳浮越于外
　　E. 湿证

23. 脏腑关系中，被称为"燥湿相济"的是
　　A. 肺与大肠　　　　B. 肾与膀胱
　　C. 心与肾　　　　　D. 肺与肝
　　E. 脾与胃

24. 天王补心丹的君药是
　　A. 生地黄　　　　　B. 人参
　　C. 麦冬　　　　　　D. 柏子仁
　　E. 当归

25. 下列关于五脏所藏的叙述，错误的是
　　A. 心藏神　　　　　B. 肝藏魂
　　C. 肺藏魄　　　　　D. 脾藏意
　　E. 肾藏智

26. 脾主升清的确切内涵是
　　A. 脾的阳气主升
　　B. 脾以升为健
　　C. 脾气散精，上归于肺
　　D. 与胃的降浊相对而言
　　E. 输布津液，防止水湿内生

27. "寒极生热，热极生寒"说明了阴阳之间
　　的哪种关系
　　A. 相互转化　　　　B. 相互交感
　　C. 对立制约　　　　D. 互根互用
　　E. 消长平衡

28. 以一日分阴阳，则上午为
　　A. 阴中之阳　　　　B. 阳中之阳
　　C. 阳中之阴　　　　D. 阴中之阴
　　E. 阴中之至阴

29. 下列各项中，属于相乘传变的是
　　A. 肺病及肾　　　　B. 肺病及心

C. 心病及肝　　　　　D. 肝病及肾

E. 脾病及肾

30. 依据《素问·宣明五气》理论，久卧易伤及的是

A. 气　　　　　　　　B. 血

C. 肉　　　　　　　　D. 精

E. 筋

31. 二妙散的功用是

A. 清热利水　　　　　B. 清热燥湿

C. 清热养阴　　　　　D. 利湿消肿

E. 解毒化湿

32. 苏子降气汤中配伍当归和肉桂的意义是

A. 宽胸除满　　　　　B. 养血补肝

C. 温补下虚　　　　　D. 祛痰止咳

E. 温肾祛寒

33. 丁香主治的病证是

A. 蛔虫腹痛　　　　　B. 脚气肿痛

C. 阳虚外感　　　　　D. 胃寒呃逆

E. 寒湿痹痛

34. 下列药物中，能燥湿止带的是

A. 防风　　　　　　　B. 白芷

C. 羌活　　　　　　　D. 苍耳子

E. 藁本

35. 下列关于五行生克规律的叙述，错误的是

A. 木为水之子　　　　B. 火为土之母

C. 水为火之所不胜　　D. 金为木之所胜

E. 木为土之所不胜

36. 小建中汤中配伍芍药的意义是

A. 养血调经，敛阴止汗

B. 温阳散寒，柔肝缓急

C. 清热凉血，活血散瘀

D. 益营养阴，缓急止痛

E. 养阴补血，活血通脉

37. 食指络脉浅淡而纤细者，属于

A. 外感表证　　　　　B. 里热证

C. 气血两虚　　　　　D. 邪气亢盛

E. 血络郁闭

38. 乌梅丸的主治证候中可见

A. 虚烦不寐　　　　　B. 食入吐蛔

C. 食少难消　　　　　D. 口燥咽干

E. 嗳气吞酸

39. 麻黄汤中麻黄和桂枝的比例为

A. 1：1　　　　　　　B. 3：2

C. 2：1　　　　　　　D. 5：1

E. 6：1

40. 组成药物中含有炮姜、川芎的方剂是

A. 生化汤　　　　　　B. 温经汤

C. 血府逐瘀汤　　　　D. 补阳还五汤

E. 复元活血汤

41. 在"五轮学说"中，黑珠为

A. 血轮　　　　　　　B. 气轮

C. 水轮　　　　　　　D. 肉轮

E. 风轮

42. 清气化痰丸的主治证候中，不包括的是

A. 胸膈痞闷　　　　　B. 舌苔白腻

C. 脉象滑数　　　　　D. 咳痰黄稠

E. 烦躁不宁

43. 治疗咽喉红肿疼痛，兼有肺热咳嗽痰多者，应首选

A. 射干　　　　　　　B. 鱼腥草

C. 马勃　　　　　　　D. 板蓝根

E. 山豆根

44. 四肢凉甚至厥冷，神识昏沉，面色紫暗，脉沉迟，身热，胸腹灼热，口鼻气灼，口臭息粗，口渴引饮，小便短黄，舌红苔黄而干，脉有力，属于

A. 寒证转热证　　　　B. 热证转寒证

C. 真热假寒证　　　　D. 真寒假热证

E. 寒热错杂证

45. 神志清楚而语言错乱，语后自知言错的临床意义是

A. 心气不足　　　　　B. 邪热扰神

C. 脏气衰竭　　　　　D. 情志不遂

E. 风痰阻络

46. 白术与苍术并用的方剂是
　　A. 健脾丸　　　　B. 完带汤
　　C. 参苓白术散　　D. 藿香正气散
　　E. 九味羌活汤

47.《突发公共卫生事件应急条例》规定：突发事件应急工作应当遵循的方针是
　　A. 完善并建立监测与预警手段
　　B. 预防为主、常备不懈
　　C. 积极预防、认真报告
　　D. 及时调查、认真处理
　　E. 监测分析、综合评价

48. 秽浊时邪与热毒相结可见
　　A. 苔白而湿润
　　B. 苔薄白
　　C. 苔白如积粉
　　D. 苔黄滑润而舌质淡胖嫩
　　E. 苔白腻而厚

49. 促进女子胞发育成熟的物质是
　　A. 精血　　　　B. 天癸
　　C. 肾气　　　　D. 肝血
　　E. 肾阳

50. 气血两虚常见的舌象是
　　A. 舌体瘦薄而色淡
　　B. 舌红绛肿胀
　　C. 舌体瘦薄而色红绛
　　D. 舌中生点刺
　　E. 舌淡胖大润有齿痕

51. 心脉痹阻证中，胸痛以闷痛为主的是
　　A. 痰蒙心神　　B. 气滞心脉
　　C. 寒凝心脉　　D. 痰阻心脉
　　E. 瘀阻心脉

52. 根据情志相胜法，可制约大怒的情志是
　　A. 喜　　　　B. 思
　　C. 悲　　　　D. 恐
　　E. 惊

53. 患者自汗，多尿，滑精，是因气的何种

作用失常所致
　　A. 推动　　　　B. 温煦
　　C. 防御　　　　D. 固摄
　　E. 气化

54. 越鞠丸中舒解气郁的药物是
　　A. 木香　　　　B. 沉香
　　C. 香附　　　　D. 枳壳
　　E. 厚朴

55. 下列各项，属于燥邪犯肺证与风热犯肺证共有症状的是
　　A. 咳嗽少痰　　B. 脉象浮紧
　　C. 喉中痰鸣　　D. 潮热盗汗
　　E. 鼻流黄涕

56."大怒则形气绝，而血菀于上"的病机是
　　A. 血随气逆　　B. 肺气上逆
　　C. 肝血不足　　D. 髓海空虚
　　E. 津液亏损

57. 参苓白术散中具有芳香醒脾功效的药物是
　　A. 桔梗　　　　B. 砂仁
　　C. 藿香　　　　D. 佩兰
　　E. 厚朴

58. 困倦嗜睡，头目昏沉，肢体困重的病机是
　　A. 心肾阳衰　　B. 痰湿困脾
　　C. 心肾不交　　D. 胆郁痰扰
　　E. 脾失健运

59. 依据中医理论，可以解释人的生死过程的是
　　A. 气的聚散　　B. 气的升降
　　C. 气的出入　　D. 气的运动
　　E. 气的宣降

60. 属于气血两虚证临床表现的是
　　A. 唇甲淡紫，胁下痞块，拒按，舌暗，脉沉涩
　　B. 胸胁胀闷窜痛，时轻时重，舌苔薄白，脉弦

C. 面色晦滞，纳呆乏力，舌淡紫，脉细涩

D. 面唇色淡白，疲乏无力，自汗，舌淡，脉弱

E. 少气懒言，疲乏无力，自汗，舌淡，脉弱

61. 黄滑苔的临床意义是
   A. 湿热浊邪内蕴，食积化腐
   B. 阳虚寒湿内盛，痰饮内停
   C. 阳虚寒湿之体，痰饮化热
   D. 素有湿浊宿食，阻滞气机
   E. 气血亏虚之体，痰饮食积

62. 主治病机为"水虚火不实"的方剂是
   A. 导赤散　　　　　B. 泻白散
   C. 左金丸　　　　　D. 六一散
   E. 百合固金汤

63. 既能治心悸失眠、惊痫癫狂，又能治湿疮痒疹、疮疡久溃不敛的药物是
   A. 滑石　　　　　　B. 琥珀
   C. 龙骨　　　　　　D. 磁石
   E. 朱砂

64. 下列哪项属于非感染性发热的疾病
   A. 肺结核　　　　　B. 肺炎
   C. 疟疾　　　　　　D. 伤寒
   E. 甲状腺功能亢进症

65. 下列药物中，可改善微循环，预防微血管病变的是
   A. 甲苯磺丁脲　　　B. 氯磺丙脲
   C. 格列本脲　　　　D. 格列吡嗪
   E. 格列齐特

66. 关于霍乱弧菌的描述，正确的是
   A. 革兰染色阳性，有芽孢、荚膜和鞭毛
   B. 革兰染色阴性，有鞭毛，运动极为活跃
   C. 需氧，耐酸不耐碱
   D. 古典生物型比埃尔托生物型的抵抗力强

E. 产生的内毒素是重要的致病因子

67. 治疗梅毒、钩端螺旋体病的首选药物是
   A. 红霉素　　　　　B. 四环素
   C. 氯霉素　　　　　D. 青霉素
   E. 诺氟沙星

68. 伤寒的病原体是
   A. 汉坦病毒　　　　B. 沙门菌
   C. 人免疫缺陷病毒　D. 冠状病毒
   E. 志贺菌

69. 异烟肼与利福平合用治疗结核病，应定期检查
   A. 心电图　　　　　B. 肾功能
   C. 肝功能　　　　　D. 心肌酶
   E. 白细胞计数

70. 《瘟疫论》认为治疫的首要关键是
   A. 退热　　　　　　B. 辨明病因
   C. 辨明虚实　　　　D. 切断传染源
   E. 辨明病位

71. 确诊霍乱最可靠的依据是
   A. 粪便外观及粪便常规
   B. 粪便培养霍乱弧菌阳性
   C. 重度脱水
   D. 流行病学资料
   E. 剧烈泻吐

72. 直立垂手，掌心贴于大腿时，中指尖所指凹陷中，其穴位是
   A. 伏兔　　　　　　B. 风市
   C. 梁丘　　　　　　D. 髀关
   E. 承扶

73. 治疗滞产、胎位不正应首选
   A. 合谷　　　　　　B. 太冲
   C. 足三里　　　　　D. 血海
   E. 至阴

74. 肺结核的基本病变是
   A. 纤维化、钙化、结核结节
   B. 浸润性病变、干酪样坏死
   C. 干酪样坏死、支气管播散

D. 结核结节、血行播散性病变

E. 渗出、增生、干酪样坏死

75. 下列不属于布鲁菌病急性感染治疗原则的是

A. 高热者可用物理方法降温

B. 合并睾丸炎者，可短期加用小剂量糖皮质激素

C. 合并脑膜炎者，需给予脱水治疗

D. 早期、联合、规律、适量、全程用药

E. 存在合并症者首选手术治疗

76. 足三阴经从起始部至内踝上 8 寸以下的分布是

A. 厥阴在前，太阴在中，少阴在后

B. 厥阴在前，少阴在中，太阴在后

C. 少阴在前，太阴在中，厥阴在后

D. 太阴在前，厥阴在中，少阴在后

E. 太阴在前，少阴在中，厥阴在后

77. 甲型、戊型肝炎的主要传播途径是

A. 母婴　　　　　B. 呼吸道

C. 血液　　　　　D. 土壤

E. 粪－口

78. 玫瑰疹多见于

A. 头皮　　　　　B. 颜面

C. 颈部　　　　　D. 胸腹

E. 下肢

79. 与氯丙嗪、异丙嗪合用组成冬眠合剂的药物是

A. 曲马多　　　　B. 罗通定

C. 哌替啶　　　　D. 吗啡

E. 纳洛酮

80. 腹部叩诊出现移动性浊音，应首先考虑的是

A. 尿潴留　　　　B. 幽门梗阻

C. 右心衰竭　　　D. 巨大卵巢囊肿

E. 急性胃炎

81. 为预防狂犬病，强调在被咬伤后及时处理伤处，下列说法错误的是

A. 局部挤压、针刺使其尽量出血

B. 可用 20% 肥皂水充分冲洗创口

C. 尽快缝合或包扎伤口

D. 伤口周围局部浸润注射免疫血清

E. 可用 5% 碘酊反复涂拭创口

82. 嘶哑样咳嗽，可见于

A. 急性喉炎　　　B. 纵隔肿瘤

C. 百日咳　　　　D. 胸膜炎

E. 支气管扩张

83. 夜间阵发性呼吸困难，可见于

A. 急性脑血管疾病

B. 癔症

C. 急性感染所致的毒血症

D. 慢性阻塞性肺疾病

E. 左心衰竭

84. 流行性腮腺炎可出现腮腺管开口处黏膜红肿。其部位在

A. 上颌第 2 磨牙牙冠相对的颊黏膜上

B. 下颌第 2 磨牙牙冠相对的颊黏膜上

C. 舌下

D. 上颌第 1 磨牙牙冠相对的颊黏膜上

E. 下颌第 1 磨牙牙冠相对的颊黏膜上

85. 心浊音界向左下扩大，心脏呈靴形，多见于

A. 二尖瓣关闭不全

B. 主动脉瓣关闭不全

C. 三尖瓣关闭不全

D. 肺动脉瓣关闭不全

E. 二尖瓣狭窄

86. 下列哪项是支气管哮喘呼吸困难的类型

A. 呼气性　　　　B. 吸气性

C. 混合性　　　　D. 阵发性

E. 腹式呼吸消失

87. 下列关于溶血性黄疸的叙述，正确的是

A. 尿胆红素直接迅速反应阳性

B. 尿中结合胆红素阴性

C. 血中非结合胆红素不增加

D. 尿胆原阴性

E. 大便呈灰白色

88. 以下关于药物选择性的叙述，错误的是
    A. 中毒量时，药物作用范围更广泛
    B. 选择性低的药物作用范围广
    C. 选择性低的药物不良反应多见
    D. 剂量增大，选择性提高
    E. 药物作用的选择性是相对的

89. 循行于上肢内侧中线的经脉是
    A. 手太阳经　　　　B. 手少阳经
    C. 手厥阴经　　　　D. 手少阴经
    E. 手太阴经

90. 新斯的明治疗重症肌无力的机制是
    A. 兴奋大脑皮质
    B. 激动骨骼肌 M 胆碱受体
    C. 促进乙酰胆碱合成
    D. 抑制胆碱酯酶和激动骨骼肌 N_2 胆碱受体
    E. 促进骨骼肌细胞 Ca^{2+} 内流

91. 在手指，小指末节桡侧，指甲根角侧上方 0.1 寸的腧穴是
    A. 少冲　　　　　　B. 少府
    C. 少泽　　　　　　D. 少商
    E. 中冲

92. 阿托品对胆碱受体的作用是
    A. 对 M、N 胆碱受体有同样阻断作用
    B. 对 N_1、N_2 胆碱受体有同样阻断作用
    C. 对 M 胆碱受体有阻断作用，大剂量也阻断 N_1 胆碱受体
    D. 对 M 胆碱受体有阻断作用，大剂量也阻断 N_2 胆碱受体
    E. 对 M 胆碱受体有阻断作用，对 N 胆碱受体无影响

93. 足临泣是八脉交会穴中
    A. 通任脉的穴位　　B. 通督脉的穴位
    C. 通冲脉的穴位　　D. 通带脉的穴位
    E. 通阳跷脉的穴位

94. 只引起特异性免疫应答而无临床症状的是
    A. 显性感染　　　　B. 隐性感染
    C. 病原携带状态　　D. 潜伏性感染
    E. 病原体被清除

95. 苯巴比妥对各型癫痫皆有疗效，除外
    A. 强直阵挛发作　　B. 肌阵挛性发作
    C. 失神小发作　　　D. 失张力发作
    E. 癫痫持续状态

96. 属于足太阴脾经的腧穴是
    A. 血海　　　　　　B. 少海
    C. 小海　　　　　　D. 照海
    E. 气海

97. 在腕前区，腕掌侧远端横纹尺侧端，尺侧腕屈肌腱桡侧缘的是
    A. 神门　　　　　　B. 大陵
    C. 列缺　　　　　　D. 太渊
    E. 内关

98. 急性吗啡中毒的拮抗剂是
    A. 肾上腺素　　　　B. 美沙酮
    C. 可乐定　　　　　D. 阿托品
    E. 纳洛酮

99. 下列各项，不属于急性肝炎临床表现的是
    A. 食欲不振、恶心呕吐
    B. 肝大、触痛
    C. ALT 显著升高
    D. 肝掌、蜘蛛痣
    E. 尿胆红素阳性

100. 针刺肌肉浅薄部位的腧穴，常用的进针法是
    A. 指切　　　　　　B. 夹持
    C. 舒张　　　　　　D. 提捏
    E. 套管

101. 回旋灸属于
    A. 直接灸　　　　　B. 间接灸
    C. 温针灸　　　　　D. 悬起灸
    E. 实按灸

102. 下列关于艾滋病分期表述错误的是
  A. 急性感染期以发热最为常见
  B. 前驱期无明显症状
  C. 无症状感染期血中可检测出病毒及抗体
  D. 艾滋病期可并发各种机会性感染和恶性肿瘤
  E. 艾滋病期部分患者可表现为神经精神症状

103. 关于强心苷对心电图的影响，叙述错误的是
  A. Q-T 间期缩短　　　B. T 波幅度增大
  C. P-P 间期延长　　　D. P-R 间期延长
  E. ST 段降低呈鱼钩状

104. 正常人体不会出现的叩诊音是
  A. 清音　　　　　　　B. 过清音
  C. 鼓音　　　　　　　D. 浊音
  E. 实音

105. 治疗乳少的经验效穴是
  A. 中冲　　　　　　　B. 隐白
  C. 少泽　　　　　　　D. 少冲
  E. 大敦

106. 治疗变异型心绞痛宜选择的药物是
  A. 普萘洛尔　　　　　B. 吲哚洛尔
  C. 硝苯地平　　　　　D. 硝酸异山梨酯
  E. 洛伐他汀

107. 以鼠类为主要传染源的传染性疾病是
  A. 流行性脑脊髓膜炎
  B. 流行性乙型脑炎
  C. 流行性出血热
  D. 霍乱
  E. 细菌性痢疾

108. 流行性出血热低血压休克期的治疗原则不包括
  A. 补充血容量
  B. 纠正酸中毒
  C. 酌情选用血管活性药
  D. 有心衰者予强心剂
  E. 利尿

109. 下列哪项属于行针基本手法
  A. 捻转法，震颤法
  B. 提插法，弹针法
  C. 震颤法，弹针法
  D. 提插法，刮柄法
  E. 提插法，捻转法

110. 香豆素类药物的作用机制是
  A. 加速凝血因子 Ⅱ a 的灭活
  B. 激活抗凝血酶 Ⅲ
  C. 拮抗维生素 K 的作用
  D. 加速凝血因子 Ⅶ a、Ⅸ a 的灭活
  E. 加速凝血因子 Ⅹ a、Ⅻ a 的灭活

111. 狂犬病麻痹期的典型表现是
  A. 恐风　　　　　　　B. 恐水
  C. 肢体瘫痪　　　　　D. 呼吸急促
  E. 心率加快

A2 型题

答题说明

　　每道考题由两个以上相关因素组成或以一个简要病历形式出现，其下面有 A、B、C、D、E 五个备选答案，请从中选择一个最佳答案，并在答题卡上将相应题号的相应字母所属的方框涂黑。

112. 老年肾虚患者，大便秘结，小便清长，头目眩晕，腰膝酸软，治疗应首选
  A. 肾气丸　　　　　　B. 济川煎
  C. 真武汤　　　　　　D. 地黄饮子
  E. 六味地黄丸

113. 患者症见头晕眼花，两目干涩，视力减

退，胁肋隐痛，面部烘热，潮热盗汗，
舌红少苔乏津，脉弦细数。其证候是
A. 心阴虚证　　　　B. 肝阴虚证
C. 肾阴虚证　　　　D. 肝火炽盛证
E. 肝肾阴虚证

114. 患者痰壅气逆，咳嗽喘逆，痰多胸闷，食
少难消，舌苔白腻，脉滑。治疗宜选用
A. 山楂　　　　　　B. 莱菔子
C. 神曲　　　　　　D. 鸡内金
E. 麦芽

115. 患者，男，50岁。素体肥胖，胸闷憋
气，时感胸痛，甚则胸痛彻背，舌质紫
暗，苔薄腻，脉弦滑。治疗应首选
A. 青皮　　　　　　B. 乌药
C. 薤白　　　　　　D. 木香
E. 香附

116. 患者，男，50岁。自觉两目模糊，视物
不清，伴有头痛，眩晕，舌红少苔，脉
细弦。治疗应首选
A. 升麻　　　　　　B. 葛根
C. 薄荷　　　　　　D. 柴胡
E. 菊花

117. 患者久病，纳食减少，疲乏无力，腹部
胀满，但时有缓减，腹痛而喜按，舌胖
嫩而苔润，脉细弱而无力。其病机是
A. 真实假虚　　　　B. 真实病证
C. 真虚假实　　　　D. 实中夹虚
E. 虚中夹实

118. 患者痰壅气逆，咳喘痰多，胸闷食少，
甚则不能平卧。宜选用的药物是
A. 紫苏子、白芥子、莱菔子
B. 紫菀、款冬花、川贝母
C. 桑叶、贝母、北沙参
D. 杏仁、麻黄、甘草
E. 麻黄、石膏、杏仁

119. 患者发热口渴，小便灼热涩痛，小腹胀
痛，舌红苔黄腻，脉濡数。其辨证是
A. 小肠实热证　　　B. 膀胱湿热证

C. 湿热蕴脾证　　　D. 肝胆湿热证
E. 肺热炽盛证

120. 患者脾胃虚寒，脘腹冷痛，兼寒饮伏
肺，咳嗽气喘，痰多清稀者，应首选
A. 附子　　　　　　B. 肉桂
C. 干姜　　　　　　D. 细辛
E. 高良姜

121. 患者热病伤津，烦热口渴，呕逆时作，
舌燥少津。应首选
A. 石膏　　　　　　B. 知母
C. 天花粉　　　　　D. 芦根
E. 栀子

122. 某药店经营者为贪图利益而违法销售超
过有效期的药品。依据《中华人民共和
国药品管理法》第75条的规定，其所
在地的药品监督管理行政执法机构应给
予的处罚是，没收违法销售药品和违法
所得。并
A. 处以违法销售的药品货值金额十倍
以上二十倍以下的罚款
B. 处以违法销售的药品货值金额十五
倍以上三十倍以下罚款
C. 处以二千元以上五千元以下的罚款
D. 处以违法销售药品货值金额两倍以
上五倍以下的罚款
E. 处以违法销售药品货值金额一倍以上
三倍以下的罚款

123. 患者外感风寒，恶寒发热，无汗，腹
痛，吐泻，舌苔白腻。治疗宜选用
A. 麻黄　　　　　　B. 桂枝
C. 香薷　　　　　　D. 防风
E. 细辛

124. 患者，女，60岁。因全身关节疼痛，长
期服用某药，昨日出现自发性骨折，导
致该不良反应的药物是
A. 泼尼松　　　　　B. 阿司匹林
C. 对乙酰氨基酚　　D. 塞来昔布
E. 布洛芬

125. 患者，男，32岁。恶寒发热2天，伴咽喉肿痛，鼻流浊涕，咳痰黄稠，舌红苔薄黄，脉浮数。治疗除取主穴外，还应选用的穴位是
　　A. 风门、肺俞　　　　B. 外关、身柱
　　C. 曲池、中府　　　　D. 阴陵泉、委中
　　E. 曲池、尺泽

126. 患者，男，43岁。两耳轰鸣，按之不减，听力减退，兼见头胀痛，面赤，咽干，脉弦。治疗应首选
　　A. 手、足太阴经穴
　　B. 手、足少阴经穴
　　C. 手、足少阳经穴
　　D. 手、足阳明经穴
　　E. 手、足太阳经穴

127. 患者，女，43岁。眩晕2个月，加重1周。昏眩欲仆，神疲乏力，面色萎黄，舌淡苔薄白，脉弱。除主穴外，治疗应选择的配穴是
　　A. 行间、侠溪、太溪
　　B. 丰隆、中脘、头维
　　C. 上星、丰隆、合谷
　　D. 脾俞、胃俞、气海
　　E. 太溪、悬钟、三阴交

128. 患者，女，40岁。仰卧时腹部呈蛙状，侧卧时下侧腹部明显膨出。应首先虑的是
　　A. 胃肠胀气　　　　B. 腹腔积液
　　C. 巨大卵巢囊肿　　D. 肥胖

E. 子宫肌瘤

129. 患者，男，62岁。素患眩晕，今日外出散步时，突然昏仆，不省人事，伴口噤不开，牙关紧闭，肢体强痉。除取十二井穴外，治疗还应选取的经穴是
　　A. 督脉、任脉经穴
　　B. 督脉、足太阳经穴
　　C. 督脉、手厥阴经穴
　　D. 任脉、手厥阴经穴
　　E. 任脉、足太阳经穴

130. 患者，男，50岁。高血压病史15年，未坚持服药。2小时前因情绪激动突然意识不清，双侧瞳孔不等大。应首先考虑的是
　　A. 酒精中毒　　　　B. 药物中毒
　　C. 脑疝　　　　　　D. 青光眼
　　E. 心功能不全

131. 患者牙痛剧烈，伴口臭，口渴，便秘，舌红苔黄燥，脉洪数。宜选择的配穴是
　　A. 风池、外关　　　B. 太溪、行间
　　C. 足三里、脾俞　　D. 风门、内关
　　E. 内庭、二间

132. 患者，男，24岁。夜间开窗入睡，晨起后颈项疼痛重着，活动受限，头向患侧倾斜，颈肩部压痛明显，兼见恶风畏寒。治疗除取主穴外，还应选用的穴位是
　　A. 内关、外关　　　B. 肩井、后溪
　　C. 风池、合谷　　　D. 血海、阴陵泉
　　E. 肾俞、关元

B 型题

答题说明

　　两道试题共用A、B、C、D、E五个备选答案，备选答案在上，题干在下。每题请从中选择一个最佳答案，并在答题卡上将相应题号的相应字母所属的方框涂黑。每个备选答案可能被选择一次、两次或不被选择。

（133～134题共用备选答案）
　　A. 气上的症状　　　B. 气下的症状
　　C. 气乱的症状　　　D. 气结的症状
　　E. 气消的症状

133. 因恐惧过度而出现二便失禁，摄纳不住的表现是

134. 突然受惊后出现精神不安，惊慌失措的表现为

（135～136 题共用备选答案）

A. 心肾阳衰　　　　B. 痰湿困脾

C. 心肾不交　　　　D. 胆郁痰扰

E. 脾失健运

135. 不易入睡，甚至彻夜不眠，见于

136. 睡眠时时惊醒，不易安卧者，多属

（137～138 题共用备选答案）

A. 消风散　　　　　B. 二陈汤

C. 川芎茶调散　　　D. 天麻钩藤饮

E. 半夏白术天麻汤

137. 外感风邪头痛，治宜选用

138. 风痰上扰导致的头痛、眩晕，治宜选用

（139～140 题共用备选答案）

A. 艾滋病　　　　　B. 肺结核

C. 百日咳　　　　　D. 霍乱

E. 流行性和地方性斑疹伤寒

139. 属于丙类传染病的病种是

140. 属于甲类传染病的病种是

（141～142 题共用备选答案）

A. 滋阴潜阳，软坚散结

B. 补气养阴，润肺益肾

C. 滋阴潜阳，益肾健骨

D. 补气健脾，滋阴补精

E. 活血滋阴，补气益精

141. 黄精具有的功效是

142. 鳖甲具有的功效是

（143～144 题共用备选答案）

A. 心俞　　　　　　B. 肺俞

C. 膈俞　　　　　　D. 风门

E. 肾俞

143. 第 3 胸椎棘突下，旁开 1.5 寸的腧穴是

144. 第 7 胸椎棘突下，旁开 1.5 寸的腧穴是

（145～146 题共用备选答案）

A. 为肿

B. 欲如运枢，起居如惊

C. 汗，烦则喘喝，静则多言

D. 大筋软短，小筋弛长

E. 体若燔炭

145. 根据《素问·生气通天论》中的说法，阳病因于气者，症见

146. 根据《素问·生气通天论》中的说法，阳病因于湿者，症见

（147～148 题共用备选答案）

A. 大量应用激素

B. 积极物理降温

C. 使用利尿剂、强心剂

D. 减轻脑水肿，防止呼吸衰竭

E. 扩充血容量，纠正酸中毒

147. 中毒型菌痢休克型的治疗原则是

148. 中毒型菌痢脑型的治疗原则是

（149～150 题共用备选答案）

A. 呋塞米　　　　　B. 螺内酯

C. 乙酰唑胺　　　　D. 氨苯蝶啶

E. 氢氯噻嗪

149. 治疗急性肾功能衰竭早期少尿，应选用的是

150. 治疗高醛固酮型水肿，应选用的是

中西医结合执业助理医师资格考试
最后成功四套胜卷（三）

（医学综合考试部分）

第二单元

考生姓名：＿＿＿＿＿＿＿＿

准考证号：＿＿＿＿＿＿＿

考　　点：＿＿＿＿＿＿＿

考　场　号：＿＿＿＿＿＿＿

A1 型题

1. 根据经验、直觉或思辨推理进行医疗活动的医学模式是
   A. 神灵主义医学模式
   B. 自然哲学医学模式
   C. 机械论医学模式
   D. 生物医学模式
   E. 生物－心理－社会医学模式

2. 涉及人类受试者医学研究的伦理准则的国际性著名文件是
   A.《吉汉宣言》
   B.《赫尔辛基宣言》
   C.《希波克拉底誓言》
   D.《东京宣言》
   E.《悉尼宣言》

3. 有关肺癌的病理，说法错误的是
   A. 大细胞癌较少见
   B. 肺癌中最常见的类型是腺癌
   C. 中央型肺癌以鳞状上皮细胞癌和小细胞癌较为多见
   D. 鳞癌女性多见
   E. 周围型肺癌以腺癌较为多见

4. 糖尿病最关键的病变脏腑是
   A. 心　　　　　　B. 肺
   C. 脾　　　　　　D. 肝
   E. 肾

5. 肺癌常见的转移部位
   A. 右锁骨上淋巴结　　B. 脑
   C. 肝　　　　　　D. 肾
   E. 肾上腺

6. 痛风诊断的"金标准"是
   A. 尿酸盐结晶　　B. 尿尿酸测定
   C. X 线检查　　D. 超声检查

E. 关节疼痛

7. 类风湿关节炎最早出现的关节症状是
   A. 晨僵　　　　　　B. 关节肿胀
   C. 关节畸形　　　　D. 活动障碍
   E. 疼痛与压痛

8. 引起脑栓塞最常见的原因是
   A. 心肌炎
   B. 慢性心房纤颤
   C. 心脏瓣膜狭窄
   D. 心脏瓣膜关闭不全
   E. 冠状动脉粥样硬化性心脏病

9. 治疗帕金森病（PD）最基本、最有效的药物是
   A. 沙丁胺醇　　　　B. 糖皮质激素
   C. 左旋多巴　　　　D. 干扰素
   E. 苯海索

10. 急性中毒者，呼吸带有苦杏仁味，可见于
    A. 有机磷杀虫药中毒
    B. 乙醇中毒
    C. 氰化物中毒
    D. 一氧化碳中毒
    E. 氯丙嗪中毒

11. 下列不属于有机磷杀虫药中毒的毒蕈碱样症状的是
    A. 大汗　　　　　　B. 流泪，流涎
    C. 腹泻　　　　　　D. 小便失禁
    E. 肌纤维颤动

12. 胸痛，含化硝酸甘油可缓解的是
    A. 心肌梗死　　　　B. 心绞痛
    C. 扩张性心肌病　　D. 心房纤颤
    E. 心肌炎

13. 痰饮的治疗原则是

    A. 宣肺　　　　　　B. 健脾

    C. 温化　　　　　　D. 补肾

    E. 发汗

14. 肺心病死亡的首要原因是

    A. 休克　　　　　　B. 肺性脑病

    C. 心律失常　　　　D. 消化道出血

    E. 酸碱平衡失调

15. 治疗急性心肌梗死心阳欲脱证，应首选
    的方剂是

    A. 生脉散合左归饮　　B. 补阳还五汤

    C. 真武汤　　　　　　D. 苏合香丸

    E. 参附龙牡汤

16. 癫痫发作时间较短，无意识障碍，其类
    型为

    A. 全面性强直 - 阵挛发作（GTCS）

    B. 失神发作

    C. 肌阵挛发作

    D. 单纯部分性发作

    E. 复杂部分性发作

17. 系统性红斑狼疮最常见、最严重的临床
    表现是

    A. 蝶形红斑　　　　B. 狼疮肺炎

    C. 神经精神狼疮　　D. 狼疮肾炎

    E. 抗磷脂抗体综合征

18. 左心衰竭最早的临床表现是

    A. 劳力性呼吸困难

    B. 阵发性夜间呼吸困难

    C. 哮鸣音及吸气性呼吸困难

    D. 带有哮鸣音的呼气性呼吸困难

    E. 端坐呼吸

19. 脑血栓形成后可以溶栓的时间窗是

    A. 3 小时以内　　　B. 4 小时以内

    C. 5 小时以内　　　D. 6 小时以内

    E. 24 小时以内

20. 诊断慢性阻塞性肺疾病（COPD）的主要
    依据是

    A. 病史和症状　　　B. 阳性体征

    C. 胸部 X 线检查　　D. 心电图改变

    E. 肺功能检查

21. 心绞痛疼痛的典型部位在

    A. 心尖区

    B. 心前区

    C. 胸骨体下段之后

    D. 胸骨体上或中段之后

    E. 心窝部

22. 患者因急性前壁心肌梗死入院治疗，其
    病因最常见的是

    A. 高血压

    B. 冠状动脉粥样硬化

    C. 体力活动

    D. 情绪激动

    E. 休克

23. 哮病发生的"夙根"是

    A. 风　　　　　　　B. 痰

    C. 气　　　　　　　D. 虚

    E. 瘀

24. 治疗慢性阻塞性肺疾病痰浊壅肺证，应
    首选的方剂是

    A. 小青龙汤

    B. 真武汤合五苓散

    C. 三子养亲汤合二陈汤

    D. 越婢加半夏汤

    E. 涤痰汤

25. 消化性溃疡最常见的并发症是

    A. 幽门梗阻　　　　B. 穿孔

    C. 出血　　　　　　D. 癌变

    E. 营养不良

26. 目前能达到治愈胃癌的主要治疗方法是

    A. 放射治疗　　　　B. 抗癌治疗

    C. 支持治疗　　　　D. 手术治疗

    E. 心理治疗

27. 胃癌最常见的转移途径是

    A. 直接播散　　　　B. 血行转移

C. 淋巴结转移　　　　D. 直接性转移

E. 以上均对

28. 对无伤原则的解释，正确的是

A. 消除任何医疗伤害

B. 要求医生对患者丝毫不能伤害

C. 因绝大多数医疗行为都存在着不同程度的伤害，所以不伤害原则是做不到的

D. 为患者提供最佳的诊治、护理，努力避免对患者造成不应有的伤害

E. 对肿瘤患者进行化疗意味着绝对伤害

29. 因中风而致一侧肢体偏废不用，常伴语言謇涩，口眼㖞斜，中医称为

A. 痹证　　　　　　B. 痿证

C. 闭证　　　　　　D. 痫证

E. 偏枯

30. 急性肾损伤病位在肾，涉及

A. 肝、脾（胃）、三焦、膀胱

B. 肺、脾（胃）、三焦、膀胱

C. 肝、肺、三焦、膀胱

D. 心、脾（胃）、三焦、膀胱

E. 心、肺、三焦、膀胱

31. 慢性肾衰竭的主要病机是

A. 肺脾气虚，卫表不固

B. 肾与膀胱，气化失司

C. 肺气不宣，脾失健运

D. 脾肾两虚，精微下注

E. 肾元虚衰，湿浊内蕴

32. 不寐的病机是

A. 阴盛阳衰，阴阳失交

B. 阳盛阴衰，阴阳失交

C. 肝胆火盛

D. 肝胆湿热

E. 痰火扰心

33. 儿童中枢神经系统白血病最常见于

A. 急性粒细胞白血病

B. 急性单核细胞白血病

C. 急性巨核细胞白血病

D. 急性淋巴细胞白血病

E. 急性红白血病

34. 慢性髓细胞白血病最突出的体征是

A. 皮肤黏膜苍白　　B. 胸骨明显压痛

C. 脾脏明显肿大　　D. 浅表淋巴结肿大

E. 绿色瘤

35. 癌症晚期的重度疼痛首选药物是

A. 阿司匹林　　　　B. 扑热息痛

C. 强痛定　　　　　D. 吗啡

E. 可待因

36. 按公式计算，正常 5 岁小儿的收缩压是

A. 84mmHg　　　　B. 88mmHg

C. 90mmHg　　　　D. 92mmHg

E. 100mmHg

37. 多用于复发性疝和腹壁重度薄弱的较大斜疝的修补方法是

A. 麦可威法　　　　B. 疝高位结扎

C. 巴西尼法　　　　D. 内环修补

E. 疝成形术

38. 宫颈癌的好发部位是

A. 鳞状上皮区

B. 柱状上皮区

C. 鳞柱交界部

D. 成熟鳞状上皮化生区

E. 腺样基底细胞区

39. 关于急性乳腺炎脓肿形成后治疗方法的叙述，正确的是

A. 及时切开排脓　　B. 乳房按摩

C. 穿刺排脓　　　　D. 取芒硝热敷

E. 内服瓜蒌牛蒡汤

40. 急性胆管炎的 Charcot 三联征是指

A. 腹痛、畏寒发热、胆囊肿大

B. 腹痛、黄疸、低血压

C. 腹痛、寒战高热、黄疸

D. 肝区胀痛、寒战高热、低血压

E. 黄疸、胆囊肿大、发热

41. 绝经后阴道出血要首先注意排除的疾病是
   A. 功能失调性子宫出血
   B. 子宫糜烂
   C. 子宫内膜癌
   D. 异常妊娠
   E. 子宫肌瘤

42. 流行性腮腺炎的中医病因是感受
   A. 风热时邪　　　　B. 时行疫气
   C. 时行邪毒　　　　D. 风温时邪
   E. 暑热时邪

43. 灭菌的含义是
   A. 杀灭有害微生物
   B. 杀灭一切活的微生物
   C. 杀灭致病细菌
   D. 杀灭所有的细菌
   E. 杀灭所有的病毒

44. 脑震荡临床表现不包括
   A. 昏迷时间不超过 30 分钟
   B. 昏迷期可见皮肤苍白、血压下降
   C. 醒后常有头晕、头痛、恶心呕吐
   D. CT 检查示颅骨损伤
   E. 逆行性遗忘

45. 内痔的好发部位多在膀胱截石位的
   A. 3、5、10 点　　　B. 1、5、9 点
   C. 3、7、9 点　　　D. 1、6、11 点
   E. 3、7、11 点

46. 气滞血瘀型痛经的特点是
   A. 经前、经期小腹冷痛
   B. 经前、经期小腹胀痛
   C. 经前、经期小腹坠痛
   D. 经期、经后小腹坠痛
   E. 经期、经后小腹胀痛

47. 胎儿经阴道娩出最主要的力是
   A. 子宫收缩力　　　B. 肛提肌收缩力
   C. 腹肌收缩力　　　D. 膈肌收缩力
   E. 腹部压力

48. 胎膜早破是指
   A. 临产时胎膜破裂
   B. 妊娠 40 周前胎膜破裂
   C. 妊娠 32 周前胎膜破裂
   D. 临产前胎膜破裂
   E. 任何时期的胎膜破裂

49. 头、面、颈部切口术后的拆线时间是
   A. 6～7 日　　　　B. 7～9 日
   C. 10～12 日　　　D. 14 日
   E. 4～5 日

50. 外阴硬化性苔藓的临床表现不包括
   A. 早期皮损颜色暗红
   B. 病损区发痒
   C. 大阴唇皮肤及黏膜变白
   D. 肛周皮肤干燥
   E. 阴道口挛缩狭窄

51. 晚期产后出血是指
   A. 分娩 1 周后，产褥期内发生的子宫大量出血
   B. 分娩 48 小时后，产褥期内发生的子宫大量出血
   C. 分娩 24 小时后，产褥期内发生的子宫大量出血
   D. 分娩 72 小时后，产褥期内发生的子宫大量出血
   E. 分娩 12 小时后，产褥期内发生的子宫大量出血

52. 萎缩性阴道炎的病因是
   A. 阴道毛滴虫感染
   B. 白色念珠菌感染
   C. 细菌感染
   D. 雌激素水平不足
   E. 免疫功能亢进

53. 为确定排卵和黄体功能，选择诊断性刮宫的时间是
   A. 月经来潮第 6 天　　B. 月经来潮第 5 天
   C. 月经来潮第 3 天　　D. 月经来潮第 2 天

E. 月经来潮 6 小时内

54. 下列不属于输血适应证的是
    A. 贫血或低蛋白血症
    B. 凝血异常
    C. 重症感染
    D. 急性出血
    E. 代谢性酸中毒

55. 下列各项，属于黄体功能不足脾气虚证主要症状的是
    A. 月经延后   B. 精神倦怠
    C. 腰背酸痛   D. 心悸失眠
    E. 少腹胀痛

56. 下列各项中，不属于惊风八候的是
    A. 搐   B. 摇
    C. 搦   D. 引
    E. 反

57. 治疗小儿肺炎湿热闭肺证，应首选
    A. 胃苓汤
    B. 五苓散合五皮饮
    C. 甘露消毒丹合三仁汤
    D. 连朴饮
    E. 麻杏石甘汤

58. 下列属于Ⅲ度子宫脱垂的是
    A. 宫颈外口距处女膜缘＜ 4cm
    B. 宫颈已脱出阴道口，宫体仍在阴道内
    C. 宫颈外口达处女膜缘
    D. 宫颈及宫体全部脱出至阴道口外
    E. 宫颈外口距处女膜缘＜ 2cm

59. 下列四种发疹性疾病中，具有色素沉着的是
    A. 麻疹   B. 风疹
    C. 猩红热   D. 幼儿急疹
    E. 以上都是

60. 先兆子宫破裂表现不包括
    A. 下腹部有压痛   B. 胎心率的变化
    C. 血尿   D. 病理缩复环
    E. 发绀

61. 小儿鹅口疮口腔局部的临床特征是
    A. 口腔黏膜出现单个或成簇的小疱疹
    B. 口腔黏膜充血，水肿，可有疱疹
    C. 口腔创面有纤维素渗出物形成或灰白色假膜，易擦去
    D. 口腔黏膜表面覆盖白色乳凝块样片状物，不易擦去
    E. 口腔黏膜出现大小不等的糜烂或溃疡

62. 小儿感冒容易出现兼证，多见
    A. 夹火、夹痰、夹湿
    B. 夹火、夹痰、夹滞
    C. 夹风、夹痰、夹滞
    D. 夹惊、夹痰、夹滞
    E. 夹湿、夹惊、夹滞

63. 小儿哮喘发作的病机是
    A. 肺气郁闭
    B. 邪夹痰饮，伏留肺络
    C. 痰气交阻，肺气郁闭
    D. 外因诱发，触动伏痰，痰阻气道
    E. 肺失宣降，肺气上逆

64. 行胸膜腔闭式引流术，液体一般选择的穿刺部位是
    A. 腋前线第 6 ～ 8 肋间
    B. 腋前线与腋中线之间第 6 ～ 8 肋间
    C. 腋中线第 6 ～ 8 肋间
    D. 腋中线与腋后线之间第 6 ～ 8 肋间
    E. 腋后线第 6 ～ 8 肋间

65. 以下哪项不是小儿的生理特点
    A. 脏腑娇嫩   B. 发育迅速
    C. 形气未充   D. 肝常有余
    E. 生机蓬勃

66. 以下属于水痘皮损表现的是
    A. 红色丘疹，大小形态不一
    B. 红色斑疹或斑丘疹，迅速发展为清亮、卵圆形、泪滴状小水疱
    C. 化脓性疱疹
    D. 周围红晕，有脐眼

E. 在一个患者身上只能看到斑疹、丘疹

67. 婴儿期是指

A. 出生到满 1 周岁

B. 1 周岁至满 3 周岁

C. 自出生后脐带结扎时起，至生后足 28 天

D. 3 周岁后（第 4 年）到入小学前（6 ～ 7 岁）

E. 6 ～ 7 岁至 11 ～ 12 岁

68. 孕激素的生理作用包括

A. 促进子宫发育

B. 促进女性第二性征发育

C. 使阴道上皮细胞增生、角化

D. 使基础体温升高 0.3 ～ 0.5℃

E. 协同 FSH 促进卵泡发育

69. 治疗病毒性脑炎痰热壅盛证，首选

A. 清瘟败毒饮加减

B. 涤痰汤加减

C. 指迷茯苓丸合桃红四物汤加减

D. 麻杏石甘汤加减

E. 五味消毒饮加减

A2 型题

答题说明

每道考题由两个以上相关因素组成或以一个简要病历形式出现，其下面有 A、B、C、D、E 五个备选答案，请从中选择一个最佳答案，并在答题卡上将相应题号的相应字母所属的方框涂黑。

70. 患者，男，23 岁。恶寒发热 2 天余，无汗，头痛，肢体酸痛，鼻塞声重，喷嚏，时流清涕，咽痒，咳嗽，口不渴，舌苔薄白而润，脉浮紧。治疗首选

A. 小青龙汤　　　B. 桑白皮汤

C. 生脉散　　　　D. 荆防败毒散

E. 平喘固本汤合补肺汤

71. 患者，男，68 岁。低热 5 天后皮肤出现紫红色斑块 2 周余，下肢尤甚，时发时止。兼有手足烦热，颧红咽干，午后潮热、盗汗，伴齿衄，舌红少苔，脉细数。血常规示：血小板 $20 \times 10^9/L$，未见其他异常。其治疗宜选用下列何方

A. 犀角地黄汤　　B. 十灰散

C. 归脾汤　　　　D. 泻心汤

E. 茜根散

72. 患者，女，28 岁。患甲状腺功能亢进症 1 个月，症见颈前肿大，眼突，心悸汗多，手颤，消瘦，口干咽燥，五心烦热，失眠多梦，月经不调，舌红少苔，脉细

数。治疗应首选

A. 生脉散　　　　B. 天王补心丹

C. 当归补血汤　　D. 丹栀逍遥散

E. 右归丸

73. 患者，男，45 岁。糖尿病病史 2 年，平素规律运动，饮食控制较好，空腹血糖正常，餐后血糖较高，治疗药物应选用

A. 阿卡波糖　　　B. 格列美脲

C. 胰岛素　　　　D. 格列喹酮

E. 罗格列酮

74. 患者，男，65 岁，高血压病史 15 年。平素头晕头痛，耳鸣目眩，今日突发口眼㖞斜，舌强语謇，半身不遂，肢体麻木，舌红苔黄，脉弦。急查头颅 CT：未见异常。治疗首选

A. 天麻钩藤饮　　B. 真方白丸子

C. 星蒌承气汤　　D. 补阳还五汤

E. 镇肝息风汤

75. 患者，男，56 岁，肺气肿病史 6 年。前

日酒后受凉，发热，喘息气粗，烦躁，胸满，咳嗽，痰黄，黏稠难咳，溲黄便干，口渴，舌红，舌苔黄腻，边尖红，脉滑数。超声心动图有肺动脉增宽和右心增大、肥厚的征象。其证型是

A.痰浊壅肺证　　　B.痰热郁肺证

C.痰蒙神窍证　　　D.阳虚水泛证

E.肺肾气虚证

76.患者，男，18岁。神志不清1小时入院，确诊1型糖尿病4年，长期皮下注射胰岛素治疗。近3天因腹泻而停用。体检：血压80/60mmHg，皮肤中度失水征，呼气有烂苹果味，心率130次/分。需立即采取的治疗措施是

A.静脉滴注5%碳酸氢钠

B.纠正电解质紊乱

C.补液并恢复皮下注射胰岛素

D.补液加有效的抗生素

E.补液同时静脉滴注胰岛素

77.患者，男，40岁。突起发热，伴头痛、乏力、周身不适3天。实验室检查：粒细胞0.4×10⁹/L。现症见：低热，腰膝酸软，头晕耳鸣，五心烦热，失眠多梦，遗精，口干咽燥，舌红少苔，脉细数。治疗首选方剂是

A.六味地黄丸　　　B.金匮肾气丸

C.生脉散　　　　　D.黄芪建中汤

E.玉女煎

78.患者，男，67岁，有高血压史20年。2年来登二楼时经常喘息。今日反复熟睡中阵发性呼吸困难，坐起后缓解。现症见：喘咳气急，张口抬肩，不能平卧，痰多色黄稠，心悸烦躁，胸闷脘痞，面青汗出，口唇青紫，舌质紫暗，舌苔厚腻，脉弦滑而数。查体：两下肋可闻及湿性啰音，治疗首选

A.苓桂术甘汤合丹参饮

B.参附汤合炙甘草汤

C.保元汤合血府逐瘀汤

D.生脉饮合血府逐瘀汤

E.真武汤合葶苈大枣泻肺汤

79.患者，男，65岁。慢性心功能不全病史8年，上呼吸道感染后症见心悸怔忡，气短喘促，动则尤甚，端坐而不得卧，精神萎靡，乏力懒动，腰膝酸软，形寒肢冷，面色苍白，肢体浮肿，下肢尤甚，尿少，舌淡苔白，脉沉弱。听诊：两肺底湿性啰音。X线胸片示：心影增大。BNP：1005pg/mL。其中医证型是

A.心肺气虚证　　　B.气阴亏虚证

C.心肾阳虚证　　　D.阳虚水泛证

E.气虚血瘀证

80.患者，心悸不安，胸闷不舒，心痛时作，唇甲青紫，舌质紫暗，脉涩。心率110次/分，心律不齐，可闻及期前收缩3～4次/分。治疗首选

A.桃仁红花煎　　　B.天王补心丹

C.血府逐瘀汤　　　D.黄连温胆汤

E.安神定志丸

81.患者，男，70岁。患冠心病多年，胸痛隐隐，时轻时重，遇劳则发，神疲乏力，气短懒言，心悸自汗，舌质淡暗，舌体胖，有齿痕，苔薄白，脉缓弱无力。治疗应选用

A.瓜蒌薤白半夏汤合涤痰汤

B.补阳还五汤

C.生脉散合炙甘草汤

D.血府逐瘀汤

E.枳实薤白桂枝汤合当归四逆汤

82.患者，近2个月胃脘灼热胀痛，嘈杂，脘腹痞闷，口干口苦，渴不欲饮，身重肢倦，尿黄，舌红，苔黄腻，脉滑。胃镜示胃窦部黏膜充血、水肿，呈红白相间。其方剂应选

A.失笑散合丹参饮加减

B.益胃汤加减

C. 三仁汤加减

D. 四君子汤加减

E. 柴胡疏肝散加减

83. 患者，男，51 岁。胃脘痛剧烈，痛处固定，拒按，上腹肿块，肌肤甲错，眼眶暗黑，舌质紫暗，舌下脉络紫胀，脉弦涩。实验室检查：大便隐血试验示弱阳性。自服三七粉止血。上消化道钡餐检查示：胃黏膜皱襞消失，胃壁僵硬，未见蠕动波，胃腔明显缩小，胃窦部充盈缺损。病理：胃窦部腺癌。治疗应首选

A. 海藻玉壶汤加减

B. 膈下逐瘀汤加减

C. 柴胡疏肝散加减

D. 血府逐瘀汤加减

E. 玉女煎加减

84. 患者，男，50 岁。腹大坚满，脘腹撑急，烦热口苦，渴不欲饮，面目肌肤发黄，小便短黄，大便溏滞不爽，舌红，苔黄腻，脉弦滑数。体征：腹部膨隆，腹壁静脉曲张，移动性浊音阳性，脾脏肿大。B 超：肝缩小，脾肿大，腹腔内可见到液性暗区。治疗首选

A. 一贯煎合膈下逐瘀汤

B. 附子理中汤合五苓散

C. 中满分消丸合茵陈蒿汤

D. 柴胡疏肝散合胃苓汤

E. 茵陈理中汤

85. 患者腹泻 3～5 次 / 日，便稀，时带黏液及血，2 年来时重时轻。左下腹有压痛。曾用利福平治疗无效。今日结肠镜检查示：黏膜充血水肿、易脆，伴糜烂和溃疡。应首先考虑的诊断是

A. 阿米巴肠炎　　　B. 溃疡性结肠炎

C. 结肠癌　　　　　D. 细菌性痢疾

E. 肠结核

86. 患者，男，50 岁。反复浮肿、尿血 3 年，经常感冒。现症见：面色无华，少气乏

力，午后低热，口干咽燥，舌红少苔，脉细。检查：血压 140/95 mmHg，尿蛋白（++），定量 3g/24h，内生肌酐清除率 48%，血尿素氮 10mmol/L。除对症治疗外，还应加

A. 参芪地黄汤　　　B. 六味地黄汤

C. 右归丸　　　　　D. 左归饮

E. 大补元煎

87. 患者，男，55 岁，有 8 年慢性肾病病史。现浮肿明显，下肢尤甚，面色苍白，畏寒肢冷，腰脊冷痛，神疲纳呆，阳痿，舌嫩淡胖有齿痕，脉沉细，血压 150/90mmHg。检查：尿蛋白（++），镜检可见颗粒管型。治疗宜选

A. 归芍地黄汤

B. 玉屏风散合六味地黄丸

C. 济生肾气丸

D. 参芪地黄汤

E. 理中丸

88. 患者，男，35 岁。高热 2 天余，咳嗽，咳痰，呈铁锈色，伴右侧胸痛。X 线检查右中肺实变阴影。其诊断是

A. 急性支气管炎　　B. 肺炎链球菌肺炎

C. 肺炎支原体肺炎　D. 病毒性肺炎

E. 原发型肺结核

89. 患者，女，22 岁。寒战高热，腰痛，尿频、尿急、灼热刺痛，舌红苔黄腻，脉滑数。检查：体温 38℃，双肾区有叩击痛，血白细胞 19.5×10⁹/L，中性 90%，尿白细胞 20 个 / 高倍视野。治疗首选

A. 八正散

B. 小蓟饮子

C. 丹栀逍遥散合石韦散

D. 无比山药丸

E. 知柏地黄丸

90. 患者，女，30 岁。贫血原因不明。试服铁剂治疗第 6 天复查血象，网织红细胞上升达 5%，但未见血红蛋白增加，镜

检见红细胞大小不等和中心淡染区扩大。其最可能的诊断是

A. 缺铁性贫血

B. 急性白血病

C. 巨幼细胞性贫血

D. 阵发性睡眠性血红蛋白尿

E. 再生障碍性贫血

91. 患者，男，25岁。头晕1个月，高热，鼻衄1周来诊。兼症见口渴，咽痛，皮下紫癜、瘀斑，心悸，舌红而干，苔黄，脉洪数。实验室检查结果示：重度贫血，全血细胞减少，骨髓增生减低，无巨核细胞。治疗应首选

A. 清瘟败毒饮　　　　B. 圣愈汤

C. 右归丸　　　　　　D. 左归丸

E. 小营煎

92. 患者，低热日久，午后热甚，心内烦热，胸闷脘痞，不思饮食，渴不欲饮，呕恶，大便黏滞不爽，舌苔黄腻，脉濡数。治疗首选

A. 补中益气汤　　　　B. 当归补血汤

C. 葛根黄芩黄连汤　　D. 清肝化痰丸

E. 黄连温胆汤合中和汤

93. 患者，男，64岁。患有糖尿病3年，血脂、血糖控制不理想。今晨出现昏厥1次，短暂失忆，视物黑蒙，右侧肢体无力、麻木，休息30分钟后症状消失，应首先考虑的诊断是

A. 糖尿病酮症酸中毒

B. 脑血栓形成

C. 脑震荡

D. 脑出血

E. 短暂性脑缺血发作

94. 患者，女，30岁。平素常多忧思抑郁，失眠，心悸，每遇情志刺激则诱发喘息，发时突然呼吸短促，息粗气憋，胸闷胸痛，咽中如窒，但喉中无痰声，苔薄，脉弦。治疗首选

A. 桑白皮汤　　　　　B. 小青龙汤

C. 逍遥散　　　　　　D. 柴胡疏肝散

E. 五磨饮子

95. 患者齿龈出血，血色鲜红，齿龈红肿疼痛，头痛，口臭，舌红，苔黄，脉洪数。治疗首选

A. 加味清胃散合泻心汤

B. 六味地黄丸合茜根散

C. 加味清胃散合玉女煎

D. 泻心汤合十灰散

E. 茜根散

96. 患者久病体弱，腹中积块坚硬，疼痛逐渐加剧，饮食大减，肌肉瘦削，神倦乏力，面色黧黑，舌质淡紫，舌光无苔，脉细数。治疗首选

A. 血府逐瘀汤

B. 通窍活血汤

C. 人参养荣丸

D. 膈下逐瘀汤合六君子汤

E. 八珍汤合化积丸

97. 患者脘腹痞闷，嘈杂，饥不欲食，恶心嗳气，口燥咽干，大便秘结，舌红少苔，脉细数。治疗首选

A. 增液汤　　　　　　B. 泻心汤

C. 二陈平胃汤　　　　D. 益胃汤

E. 健脾丸

98. 患者脘腹胀满，疼痛拒按，嗳腐吞酸，厌食呕恶，痛而欲泻，泻后痛减，舌苔厚腻，脉滑。治疗首选

A. 资生健脾丸　　　　B. 麻子仁丸

C. 香砂平胃散　　　　D. 枳实导滞丸

E. 泻心导赤散

99. 患者腰部弛痛，痛处伴有热感，暑湿阴雨天加重，活动后减轻，小便短赤，苔黄腻，脉濡数。治疗首选

A. 甘姜苓术汤　　　　B. 四妙丸

C. 身痛逐瘀汤　　　　D. 右归丸

E. 中和汤

100. 患儿口腔溃疡，呈灰白色，周围色不红，口臭不甚，反复发作，神疲颧红，口干不渴，舌红，苔少，脉细数。其中医分型是
A. 心火上炎　　　　B. 虚火上炎
C. 风热乘脾　　　　D. 气阴亏虚
E. 心阳虚弱

101. 患者，女，23岁。产后23天，左乳房肿痛，伴发热恶寒，头痛口干，胸闷不舒，骨节酸痛，舌红苔薄黄，脉浮数。查体：左乳外上象限可扪及一硬块，皮肤微红压痛。治疗应首选青霉素加
A. 瓜蒌牛蒡汤　　　B. 黄连清解汤
C. 四妙散　　　　　D. 黄连解毒汤
E. 仙方活命饮

102. 患儿，女，4岁。近日食欲不振，厌恶进食，食而乏味，伴胸脘痞闷，嗳气泛恶，大便不调，偶尔多食后则脘腹饱胀，形体尚可，精神正常，舌淡红，苔薄白，脉尚有力。治疗首选
A. 不换金正气散　　B. 保和丸
C. 异功散　　　　　D. 养胃增液汤
E. 平胃散

103. 患者，男，69岁。患后项部痈起月余，可见多个脓栓，现疮形平塌，根盘散漫，疮色紫滞，疮腐难脱，脓水稀少，身热，唇燥口干，大便干结，舌红苔黄，脉细数。治疗应首选
A. 仙方活命饮　　　B. 托里消毒散
C. 竹叶黄芪汤　　　D. 十全大补汤
E. 沙参麦冬汤

104. 患者，女，25岁。产后2周，乳少，乳汁清稀，乳房柔软，无胀感，面色少华，神疲乏力，食欲不振，心悸头晕，舌淡白，脉虚细。治疗首选
A. 通乳丹　　　　　B. 下乳涌泉散
C. 苍附导痰汤　　　D. 漏芦散

E. 补中益气汤

105. 患者，女，40岁。外阴剧烈瘙痒，灼热疼痛，带下量多、色黄气秽，胸闷烦躁，口苦口干，溲赤便秘，舌红，苔黄腻，脉弦数。妇科检查见外阴皮肤暗红，增厚似皮革。治疗宜用
A. 龙胆泻肝汤　　　B. 知柏地黄丸
C. 当归饮子　　　　D. 当归赤小豆汤
E. 玉屏风散

106. 患儿，6岁。支气管哮喘病史2年，近期无喘促发作，面白少华，气短自汗，神疲懒言，形瘦面黄，纳差便溏，易于感冒，晨起咳嗽，咳嗽无力，时有痰鸣，舌质淡，苔白腻，脉细缓。治疗应选用的方剂是
A. 人参五味子汤合玉屏风散
B. 五苓散合五皮饮
C. 三仁汤
D. 六君子汤
E. 理中丸

107. 患儿，男，8岁。现小便频数不爽、量少、有刺痛感、色黄赤浑浊，小腹坠胀不适，恶寒发热，口苦便秘，腰痛肢肿，舌质红，苔黄腻，脉滑数。实验室检查：尿蛋白（+++），血浆白蛋白25g/L，血浆胆固醇7.2mmol/L。治疗应首选
A. 八正散　　　　　B. 缩泉丸
C. 菟丝子散　　　　D. 小蓟饮子
E. 石韦散

108. 患者，女，39岁，已婚。已确诊为子宫肌瘤，小腹包块坚硬，胀痛拒按，月经量多，经行不畅，色紫暗有块，经前乳房胀痛，胸胁胀闷，小腹胀痛，舌边有瘀点瘀斑，苔薄白，脉弦涩。治疗应首选
A. 桂枝茯苓丸　　　B. 血府逐瘀汤
C. 膈下逐瘀汤　　　D. 真武汤

E. 理中汤

109. 患者下肢出现一红丝，红肿热痛，现红
丝较细，向近端蔓延，全身症状轻，苔
薄黄，脉数。治疗首选
A. 五味消毒饮　　　B. 柴胡清肝汤
C. 五神汤　　　　　D. 活血散瘀汤
E. 清营汤合黄连解毒汤

110. 患者，男，52岁。3小时前出现转移性
右下腹疼痛，现腹痛剧烈，全腹压痛、
反跳痛，腹皮挛急，高热，烦渴欲饮，
呕吐不食，大便秘结，小便黄，舌红绛
苔黄厚，脉洪数。治疗应首选青霉素加
A. 大黄牡丹汤合红藤煎剂
B. 黄连解毒汤
C. 大黄牡丹汤合透脓散
D. 复方大柴胡汤
E. 大承气汤

111. 患者，男，28岁。餐后突发性右上腹
痛，疑为十二指肠溃疡穿孔。下列检查
中，最具有诊断意义的是
A. 肠鸣音消失
B. 腹腔穿刺
C. 肠鸣音亢进
D. 上腹压痛、反跳痛
E. 立位腹部平片可见膈下游离气体

112. 患者，女，28岁。因倒开水摔倒，双上
肢烧伤，疮面渗出明显，有水疱形成，
创面红润、潮湿，剧烈疼痛，其烧伤面
积估计及烧伤深度为
A. 9%，Ⅰ°烧伤
B. 10%，深Ⅱ°烧伤
C. 10%，浅Ⅱ°烧伤
D. 18%，浅Ⅱ°烧伤
E. 18%，深Ⅱ°烧伤

113. 患者，男，28岁。3天前不洁性生活后
出现尿道口红肿，尿急、尿频、尿痛，
淋沥不止，尿液浑浊如脂，尿道口溢
脓，舌红苔黄腻，脉滑数。治疗应首选

A. 知柏地黄丸　　　B. 龙胆泻肝汤
C. 清营汤　　　　　D. 草薢渗湿汤
E. 四妙勇安汤

114. 患者，女，24岁，已婚。停经38天，
突然下腹部疼痛剧烈，呈持续性，伴头
晕乏力，甚则晕厥，尿妊娠试验（+）。
应首选的检查方法是
A. 腹腔穿刺　　　　B. 诊断性刮宫
C. 后穹隆穿刺　　　D. 双合诊检查
E. 腹腔镜检查

115. 患者，男，27岁。发现颈前肿块3个
月，无痛，坚硬如石，生长较快，表面
高低不平，胸胁胀满，口苦咽干，纳呆
食少，舌质淡暗，苔白腻，脉弦滑。治
疗应首选
A. 通窍活血汤合养阴清肺汤
B. 海藻玉壶汤合逍遥散
C. 桃红四物汤合海藻玉壶汤
D. 柴胡疏肝散
E. 二陈汤

116. 患儿，男，5岁。近日不思饮食，嗳腐
酸馊，脘腹胀满，疼痛拒按，大便酸
臭，苔白厚腻，脉象弦滑。治疗首选
A. 不换金正气散　　B. 保和丸
C. 异功散　　　　　D. 健脾丸
E. 平胃散

117. 患者，女，23岁。每逢经行面目、四
肢浮肿，经行泄泻，腰腿酸软，身倦无
力，形寒肢冷，舌淡，苔白滑，脉沉
缓。治疗应首选
A. 柴胡疏肝散
B. 右归丸合苓桂术甘汤
C. 少腹逐瘀汤
D. 金匮肾气丸
E. 一贯煎

118. 患者，男，50岁。1周前腰胯胁下出现
大片鲜红，红肿蔓延，摸之灼手，肿胀
触痛，舌红，苔黄腻，脉弦滑数。首选

方剂为

  A. 普济消毒饮　　　B. 萆薢渗湿汤

  C. 犀角地黄汤　　　D. 清瘟败毒饮

  E. 龙胆泻肝汤

119. 患者，女，30 岁，已婚。经期延后及月经量少 3 年，未避孕，未怀孕 2 年，头晕头重，胸闷泛恶，形体肥胖，多毛，舌体胖大，色淡，苔白腻，脉滑。B 超检查示双卵巢呈多囊性改变。治疗首选方剂

  A. 右归丸

  B. 苍附导痰丸合佛手散

  C. 丹栀逍遥散

  D. 启宫丸

  E. 二陈汤

120. 患儿，1 岁。发热 1 天，伴咳嗽，鼻塞流涕，烦躁不安。现高热不退，头痛项强，恶心呕吐，突然肢体抽搐，双目上视，神志昏迷，面色发青，烦躁口渴，舌红，苔黄腻，脉数。治疗首选

  A. 羚角钩藤汤合紫雪丹

  B. 清瘟败毒饮

  C. 犀角地黄汤

  D. 黄连解毒汤

  E. 白虎汤合紫雪

121. 患者皮肤上常出现大小形态不一的鲜红风团，搔抓刺激后，风团互相融合成片，偶尔在风团表面出现水疱，消退迅速，不留痕迹。伴腹痛，恶心呕吐，神

疲纳呆，大便秘结，舌质红，苔黄腻，脉弦滑数。应首选

  A. 柴胡疏肝散　　　B. 消风散合四物汤

  C. 龙胆泻肝汤　　　D. 除湿胃苓汤

  E. 防风通圣散

122. 患者，女，30 岁，已婚。月经停止 1 年余，两颧潮红，五心烦热，盗汗，口干咽燥，舌红，苔少，脉细数。尿 hCG（－），妇科检查未见异常。应首选

  A. 加减苁蓉菟丝子丸

  B. 育阴汤

  C. 人参养荣汤

  D. 温经汤

  E. 加减一阴煎

123. 患儿，3 岁。腹痛、腹泻 2 天。2 天前过食瓜果，出现腹痛欲泻，泻后痛减，腹胀、嗳腐，呕吐，吐泻物酸臭，舌苔黄腻，脉滑实。其证型是

  A. 风寒　　　　　　B. 湿热

  C. 伤食　　　　　　D. 脾虚

  E. 脾肾阳虚

124. 患儿，女，5 岁。面色萎黄无华，唇淡不泽，指甲苍白，食欲不振，神疲乏力，形体消瘦，大便不调，舌淡苔白，脉细无力，血常规示小细胞低色素性贫血。治疗应首选

  A. 八珍汤　　　　　　B. 大补元煎

  C. 六君子汤　　　　　D. 保和丸

  E. 补中益气汤

A3 型题

答题说明

  以下提供若干个案例，每个案例下设若干道试题。请根据案例所提供的信息，在每一道试题下面的 A、B、C、D、E 五个备选答案中选择一个最佳答案，并在答题卡上将相应题号的相应字母所属的方框涂黑。

（125～127 题共用题干）

患者，女，28 岁。发热、皮肤紫斑 2

周。兼见心悸气短，周身乏力，面色晦暗，肌肤甲错，头晕耳鸣，腰膝酸软，

舌紫暗有瘀点，苔薄，脉细涩。查体：体温 38℃，舌尖可见血疱，双下肢可见瘀斑，浅表淋巴结及肝脾未及，胸骨压痛阴性。实验室检查：血红蛋白 52g/L，白细胞 $2.0×10^9$/L。分类：中性粒细胞 0.24，淋巴细胞 0.75，嗜碱性粒细胞 0.01，血小板 $22×10^9$/L，网织红细胞 0.1%。

125. 该患者最可能的诊断是
　　A. 脾功能亢进
　　B. 再生障碍性贫血
　　C. 淋巴瘤
　　D. 慢性粒细胞白血病
　　E. 多发性骨髓瘤

126. 该患者行骨髓检查后确诊。其中医证型及治法是
　　A. 肾阴虚证，治以滋阴补肾，益气养血
　　B. 肾阳亏虚证，治以补肾助阳，益气养血
　　C. 肾阴阳两虚证，治以滋阴助阳，益气补血
　　D. 热毒壅盛证，治以清热凉血，解毒养阴
　　E. 肾虚血瘀证，治以补肾活血

127. 首选治疗的方剂是
　　A. 桃仁红花煎加减
　　B. 知柏地黄丸合二至丸加减
　　C. 黄连解毒汤合清营汤加减
　　D. 金匮肾气丸合桃红四物汤加减
　　E. 右归丸合当归补血汤加减

（128～130 题共用题干）
患者，女，31 岁，已婚。人工流产术后 1 年，经前及经期小腹疼痛加重，有灼热感，拒按，遇热痛增，月经先期、量多，经色深红、质黏稠夹血块，心烦口渴，溲黄便结，伴性交疼痛，舌红有瘀点，苔黄，脉弦数。妇科检查：后穹隆可触及蚕豆大小的触痛性结节。

128. 首先考虑的疾病为
　　A. 痛经　　　　　　B. 子宫内膜异位症
　　C. 子宫肌瘤　　　　D. 多囊卵巢综合征
　　E. 葡萄胎

129. 中医证型为
　　A. 气滞血瘀证　　　B. 寒凝血瘀证
　　C. 瘀热互结证　　　D. 痰瘀互结证
　　E. 瘀阻胞宫证

130. 治疗应首选
　　A. 血府逐瘀汤　　　B. 清热调血汤
　　C. 膈下逐瘀汤　　　D. 失笑散
　　E. 银甲丸

（131～133 题共用题干）
患儿，女，1 岁。夜间烦吵，多汗数月。现症见：烦躁，夜啼不宁，惊惕不安，多汗，毛发稀疏，乏力，纳呆食少，囟门迟闭，出牙延迟，坐立行走无力。查体：前囟 2cm×2cm，方颅，肋串珠明显。舌质淡，苔薄，指纹淡紫。实验室检查：血钙磷乘积下降，碱性磷酸酶升高。

131. 最可能的诊断是
　　A. 维生素 D 缺乏性佝偻病初期肺脾气虚证
　　B. 维生素 D 缺乏性佝偻病激期脾虚肝旺证
　　C. 维生素 D 缺乏性佝偻病后遗症期肾虚骨弱证
　　D. 维生素 D 缺乏性手足搐搦症脾虚痰阻证
　　E. 维生素 D 缺乏性手足搐搦症脾肾两虚证

132. 西医治疗正确的是
　　A. 口服维生素 D 每日 100～200U
　　B. 口服维生素 D 每日 500～1000U
　　C. 口服维生素 D 每日 1000～2000U

D. 口服维生素 D 每日 2000～3000U

E. 口服维生素 D 每日 3000～6000U

133. 治疗首选方剂是

A. 胃苓汤 　　　　　B. 益脾镇惊散

C. 肥儿丸 　　　　　D. 八珍汤

E. 补肾地黄丸

（134～136 题共用题干）

患者，男，24 岁。无高血压、高脂血症、糖尿病病史。左下肢皮肤暗红而肿，跌阳脉搏动消失，现见患肢皮肤上起黄疱，渐变为紫黑色，呈浸润性蔓延，五趾相传，波及足背，肉枯筋萎，色黑而干枯、溃破腐烂、疮面肉色不鲜，疼痛异常，如汤泼火烧样，彻夜不得安眠，须弯膝抱足按摩而坐。伴有发热、口干、食欲减退、便秘、尿黄赤，舌质红，苔黄腻，脉洪数。

134. 应首先考虑的西医诊断为

A. 血栓闭塞性脉管炎

B. 动脉硬化性闭塞症

C. 下肢深静脉血栓形成

D. 单纯性下肢静脉曲张

E. 糖尿病足

135. 其中医治法为

A. 温阳通脉，祛寒化湿

B. 活血化瘀，通络止痛

C. 清热解毒，化瘀止痛

D. 补气养血，益气通络

E. 理气活血，清热利湿

136. 治疗应首选

A. 四妙勇安汤 　　　B. 济生肾气丸

C. 龙胆泻肝汤 　　　D. 桃红四物汤

E. 血府逐瘀汤

B 型题

答题说明

　　两道试题共用 A、B、C、D、E 五个备选答案，备选答案在上，题干在下。每题请从中选择一个最佳答案，并在答题卡上将相应题号的相应字母所属的方框涂黑。每个备选答案可能被选择一次、两次或不被选择。

（137～138 题共用备选答案）

A. 80 次/分

B. 100～150 次/分

C. 150～250 次/分

D. 250～350 次/分

E. 350～600 次/分

137. 房扑的心房率是

138. 房颤的心房率为

（139～140 题共用备选答案）

A. 重点沟通治疗效果

B. 在系统检查中深入沟通

C. 及时对家属讲清危险

D. 以叮嘱的方式沟通

E. 以关切的问候方式沟通

139. 对住院患者，沟通时最适宜

140. 对出院患者，沟通时最适宜

（141～142 题共用备选答案）

A. 10～15mL/min

B. 20～25mL/min

C. 1～5mL/min

D. 6～10mL/min

E. 16～20mL/min

141. 慢性肾功能衰竭患者应开始接受透析治疗的指征是 GFR 达

142. 糖尿病肾病患者应开始接受透析治疗的指征是 GFR 达

（143～144题共用备选答案）

A. 数秒至数分钟　　　B. 3～5天

C. 7天　　　　　　　D. 数小时

E. 2天

143. 脑栓塞症状发展到高峰的时间是

144. 脑出血症状发展到高峰的时间是

（145～146题共用备选答案）

A. 4～5个月　　　　B. 8～10个月

C. 12～18个月　　　D. 18～20个月

E. 20～22个月

145. 小儿认识母亲面容的年龄是

146. 小儿前囟闭合的正常时间是

（147～148题共用备选答案）

A. 结肠充气试验　　　B. 腰大肌试验

C. 闭孔内肌试验　　　D. 直肠指诊

E. 经穴触诊

147. 盲肠后位阑尾炎的检查方法是

148. 盆腔位阑尾炎的检查方法是

（149～150题共用备选答案）

A. 24小时　　　　　B. 72小时

C. 12小时　　　　　D. 6～7日

E. 10～15日

149. 整个受精过程所需的时间大约为

150. 桑椹胚形成的时间约为受精后的

中西医结合执业助理医师资格考试
最后成功四套胜卷（四）

（医学综合考试部分）

第一单元

考生姓名：＿＿＿＿＿＿＿＿

准考证号：＿＿＿＿＿＿＿＿

考　　点：＿＿＿＿＿＿＿＿

考　场　号：＿＿＿＿＿＿＿＿

A1 型题

答题说明

每一道试题下面有 A、B、C、D、E 五个备选答案，请从中选择一个最佳答案，并在答题卡上将相应题号的相应字母所属的方框涂黑。

1. 入汤剂宜另煎的药物是
   A. 人参　　　　　　B. 当归
   C. 黄芪　　　　　　D. 杜仲
   E. 石斛

2. 固冲汤的组成药物中不含有
   A. 白术　　　　　　B. 生黄芪
   C. 五味子　　　　　D. 海螵蛸
   E. 山萸肉

3. 痛势较缓，尚可忍耐，但绵绵不休者称为
   A. 空痛　　　　　　B. 酸痛
   C. 胀痛　　　　　　D. 重痛
   E. 隐痛

4. 具有清心安神功效的药物是
   A. 玉竹　　　　　　B. 龙眼肉
   C. 人参　　　　　　D. 莲子
   E. 百合

5. 七情刺激，易导致心气涣散的是
   A. 喜　　　　　　　B. 怒
   C. 悲　　　　　　　D. 恐
   E. 惊

6. 以下对鉴别痰热壅肺证与燥邪犯肺证最有意义的是
   A. 痰液的性状　　　B. 口渴的轻重
   C. 胸痛的有无　　　D. 病程的长短
   E. 大便的溏结

7. "大实有羸状"是指
   A. 阳盛阴虚　　　　B. 阴盛阳虚
   C. 阴阳两虚　　　　D. 真实假虚
   E. 真虚假实

8. 下列各项中，用药方法错误的是
   A. 砂仁后下　　　　B. 阿胶包煎

   C. 生石膏先煎　　　D. 人参另煎
   E. 番泻叶泡服

9. 下列乙类传染病中依法采取甲类传染病的预防控制措施的是
   A. 病毒性肝炎　　　B. 伤寒和副伤寒
   C. 淋病、梅毒　　　D. 淋病、艾滋病
   E. 肺炭疽、传染性非典型性肺炎

10. 温脾汤的功效是
    A. 攻逐冷积，温脾暖肝
    B. 内泻热结，温肾暖脾
    C. 攻逐冷积，温补心肾
    D. 荡涤胃肠，温补脾阳
    E. 攻下寒积，温补脾阳

11. 下列属于医生的义务的是
    A. 获取工资报酬和津贴
    B. 接受医学继续教育
    C. 根据病情开具诊断证明
    D. 宣传卫生保健知识
    E. 人格尊严、人身安全不受侵犯

12. 既能治疗痛经闭经、癥瘕积聚，又能治疗热病烦躁神昏、心悸失眠的药物是
    A. 大蓟　　　　　　B. 川芎
    C. 丹参　　　　　　D. 郁金
    E. 当归

13. 受吊销医师执业证书行政处罚，自处罚决定之日起至申请注册之日止不满多长时间的不给予注册
    A. 6 个月　　　　　B. 12 个月
    C. 18 个月　　　　D. 24 个月
    E. 36 个月

14. 下列关于十九畏的配伍药对错误的是

A. 巴豆畏牵牛　　　B. 硫黄畏朴硝
C. 官桂畏赤石脂　　D. 沙参畏五灵脂
E. 草乌畏犀角

15. 五苓散中桂枝的作用是
　　A. 助卫阳，通经络，解肌发表而祛在表之风邪
　　B. 温中阳而祛虚寒
　　C. 温经散寒，养血通脉
　　D. 外解太阳之表，内助膀胱气化
　　E. 温通血脉，行滞消瘀

16. 下列属于正治的是
　　A. 以补开塞　　　　B. 塞因塞用
　　C. 寒者热之　　　　D. 热因热用
　　E. 以寒治寒

17. 按目的五轮分属，肉轮是指
　　A. 白睛　　　　　　B. 黑珠
　　C. 瞳仁　　　　　　D. 眼胞
　　E. 目眦

18. 既能补血，又能止血的药是
　　A. 当归　　　　　　B. 三七
　　C. 小蓟　　　　　　D. 丹参
　　E. 阿胶

19. 被称为"决渎之官"的是
　　A. 胆　　　　　　　B. 胃
　　C. 三焦　　　　　　D. 小肠
　　E. 膀胱

20. 清营汤中能体现"入营犹可透热转气"的药物组合是
　　A. 丹参、麦冬　　　B. 水牛角、生地黄
　　C. 牡丹皮、莲子心　D. 金银花、连翘
　　E. 麦冬、玄参

21. 既能收敛止血，又能治疗痈肿疮毒、阴痒带下、脱力劳伤的药物是
　　A. 白及　　　　　　B. 三七
　　C. 仙鹤草　　　　　D. 棕榈炭
　　E. 血余炭

22. 嗳气、呃逆、呕吐的共同病机是

A. 肺气上逆　　　B. 肝气上逆
C. 胃气上逆　　　D. 肝郁气滞
E. 脾失健运

23. 阳明经头痛的特征是
　　A. 前额连眉棱骨痛　B. 两侧太阳穴处痛
　　C. 后头部连项痛　　D. 头痛连齿
　　E. 颠顶头痛

24. 疠气致病多为
　　A. 伏而后发　　　　B. 徐发
　　C. 继发　　　　　　D. 感邪即发
　　E. 复发

25. 津伤化燥，产生"内燥"病变，以哪些脏腑多见
　　A. 肺、胃、三焦　　B. 肺、肾、三焦
　　C. 肝、胃、大肠　　D. 肺、胃、大肠
　　E. 肺、肾、小肠

26. 治疗骨蒸潮热，疳积发热，为治虚热要药的药物是
　　A. 防己　　　　　　B. 蕲蛇
　　C. 川乌　　　　　　D. 秦艽
　　E. 威灵仙

27. 炙甘草汤的功用是
　　A. 滋阴养血，生津润燥，息风止痉
　　B. 滋阴养血，益气安神
　　C. 滋阴养血，益气温阳，复脉定悸
　　D. 益气温阳，安神定悸
　　E. 益气温阳，养血安神，镇惊止悸

28. 下列各脏中，其生理特性以升为主的是
　　A. 肺与脾　　　　　B. 肺与肝
　　C. 肝与心　　　　　D. 心与肾
　　E. 肝与脾

29. 适用于"益火之源，以消阴翳"的治法是
　　A. 实寒证　　　　　B. 实热证
　　C. 虚寒证　　　　　D. 虚热证
　　E. 阴阳两虚证

30. 清气化痰丸的功效是

A. 清热化痰，宽胸散结
B. 清热泻火，攻逐老痰
C. 清热化痰，理气止咳
D. 燥湿化痰，理气和中
E. 清热润燥，理气化痰

31. 既能治疗惊风、癫痫，又能治疗热病神昏、口噤、痰鸣的药物是
　　A. 僵蚕　　　　　　B. 羚羊角
　　C. 牛黄　　　　　　D. 天麻
　　E. 钩藤

32. "动极者，镇之以静；阴亢者，胜之以阳"反映了
　　A. 阴阳对立制约　　B. 阴阳互根互用
　　C. 阴阳消长平衡　　D. 阴阳相互转化
　　E. 阴阳相互交感

33. 对维持呼吸深度起重要作用的脏腑是
　　A. 肝　　　　　　　B. 心
　　C. 脾　　　　　　　D. 肺
　　E. 肾

34. 下列不属于肺主治节的是
　　A. 调节气机　　　　B. 调节津液代谢
　　C. 调节神志　　　　D. 调节血液运行
　　E. 调节呼吸

35. 下列不属于瘀血致病特点的是
　　A. 易于阻滞气机　　B. 影响新血生成
　　C. 影响血脉运行　　D. 病位较为固定
　　E. 易于蒙蔽神明

36. 温经汤的君药是
　　A. 当归、川芎　　　B. 当归、肉桂
　　C. 当归、吴茱萸　　D. 吴茱萸、桂枝
　　E. 当归、桂枝

37. 下列不能通窍、治疗鼻渊的药物是
　　A. 白芷　　　　　　B. 辛夷
　　C. 苍耳子　　　　　D. 紫苏叶
　　E. 细辛

38. 木火刑金，体现的关系是
　　A. 母病及子　　　　B. 子病及母

　　C. 相乘传变　　　　D. 相侮传变
　　E. 母子同病

39. 下列方剂组成中无茯苓的是
　　A. 参苓白术散　　　B. 健脾丸
　　C. 补中益气汤　　　D. 四君子汤
　　E. 八珍汤

40. 能补肾阳、祛风湿的药物组是
　　A. 杜仲与续断　　　B. 鹿茸与紫河车
　　C. 补骨脂与益智　　D. 锁阳与肉苁蓉
　　E. 巴戟天与淫羊藿

41. 突然出现片状脱发者为
　　A. 血热化燥　　　　B. 血虚受风
　　C. 气滞血瘀　　　　D. 肝经风热
　　E. 津液亏损

42. 桂枝汤、小建中汤和当归四逆汤中均含有的药物是
　　A. 桂枝、芍药、甘草、大枣
　　B. 桂枝、芍药、甘草、生姜
　　C. 桂枝、芍药、生姜、大枣
　　D. 芍药、甘草、生姜、大枣
　　E. 桂枝、甘草、生姜、大枣

43. 乌梅丸的药物组成不含
　　A. 附子、桂枝　　　B. 黄连、黄柏
　　C. 细辛、干姜　　　D. 当归、人参
　　E. 使君子、槟榔

44. 善行大肠之滞气，为治湿热泻痢、里急后重之要药的药物是
　　A. 薤白　　　　　　B. 柿蒂
　　C. 乌药　　　　　　D. 木香
　　E. 香附

45. 消风散中体现"治风先治血，血行风自灭"的药物是
　　A. 牛蒡子　　　　　B. 苍术
　　C. 苦参　　　　　　D. 当归
　　E. 川芎

46. 午后或入夜发热，似有热发自骨内之感，伴颧红、盗汗等症，属于

A. 日晡潮热　　　　　　B. 湿温潮热
C. 气虚发热　　　　　　D. 阴虚潮热
E. 瘀血潮热

47. 脾胃气虚的患者面色多见
A. 苍白　　　　　　　　B. 嫩红
C. 淡黄　　　　　　　　D. 青黑
E. 黧黑

48. 谵语的具体表现为
A. 语无伦次，笑骂不定
B. 语无伦次，声高有力
C. 语言重复，声音低微
D. 语言错乱，说后自知
E. 自言自语，见人则止

49. 既善治风寒湿痹之寒邪偏盛者，又能治跌打损伤、瘀肿疼痛的药物是
A. 威灵仙　　　　　　　B 狗脊
C. 蕲蛇　　　　　　　　D. 豨莶草
E. 川乌

50. 能利小便实大便，治疗暑湿泄泻及小便不利之水泻的药物是
A. 金钱草　　　　　　　B. 滑石
C. 地肤子　　　　　　　D. 木通
E. 车前子

51. 与人体之气生成最密切相关的脏是
A. 心、脾、肝　　　　　B. 肺、脾、心
C. 脾、肾、肺　　　　　D. 肺、肝、肾
E. 肺、心、肾

52. 天王补心丹中的"三参"是
A. 人参、丹参、玄参
B. 人参、丹参、沙参
C. 党参、丹参、玄参
D. 玄参、沙参、太子参
E. 苦参、玄参、党参

53. 安宫牛黄丸的功用是
A. 清热解毒，豁痰开窍
B. 清热开窍，豁痰解毒
C. 清热开窍，镇痉安神

D. 阴阳并补，开窍化痰
E. 芳香开窍，行气止痛

54. 温病、伤寒欲作汗时，可见
A. 口张　　　　　　　　B. 口噤
C. 口动　　　　　　　　D. 口振
E. 口撮

55. 《金匮要略心典》说"吐下之余，定无完气"的病机是
A. 气不固津　　　　　　B. 气随津脱
C. 脾胃气虚　　　　　　D. 中气下陷
E. 气不生津

56. 与血液的生成和运行关系最密切的两脏是
A. 肺与脾　　　　　　　B. 心与脾
C. 肺与肝　　　　　　　D. 肝与肾
E. 心与肾

57. 七情致病，最易损伤哪些脏
A. 心、肺、脾　　　　　B. 心、肝、脾
C. 心、肝、肾　　　　　D. 心、肺、肝
E. 肝、脾、肾

58. 舌中部点刺者多为
A. 肝胆火盛　　　　　　B. 心火亢盛
C. 肺热炽盛　　　　　　D. 胃肠热盛
E. 肺胃热盛

59. 判断邪气在表在里，主要观察的是
A. 舌苔的润燥　　　　　B. 舌苔的腐腻
C. 舌苔的颜色　　　　　D. 舌苔的偏全
E. 舌苔的薄厚

60. 火的特性是
A. 曲直　　　　　　　　B. 稼穑
C. 从革　　　　　　　　D. 炎上
E. 润下

61. 患者口中泛酸，其临床意义是
A. 脾胃虚弱　　　　　　B. 燥热伤津
C. 痰热内盛　　　　　　D. 湿热蕴脾
E. 肝胃郁热

62. 既能治风热感冒，又能治疗急慢惊风、

小儿夜啼不安的药物是

A. 薄荷   B. 桑叶

C. 菊花   D. 蝉蜕

E. 牛蒡子

63. 下列不适合用下法治疗的是

A. 燥屎   B. 冷积

C. 瘀血   D. 停水

E. 气滞

64. 旋覆代赭汤中用量最重的药物是

A. 生姜   B. 旋覆花

C. 代赭石   D. 大枣

E. 人参

65. 既能清热解毒，又能疏散风热的药组是

A. 土茯苓与鱼腥草

B. 薄荷与蝉蜕

C. 紫花地丁与蒲公英

D. 金银花与连翘

E. 大青叶与板蓝根

66. 小青龙汤的君药是

A. 麻黄、桂枝   B. 桂枝、白芍

C. 干姜、细辛   D. 桂枝、干姜

E. 干姜、半夏

67. 左金丸中吴茱萸与黄连的用量比例是

A. 6：1   B. 3：1

C. 4：1   D. 1：4

E. 1：6

68. 具有燥湿健脾、祛风散寒、明目功效的药物是

A. 苍术   B. 厚朴

C. 广藿香   D. 佩兰

E. 砂仁

69. 常用于治疗疝气、阴挺的腧穴是

A. 太冲   B. 大敦

C. 神门   D. 内关

E. 阴郄

70. 青霉素 G 对何种病原体基本无效

A. 白喉棒状杆菌   B. 回归热螺旋体

C. 立克次体   D. 淋病奈瑟菌

E. 梅毒螺旋体

71. 有关阿是穴，叙述不正确的是

A. 又称为天应穴   B. 无固定名称

C. 无固定位置   D. 可治疗局部病痛

E. 皆在病变附近

72. 治疗阳气暴脱，可于神阙穴施

A. 灯草灸   B. 隔姜灸

C. 隔蒜灸   D. 隔盐灸

E. 隔附子饼灸

73. 十五络脉指十二经脉之别络，加上

A. 带脉之络、冲脉之络、脾之大络

B. 带脉之络、冲脉之络、胃之大络

C. 任脉之络、督脉之络、脾之大络

D. 任脉之络、督脉之络、胃之大络

E. 任脉之络、督脉之络、冲脉之络

74. 急性心包积液的心影形态是

A. 梨形   B. 靴形

C. 烧瓶形   D. 三角形

E. 主动脉型

75. 关于伤寒的表述，下列哪项不正确

A. 起病急，开始以高热为主要表现

B. 发病后 2～4 周传染性强

C. 伤寒极期易出现肠出血和肠穿孔

D. 肥达反应在病程第 4～5 周阳性率最高

E. 缓解期体温未降至正常又升高称为再燃

76. 病理性蛋白尿，可见于

A. 剧烈活动后   B. 严重受寒

C. 直立性蛋白尿   D. 精神紧张

E. 肾病综合征

77. 提插补泻法的补法操作是

A. 先浅后深，轻插重提，提插幅度大，频率慢

B. 先浅后深，重插轻提，提插幅度小，频率慢

C. 先深后浅，轻插重提，提插幅度小，
频率快

D. 先深后浅，重提轻插，提插幅度大，
频率快

E. 先浅后深，轻插重提，提插幅度小，
频率慢

78. 有关肝炎病毒血清学标志物的描述，下
列哪项不正确

A. 慢性 HBV 感染抗 –HBc IgM 也可阳性

B. 抗 –HAV IgM 阳性可诊断为急性 HAV
感染

C. HBsAg 阳性表明患者现症感染

D. 抗 –HBc 是 HBV 存在和复制最可靠
的直接证据

E. 抗 –HBs 是保护性抗体

79. 粪便中查到巨噬细胞，多见于

A. 阿米巴痢疾　　 B. 细菌性痢疾

C. 急性胃肠炎　　 D. 血吸虫病

E. 霍乱

80. 心包摩擦音通常在什么部位听诊最清楚

A. 心尖部

B. 心底部

C. 胸骨左缘第 3、4 肋间

D. 胸骨右缘第 3、4 肋间

E. 左侧腋前线 3、4 肋间

81. 血沉增快可见于

A. 心绞痛　　　　 B. 活动性肺结核

C. 良性肿瘤　　　 D. 红细胞增多症

E. 原发性高血压

82. α－葡萄糖苷酶抑制药的作用机制是

A. 刺激胰岛 β 细胞释放胰岛素

B. 促进肝糖原合成

C. 增加肌肉组织中糖的无氧酵解

D. 增加肌肉组织中糖的有氧氧化

E. 与碳水化合物竞争水解碳水化合物
的酶

83. 阿托品松弛平滑肌作用较强的部位是

A. 胆道平滑肌　　 B. 支气管平滑肌

C. 胃肠道平滑肌　 D. 输尿管平滑肌

E. 子宫平滑肌

84. 常用于治疗内外风证的腧穴是

A. 八风　　　　　 B. 翳风

C. 风门　　　　　 D. 风市

E. 风池

85. 下列对氯丙嗪的叙述，哪项是错误的

A. 可对抗去水吗啡的催吐作用

B. 直接抑制呕吐中枢

C. 抗精神病作用需长期用药维持

D. 可治疗各种原因所致的呕吐

E. 可制止顽固性呃逆

86. 关于流行性感冒的流行病学特征，下列
哪项是错误的

A. 流感患者及隐性感染者为主要传染源

B. 发病 3 日内传染性最强

C. 经呼吸道飞沫传播

D. 各型及亚型之间无交叉免疫

E. 秋冬季多发

87. 对于肝硬化患者，下列对判断肝功能最
有意义的指标是

A. 血清转氨酶　　　 B. 碱性磷酸酶

C. 单胺氧化酶　　　 D. 血清 A/G 比值

E. 血清总胆红素

88. 确诊肺结核最特异的方法是

A. 胸部 X 线发现原发病灶

B. 结核菌素试验

C. 特异性结核抗原检查

D. 痰结核分枝杆菌检查

E. 特异性结核抗体检查

89. 次髎穴主治

A. 滞产　　　　　 B. 痛经

C. 丹毒　　　　　 D. 呃逆

E. 便秘

90. 色甘酸钠预防哮喘发作的主要机制是

A. 直接松弛支气管平滑肌

B. 稳定肥大细胞膜，抑制过敏介质释放

C. 阻断 β_2 受体

D. 促进儿茶酚胺释放

E. 激动 β_2 受体

91. 下列哪项不是大椎穴的主治病证

A. 热病、疟疾

B. 骨蒸潮热

C. 癫狂痫、小儿惊风

D. 腹泻、痢疾、脱肛

E. 风疹、痤疮

92. 应用异烟肼抗结核，合用维生素 B_6 的目的是

A. 增强疗效

B. 延缓耐药性的产生

C. 延长异烟肼的作用时间

D. 减轻神经系统不良反应

E. 预防过敏反应

93. 有关隔离的描述，错误的是

A. 是控制传染病流行的重要措施

B. 便于管理传染源

C. 可防止病原体向外扩散给他人

D. 根据传染病的平均传染期来确定隔离期限

E. 某些传染病患者解除隔离后尚应进行追踪观察

94. 暑邪入厥阴麻痹者，治疗首选

A. 宣白承气汤　　　B. 达原饮

C. 加减复脉汤　　　D. 宣痹汤方

E. 连梅汤

95. 治疗丹毒、扭伤常选的拔罐法是

A. 留罐法　　　　　B. 走罐法

C. 闪罐法　　　　　D. 刺血拔罐法

E. 留针拔罐法

96. 治疗风火牙痛，除选取主穴外，应加用的腧穴是

A. 太溪、行间　　　B. 太溪、外关

C. 太冲、曲池　　　D. 太冲、阳溪

E. 外关、风池

97. 慌张步态见于

A. 佝偻病

B. 震颤麻痹

C. 急性脑血管病后遗症

D. 酒精中毒

E. 脑瘫

98. 关于布鲁菌病的临床表现，表述有误的是

A. 发热，多发生在午后或夜间

B. 发热可呈现出"波状热"

C. 以呕吐、腹泻为主要表现

D. 肌肉和关节痛较剧烈

E. 可诱发男性睾丸肿痛

99. 胆道蛔虫症患者腹痛的特点是

A. 刀割样疼痛　　　B. 钻顶样疼痛

C. 进行性锐痛　　　D. 绞痛

E. 胀痛

100. 正确的骨度分寸是

A. 肘横纹至腕横纹 12 寸

B. 脐中至曲骨 6 寸

C. 股骨大转子至腘横纹 16 寸

D. 臀沟至腘横纹 19 寸

E. 腘横纹至外踝尖 13 寸

101. 艾滋病可出现持续性全身淋巴结肿大的时期是

A. 无症状感染期

B. 急性 HIV 感染期

C. 恢复期

D. 任何病期

E. 艾滋病期

102. 起效缓慢，用于治疗内源性抑郁症，伴有躁狂状态的药物是

A. 氟西汀　　　　　B. 丙咪嗪

C. 舍曲林　　　　　D. 吗氯贝胺

E. 氯丙嗪

103. 下列恶性肿瘤，常能转移到右锁骨上淋

巴结的是

A. 甲状腺癌 　　B. 肺癌

C. 乳腺癌 　　D. 胃癌

E. 鼻咽癌

104. 加入局麻药中可延长其作用时间的是

A. 肾上腺素 　　B. 去甲肾上腺素

C. 异丙肾上腺素 　　D. 多巴胺

E. 麻黄碱

105. 用于急性脑水肿脱水降颅压的是

A. 氢氯噻嗪 　　B. 布美他尼

C. 甘露醇 　　D. 螺内酯

E. 乙酰唑胺

106. 治疗风热面痛，除主穴外，应加用

A. 列缺、风门 　　B. 曲池、外关

C. 太冲、三阴交 　　D. 血海、膈俞

E. 太溪、肾俞

107. 乙脑极期的临床表现特点应除外

A. 高热惊厥

B. 意识障碍如嗜睡、昏睡、昏迷

C. 颅内高压表现及呼吸衰竭

D. 瘫痪多不对称，肢体松弛，肌张力减退，腱反射消失

E. 脑膜刺激征及病理征阳性

108. 直肠指诊触痛并有波动感见于

A. 直肠周围脓肿 　　B. 直肠癌

C. 肛裂 　　D. 直肠息肉

E. 克罗恩病

109. 以下哪项不是尺泽穴的主治病证

A. 咯血、咽痛 　　B. 咳嗽、气喘

C. 急性吐泻 　　D. 小儿惊风

E. 齿痛、口眼㖞斜

110. 针灸治疗落枕，叙述不正确的是

A. 选取阿是穴、手太阳、足少阳经穴为主

B. 基本刺法为毫针泻法

C. 先刺远端腧穴，后刺局部腧穴

D. 针刺远端腧穴时，患者应用力、大

幅度地活动颈项

E. 局部腧穴可加艾灸或点刺出血

111. 心尖搏动向左下移位，呈抬举样搏动见于

A. 左心室肥大 　　B. 右心室肥大

C. 全心扩大 　　D. 心包积液

E. 肺气肿

112. 艾滋病 15 岁以下儿童无症状感染期的诊断依据是

A. 体重 6 个月内下降 10% 以上

B. $CD4^+T$ 淋巴细胞数

C. 有流行病学史

D. 贫血

E. X 线检查示肺部感染

113. 下列腧穴中，属化痰要穴的是

A. 丰隆 　　B. 解溪

C. 阴陵泉 　　D. 内关

E. 百会

114. 引起血清尿素氮增高的肾后性因素是

A. 心功能不全 　　B. 慢性肾炎

C. 大面积烧伤 　　D. 上消化道出血

E. 前列腺增生

115. 治疗急慢性金黄色葡萄球菌骨髓炎的首选药物是

A. 林可霉素 　　B. 乙酰螺旋霉素

C. 四环素 　　D. 阿奇霉素

E. 妥布霉素

116. 氨基糖苷类药物的抗菌作用机制是

A. 增加胞质膜通透性

B. 抑制细菌蛋白质合成

C. 抑制胞壁黏肽合成酶

D. 抑制二氢叶酸合成酶

E. 抑制 DNA 螺旋酶

117. 鼠疫最主要的传播途径是

A. 空气飞沫 　　B. 接触传播

C. 蚤叮咬 　　D. 水源污染

E. 体液接触

118. 下列疾病中，不属于氢氯噻嗪适应证的是
    A. 尿崩症　　　　　B. 轻度高血压
    C. 心源性水肿　　　D. 糖尿病
    E. 特发性高钙尿

119. 有关晕针处理方法的叙述，不正确的是

A. 立即停止针刺，将针全部起出
B. 使患者半坐卧位倚靠休息
C. 可饮温开水或糖水
D. 注意保暖
E. 重者可刺水沟、素髎、内关、足三里

A2 型题

答题说明
每道考题由两个以上相关因素组成或以一个简要病历形式出现，其下面有 A、B、C、D、E 五个备选答案，请从中选择一个最佳答案，并在答题卡上将相应题号的相应字母所属的方框涂黑。

120. 患者，男，56 岁。睾丸坠胀冷痛，右侧少腹时痛，痛引会阴部，畏寒肢冷，舌淡苔白，脉弦紧。其证候是
    A. 肾阳虚　　　　　B. 肾气不固
    C. 寒滞肝脉　　　　D. 肝郁气滞
    E. 寒滞胃肠

121. 治疗气血虚寒，痈肿脓成不溃，或溃后久不收口，肾阳不足，畏寒肢冷，脘腹冷痛，应首选
    A. 吴茱萸　　　　　B. 小茴香
    C. 干姜　　　　　　D. 肉桂
    E. 丁香

122. 患者午后身热，肢体倦怠，身重胸闷，苔白不渴，脉弦细而濡，治宜用
    A. 青蒿鳖甲汤　　　B. 清营汤
    C. 三仁汤　　　　　D. 六味地黄丸
    E. 大补阴丸

123. 患者意识模糊，反应迟钝，面色无华，晦暗暴露，眼球呆滞，呼吸微弱，属于
    A. 得神　　　　　　B. 少神
    C. 失神　　　　　　D. 假神
    E. 神乱

124. 患者，女，68 岁。患"冠心病"10 年余。今突然心痛剧作，冷汗淋漓，四肢厥

冷，面色苍白，呼吸微弱，神志模糊，口唇青紫，脉微欲绝。其证候是
    A. 瘀阻心脉证　　　B. 心阳虚脱证
    C. 心阳虚证　　　　D. 痰阻心脉证
    E. 寒凝心脉证

125. 患者皮肤上出现淡红色风团，大小形态各异，瘙痒，搔之融合成片，高出皮肤，时隐时现者，称为
    A. 瘀斑　　　　　　B. 瘀点
    C. 麻疹　　　　　　D. 风疹
    E. 瘾疹

126. 患者大便秘结，腹满硬痛而拒按，潮热，声高息粗，但又兼见倦怠懒言，身体羸瘦，精神萎顿，脉沉细有力。其病机是
    A. 虚中夹实　　　　B. 真实假虚
    C. 由实转虚　　　　D. 真虚假实
    E. 实中夹虚

127. 患者，男，40 岁。因反复机会性感染入院，检查发现患者伴发卡波西肉瘤，诊断应首先考虑
    A. 先天性胸腺发育不全
    B. 腺苷脱氨酶缺乏症
    C. X-性连锁低丙球血症
    D. 艾滋病

E. 选择性 IgA 缺乏症

128. 患者，男，20 岁。一次体检中发现 HBsAg 阳性，当时无症状及体征，肝功能未见异常。次年 5 月，因突然乏力、恶心、厌食、皮肤黄染、尿黄而入院。化验：ALT 500U/L，血清总胆红素 85μmol/L，抗 –HAV IgM（＋）。该患者诊断为

A. 乙型肝炎，慢性迁延型，既往感染过甲型肝炎

B. 乙型肝炎，慢性活动型，既往感染过甲型肝炎

C. 急性甲型黄疸型肝炎，乙型肝炎病毒携带者

D. 急性乙型肝炎，合并甲型肝炎

E. 急性黄疸型肝炎，甲、乙型肝炎病毒混合感染

129. 虚劳里急，悸，衄，腹中痛，梦失精，四肢酸疼，手足烦热，咽干口燥，治疗首选

A. 理中汤　　　　　B. 小建中汤

C. 人参汤　　　　　D. 炙甘草汤

E. 半夏泻心汤

130. 患者，女，32 岁。双手手指遇寒冷后

陆续出现苍白、青紫和潮红，每次发作时间 15 ～ 20 分钟，已有两年。考虑为雷诺综合征。治疗首选的药物为

A. 间羟胺　　　　　B. 毛果芸香碱

C. 酚妥拉明　　　　D. 普萘洛尔

E. 多巴胺

131. 患者，女，36 岁。膝关节疼痛，得热痛减，遇冷则加剧，舌苔白，脉弦紧。针灸时选

A. 血海、犊鼻、梁丘、阳陵泉

B. 大椎、膝阳关、梁丘、犊鼻

C. 肾俞、关元、犊鼻、梁丘、阿是穴

D. 膈俞、犊鼻、梁丘、膝阳关

E. 曲池、犊鼻、梁丘、阳陵泉

132. 患儿，男，7 岁。平素性情急躁，睡中经常遗尿，遗尿量少味臊，有时一夜遗尿 3 ～ 4 次。兼有夜间龁齿，面赤唇红，舌红苔黄，脉数有力，治疗宜选择的配穴是

A. 太溪、肾俞

B. 行间、阳陵泉

C. 尺泽、委中

D. 肾俞、命门、太溪

E. 肺俞、气海、足三里

B 型题

答题说明

　　两道试题共用 A、B、C、D、E 五个备选答案，备选答案在上，题干在下。每题请从中选择一个最佳答案，并在答题卡上将相应题号的相应字母所属的方框涂黑。每个备选答案可能被选择一次、两次或不被选择。

（133 ～ 134 题共用备选答案）

A. 3 日用量　　　　B. 4 日用量

C. 5 日用量　　　　D. 6 日用量

E. 7 日用量

133. 急诊处方一般不得超过

134. 普通处方一般不得超过

（135 ～ 136 题共用备选答案）

A. 滋阴潜阳，软坚散结

B. 补气养阴，润肺益肾

C. 滋阴潜阳，益肾健骨

D. 补气健脾，滋阴补精

E. 活血滋阴，补气益精

135. 黄精具有的功效是

136. 鳖甲具有的功效是

（137～138题共用备选答案）

    A. 肝　　　　　　　　B. 心

    C. 脾　　　　　　　　D. 肺

    E. 肾

137. "在液为涎"的脏腑是

138. "在液为泪"的脏腑是

（139～140题共用备选答案）

    A. 半夏、生姜　　　　B. 黄连、干姜

    C. 柴胡、黄连　　　　D. 人参、枳实

    E. 大枣、陈皮

139. 半夏泻心汤的组成中包括

140. 小柴胡汤的组成中包括

（141～142题共用备选答案）

    A. 失神　　　　　　　B. 假神

    C. 得神　　　　　　　D. 神乱

    E. 少神

141. 患者原本精神极度萎靡，突然神识清楚，想见亲人，但精神烦躁不安，属

142. 患者焦虑不安，心悸气促，不敢独处，属

（143～144题共用备选答案）

    A. 列缺、照海　　　　B. 内庭、鱼际

    C. 中渚、风池　　　　D. 风池、外关

    E. 太渊、曲池

143. 治疗咽喉肿痛肺胃热盛证，应选择的配穴是

144. 治疗咽喉肿痛外感风热证，应选择的配穴是

（145～146题共用备选答案）

    A. 前间壁　　　　　　B. 前壁

    C. 侧壁　　　　　　　D. 下壁

    E. 正后壁

145. 心肌梗死特征性心电图出现在 V_1、V_2、V_3 导联，可以确定梗死的部位是

146. 心肌梗死特征性心电图出现在 II、III、aVF 导联，可以确定梗死的部位是

（147～148题共用备选答案）

    A. 变态反应　　　　　B. 副作用

    C. 继发反应　　　　　D. 毒性反应

    E. 后遗效应

147. 药物发挥治疗作用所引起的不良后果，称为

148. 药物剂量过大或用药时间过长引起的机体损害性反应，称为

（149～150题共用备选答案）

    A. 稽留热　　　　　　B. 回归热

    C. 波状热　　　　　　D. 间歇热

    E. 弛张热

149. 伤寒初期的热型多为

150. 伤寒极期的热型多为

中西医结合执业助理医师资格考试
最后成功四套胜卷（四）

（医学综合考试部分）

第二单元

考生姓名：＿＿＿＿＿＿＿＿＿

准考证号：＿＿＿＿＿＿＿＿＿

考　　点：＿＿＿＿＿＿＿＿＿

考　场　号：＿＿＿＿＿＿＿＿＿

A1 型题

> **答题说明**
>
> 每一道试题下面有 A、B、C、D、E 五个备选答案，请从中选择一个最佳答案，并在答题卡上将相应题号的相应字母所属的方框涂黑。

1. 动脉硬化性脑梗死的病机是
   A. 髓海不足，神机失用
   B. 痰浊内阻，脏气不平，阴阳偏胜
   C. 阴阳失调，气血逆乱，上犯于脑
   D. 肝失疏泄，脾失健运，心失所养
   E. 气、血、阴、阳的亏虚

2. 胃癌血行转移，最常转移到
   A. 肝脏   B. 肺脏
   C. 骨骼   D. 脑部
   E. 卵巢

3. 以下不能作为肺心病的诊断依据是
   A. 长期慢支或其他肺胸疾病病史
   B. 肺动脉高压及右心室扩大征象
   C. 超声心动图有肺动脉增宽
   D. 颈静脉怒张、肝肿大压痛、肝颈反流征等表现
   E. 动脉血二氧化碳分压 ≤ 8.0kPa

4. 对早期肝硬化有确诊意义的检查是
   A. B 型超声波   B. 食管钡餐造影
   C. CT   D. 血清蛋白电泳
   E. 肝穿刺活体组织学检查

5. 胃癌好发于
   A. 胃窦   B. 全胃
   C. 贲门   D. 胃体
   E. 胃底

6. 下列各项，与原发免疫性血小板减少症发病关系最密切的是
   A. 心、肝、脾、肾   B. 肺、肝、脾、肾
   C. 心、肝、脾、肺   D. 心、肺、脾、肾
   E. 心、肝、肺、肾

7. 引起尿路感染的病原体最多见的是
   A. 葡萄球菌   B. 变形杆菌
   C. 副大肠杆菌   D. 大肠杆菌
   E. 链球菌

8. 中医认为慢性肾衰竭为本虚标实之证，其中标实证不包括
   A. 水气证   B. 肝风证
   C. 血瘀证   D. 湿浊证
   E. 风水证

9. 对冠心病有确诊价值的辅助检查是
   A. 心电图
   B. 超声心动图
   C. 心电图连续动态监测
   D. 超声
   E. 冠状动脉造影

10. 针对再生障碍性贫血发病机制的治疗有
    A. 护肝治疗   B. 抗感染治疗
    C. 止血治疗   D. 输血治疗
    E. 促造血治疗

11. BCR-ABL 融合基因阳性见于
    A. 慢性淋巴细胞白血病
    B. 急性早幼粒细胞白血病
    C. 急性单核细胞白血病
    D. 慢性粒细胞白血病
    E. 急性红白血病

12. 下列哪项检查结果不符合 Graves 病的诊断
    A. TT_3、TT_4 升高
    B. FT_3、FT_4 升高
    C. TgAb 和 TPOAb 阳性
    D. TSH 降低
    E. ^{131}I 摄取率 3 小时 4%，24 小时 15%

13. 下列能够早期发现颅内缺血性病灶的检查是

A. 颅脑 CT　　　　　　B. 颅脑 MRI

C. 血管造影　　　　　　D. 脑脊液检查

E. 彩色多普勒超声

14. 下列各项，不属于支气管哮喘诊断标准的是

　　A. 反复发作喘息

　　B. 发作时可闻及以呼气相为主的哮鸣音

　　C. 症状可自行缓解

　　D. 残气量增加

　　E. 支气管舒张试验呈阳性

15. 体现医学道德审慎作用的是

　　A. 体现了医务人员对患者、集体和社会所负的道德责任

　　B. 体现了医务人员同情感、责任感和事业感

　　C. 促使医务人员关怀、体贴患者，并于病痛危难之时全力救护

　　D. 促使医务人员坚守医学道德原则和规范要求，抵制不正之风

　　E. 促使医务人员不断提高业务水平，在技术上做到精益求精

16. 有关慢性肾小球肾炎的描述，有误的是

　　A. 青壮年男性多发

　　B. 多数起病隐匿，进展缓慢

　　C. 有蛋白尿、血尿、高血压等表现

　　D. 多数患者有急性肾小球肾炎史

　　E. 晚期肾萎缩可致肾功能衰竭

17. 对确诊 SLE 和判断狼疮的活动性参考价值较大的是

　　A. 抗核抗体

　　B. 抗双链 DNA 抗体

　　C. 抗 Sm 抗体

　　D. 抗 SSA 抗体

　　E. 抗中性粒细胞胞浆抗体

18. 心肺复苏最后成败的关键是

　　A. 脑复苏

　　B. 呼吸功能

C. 血液循环

D. 水电解质和酸碱平衡

E. 瞳孔收缩

19. 再生障碍性贫血的主要病因是

　　A. 化学毒物　　　　　B. 药物因素

　　C. 电离辐射　　　　　D. 病毒感染

　　E. 免疫因素

20. 人体器官移植的伦理原则不包括

　　A. 知情同意原则　　　B. 尊重原则

　　C. 效用原则　　　　　D. 禁止商业化原则

　　E. 公平原则

21. 下列各项中，不属缺铁性贫血心脾两虚证临床表现的是

　　A. 倦怠乏力　　　　　B. 心悸失眠

　　C. 爪甲裂脆　　　　　D. 头晕目眩

　　E. 五心烦热

22. 蛛网膜下腔出血的最主要体征

　　A. 脑膜刺激征

　　B. 突然剧烈头痛、恶心、呕吐

　　C. 偏瘫

　　D. 视网膜片状出血

　　E. 局限性或全身性抽搐

23. 下列不属于阿托品化指标的是

　　A. 抽搐消失　　　　　B. 肺湿啰音消失

　　C. 瞳孔较前增大　　　D. 心率增快

　　E. 口干、皮肤干燥

24. 诊断胃癌最可靠的手段是

　　A. 胃液分析　　　　　B. 便隐血试验

　　C. 癌胚抗原测定　　　D. X 线检查

　　E. 胃镜 + 活检

25. 溃疡性结肠炎的病变特点

　　A. 弥漫性、连续性　　B. 萎缩性、特异性

　　C. 萎缩性、弥漫性　　D. 特异性、炎症性

　　E. 炎症性、弥漫性

26. 萎缩性胃炎，胃黏膜的病理改变是

　　A. 充血，水肿　　　　B. 糜烂，出血

　　C. 肥厚，粗糙　　　　D. 灰暗，变薄

E. 渗出

27. 在医德评价标准中，医疗行为是否有利于人类生存环境的保护和改善，指的是
   A. 疗效标准　　　　　　B. 社会标准
   C. 经济标准　　　　　　D. 科学标准
   E. 行为标准

28. 不寐痰热扰心证，治疗首选
   A. 涤痰汤
   B. 黄连温胆汤
   C. 安神定志丸合酸枣仁汤
   D. 甘麦大枣汤
   E. 天王补心丹合六味地黄丸

29. 目前观点认为，要做出癫痫持续发作的诊断，患者发生 GTCS 持续时间应超过
   A. 5 分钟　　　　　　B. 10 分钟
   C. 30 分钟　　　　　　D. 1 小时
   E. 24 小时

30. 诊断颅内动脉瘤最有价值的检查是
   A. CT 血管成像　　　　B. MR 血管成像
   C. 腰脊穿刺　　　　　　D. 脑电图
   E. 脑血管造影

31. 下列关于宫颈癌的叙述，错误的是
   A. 吸烟是子宫颈癌的最主要危险因素
   B. 宫颈癌Ⅱ期指肿瘤已超出宫颈，但未达宫壁，或未达阴道下 1/3
   C. 原位癌或微小浸润癌可无明显病灶
   D. 早期宫颈癌多为接触性出血或血水样阴道分泌物
   E. 宫颈刮片细胞学检查是宫颈癌筛查的主要方法

32. 患者酗酒后感上腹剧痛，并向腰部放射，伴发热，恶心呕吐，腹胀。查体：腹平软，上腹呈束带式压痛，腰部可见瘀斑。应首先考虑的诊断是
   A. 急性胰腺炎　　　　　B. 急性胆囊炎
   C. 肾绞痛　　　　　　　D. 急性胃炎
   E. 急性肠炎

33. 肠套叠患儿的粪便
   A. 血水便，有腐败腥臭味
   B. 灰白色便
   C. 冻状便
   D. 果酱色便
   E. 绿色便

34. 疮疡溃后，脓水不净，经内服、外敷等治疗无效而形成瘘管或窦道者，常用
   A. 切开法　　　　　　B. 烙法
   C. 砭镰法　　　　　　D. 挂线法
   E. 挑治法

35. 下列各项，不属于汗证病因病机的是
   A. 肺卫不固　　　　　　B. 营卫失调
   C. 气阴亏虚　　　　　　D. 湿热迫蒸
   E. 肾虚不固

36. 输卵管妊娠破裂最常发生的部位
   A. 间质部　　　　　　B. 峡部
   C. 壶腹部　　　　　　D. 伞部
   E. 宫角

37. 下列不属于痈的特点的是
   A. 早期在局部呈片状稍隆起的紫红色浸润区
   B. 中央形成多个脓栓，破溃后呈蜂窝眼状
   C. 好发于韧厚的颈项、背部
   D. 大多数患者有畏寒发热、食欲不振
   E. 根脚坚硬，状如钉丁，病情变化迅速，易毒邪走散

38. 下肢Ⅱ级坏疽局限于
   A. 局限于足趾部位
   B. 局限于足跖部位
   C. 发展至足背、足跟、踝关节及其上
   D. 局限于膝关节以下
   E. 局限于膝关节与踝关节之间

39. 随着小儿年龄增长，其呼吸、脉搏变动规律是
   A. 同步增加

B. 同步减低

C. 基本不变

D. 呼吸增加、脉搏减低

E. 呼吸减低、脉搏增加

40. 治疗慢性淋巴细胞性甲状腺炎气滞痰凝证应首选

A. 海藻玉壶汤

B. 普济消毒饮合丹栀逍遥散

C. 阳和汤

D. 龙胆泻肝汤合芍药散

E. 知柏地黄汤合当归六黄汤

41. 小儿急性上呼吸道感染的病机关键是

A. 肺卫失宣　　　B. 肺气闭郁

C. 脾虚湿困　　　D. 肺脾气虚

E. 肺肾气虚

42. 1 岁以内婴儿，消瘦型营养不良最先出现的症状是

A. 体重不增

B. 身长低于正常

C. 皮下脂肪减少或消失

D. 皮肤干燥、苍白、失去弹性

E. 肌张力低下，体温偏低，智力迟钝

43. 下列各项，不属胎盘早剥并发症的是

A. 急性肾衰竭

B. 弥散性血管内凝血

C. 诱发早产

D. 胎死宫内

E. 羊水栓塞

44. 过敏性紫癜与免疫性血小板减少症鉴别点是

A. 免疫性血小板减少症出血点高出表面

B. 过敏性紫癜出血点遍布全身

C. 免疫性血小板减少症血小板减少

D. 过敏性紫癜血小板减少

E. 过敏性紫癜出血时间延长

45. 典型麻疹开始出疹的地方为

A. 耳后、发际　　B. 面颊、前额

C. 躯干及四肢　　D. 手足心

E. 全身

46. 下列各项，不受性激素影响发生周期性变化的是

A. 输卵管黏膜　　B. 宫颈管黏膜

C. 子宫内膜功能层　D. 子宫内膜基底层

E. 阴道黏膜

47. 高压蒸汽灭菌法杀灭一切细菌需维持的时间是

A. 15 分钟　　　B. 20 分钟

C. 25 分钟　　　D. 30 分钟

E. 60 分钟

48. 新生儿生理性黄疸出现的时间是

A. 出生后 24 小时内　B. 出生后 2～3 天

C. 出生后 1 周　　D. 出生后 10 天

E. 出生后 12 天

49. 风疹的皮疹特点是

A. 发热 3～4 天后出疹

B. 红色丘疹，疹后脱皮

C. 淡红色斑丘疹，先见于面部，24 小时内波及全身

D. 疹退后有色素沉着

E. 全身皮肤充血潮红

50. 下列有关女性生殖器官的描述，正确的是

A. 子宫形态中空，定期藏泄，故称为"奇恒之府"

B. 子宫韧带的作用是与骨盆底肌及筋膜共同维持子宫正常位置，包括圆韧带、阔韧带、主韧带 3 对

C. 宫颈阴道部为柱状上皮覆盖

D. 前庭大腺位于前庭后方，正常情况下可清楚触及

E. 输卵管分为间质部、峡部、伞部 3 部分

51. 下列各项，属于自体输血禁忌的是

A. 血型特殊　　　B. 凝血因子缺乏

C. 胸部闭合性外伤　　D. 脾破裂

E. 肝叶切除

52. 以下不属于子宫肌瘤手术指征的是

A. 肌瘤扭转引起急性腹痛

B. 有膀胱、直肠压迫症状

C. 近绝经年龄

D. 疑有肉瘤变

E. 月经过多，继发贫血

53. 下肢深静脉血栓形成最严重的并发症是

A. 血栓性浅静脉炎

B. 下肢静脉曲张

C. 溃疡形成

D. 肺栓塞

E. 下肢静脉破裂出血

54. 无排卵性异常子宫出血血瘀证，治疗首选

A. 逐瘀止崩汤　　　　B. 血府逐瘀汤

C. 失笑散　　　　　　D. 桃红四物汤

E. 膈下逐瘀汤

55. 成熟卵泡的直径是

A. 10 ～ 12mm　　　B. 13 ～ 14mm

C. 24 ～ 28mm　　　D. 15 ～ 17mm

E. 18 ～ 23mm

56. 淋病的首选治疗药物是

A. 维生素类　　　　　B. 青霉素类

C. 皮质类固醇激素　　D. 四环素

E. 抗组胺类药

57. 喉返神经受到食管癌直接侵犯，所引起的早期症状为

A. 吞咽困难　　　　　B. 胸骨后疼痛

C. 声音嘶哑　　　　　D. 呕血

E. 体重减轻

A2 型题

> **答题说明**
>
> 　　每道考题由两个以上相关因素组成或以一个简要病历形式出现，其下面有 A、B、C、D、E 五个备选答案，请从中选择一个最佳答案，并在答题卡上将相应题号的相应字母所属的方框涂黑。

58. 患者，男，44 岁。4 年前出现腹痛腹泻，夹有脓血，经服用柳氮磺吡啶及激素灌肠治疗半年后症状控制，后反复发作，迁延未愈，此后长期服用中药治疗。现症见：腹泻，日行 2 ～ 3 次，夹有少量脓血，腹痛喜温喜按，腹胀，腰膝酸软，食少，形寒肢冷，神疲懒言。查体：腹平软，脐周有压痛，无肌紧张及反跳痛，未及腹块，肠鸣音 6 次 / 分。舌质淡，有齿痕，苔白润，脉沉细。辅助检查：肠镜示：乙状结肠、直肠黏膜血管纹理模糊紊乱，黏膜充血、水肿；可见弥漫性、多发性溃疡。治疗首选方剂是

A. 痛泻要方　　　　　B. 驻车丸

C. 四君子汤　　　　　D. 四妙丸

E. 理中汤合四神丸

59. 患者，男，50 岁。胃脘规律性隐痛，似饥而不欲食，口干而不欲饮，纳差，干呕，手足心热，大便干，舌红少津少苔，脉细数。胃镜见胃窦处溃疡。治疗首选

A. 黄连温胆汤　　　　B. 增液承气汤

C. 益胃汤　　　　　　D. 清胃散

E. 黄芪建中汤

60. 患者，男，56 岁。近期感觉心前区疼痛，伴有烧灼感，休息几分钟后疼痛消失，自觉胸闷痛，心悸盗汗，虚烦不寐，腰膝酸软，头晕耳鸣，舌红少苔，脉沉细数。治疗首选

A. 左归丸

B. 归脾汤

C. 右归丸

D. 生脉散合炙甘草汤

E. 参附汤合右归丸

61. 患者，男，60岁。2年前开始出现频繁咳嗽，痰中带血，2年来进行性体重下降。现症见：咳嗽，咳痰，胸闷胀痛，面青唇暗，肺中积块，舌质暗紫，脉涩。胸部CT：近右肺门处类圆形阴影，边缘毛糙，有分叶。治疗首选

A. 导痰汤　　　　　　B. 血府逐瘀汤

C. 沙参麦冬汤　　　　D. 复原活血汤

E. 少腹逐瘀汤

62. 患者，男，66岁。近2年胸部膨满，喘咳不能平卧，咳痰清稀，心悸，面浮，下肢浮肿，腹部胀满有水，脘痞，纳差，尿少，怕冷，面唇青紫，舌苔白滑，舌体胖质暗，脉沉细。体征：桶状胸，触诊双侧语颤减弱，叩诊呈过清音。X线胸片：双肺野透亮度增加，纹理增粗。肺功能检查：吸入支气管舒张药后，FEV_1/FVC 为56%，治疗首选

A. 小青龙汤

B. 真武汤合五苓散

C. 三子养亲汤合二陈汤

D. 越婢加半夏汤

E. 涤痰汤

63. 患者，男，间断胃脘疼痛1年，痛如针刺，痛有定处，拒按，入夜尤甚，舌暗红，脉弦涩。胃镜下可见黏膜充血、色泽较红、边缘模糊、红白相间。治疗首选

A. 血府逐瘀汤　　　　B. 失笑散合丹参饮

C. 柴胡疏肝散　　　　D. 通窍活血汤

E. 化肝煎合左金丸

64. 患者，男，近2年每遇寒便会出现咳嗽、咳痰症状，迁延数月，3日前受凉后复发。现症见：咳嗽，喘逆不得卧，咳吐清稀白沫痰，量多，遇冷空气刺激加重，兼恶寒肢冷，微热，小便不利，舌苔白滑，脉弦紧。血常规：WBC 11.2×10^9/L，N 82.7%。胸片：可见肺纹理增多、变粗、扭曲，呈条索状阴影，向肺野周围延伸，以两肺中下野明显。治疗首选

A. 大青龙汤　　　　　B. 小青龙汤

C. 清金化痰汤　　　　D. 黄连解毒汤

E. 麻杏石甘汤

65. 患者，男，心肺复苏后，症见：神志恍惚，气粗息涌，喉间痰鸣，口唇、爪甲暗红，舌质暗，苔厚腻，脉沉实。治疗首选

A. 生脉散　　　　　　B. 菖蒲郁金汤

C. 独参汤　　　　　　D. 黄连温胆汤

E. 炙甘草汤

66. 患者，女，59岁。5年前开始偶尔饮酒后出现心慌，无其他不适，约1～2分钟后自行缓解。5年来心慌症状有逐渐加重的趋势，但一直未予治疗。近1个月来，由于工作持续劳累，经常加班，导致症状明显加重，几乎每日发作，有时候持续2个小时不能缓解。现症见：心慌气短，活动尤甚，眩晕乏力，失眠健忘，纳呆食少，面色无华。查体：心率84次/分，心律绝对不齐，肝脾未及，双下肢无浮肿。舌质淡，苔薄白，脉细弱。辅助检查：心电图呈房颤律，心室率165次/分。24小时动态心电图，提示频发快速性房颤。治疗首选方剂是

A. 安神定志丸　　　　B. 归脾汤

C. 天王补心丹　　　　D. 生脉散

E. 左归丸

67. 患者，身热微恶风寒1日，汗出不畅，头胀痛，目胀，鼻塞，流浊涕，口干而渴，咳嗽，痰黄黏稠，咽燥，舌苔薄白微黄，边尖红，脉浮数。治疗首选方剂是

A. 银翘散　　　　　　B. 桑菊饮

C. 荆防败毒散　　　　D. 参苏饮

E. 新加香薷饮

68. 患者，男，38 岁。脘腹痞塞不舒，胸膈满闷，头晕目眩，身重困倦，呕恶纳呆，口淡不渴，小便不利，舌苔白厚腻，脉沉滑。治疗应首选

A. 保和丸　　　　　　B. 黄连温胆汤

C. 二陈平胃汤　　　　D. 越鞠丸

E. 清气化痰汤

69. 患者，男，60 岁，慢性肾衰竭病史 3 年。现症见：倦怠乏力，气短懒言，纳呆腹胀，腰酸膝软，大便溏薄，口淡不渴，舌淡有齿痕，苔白，脉沉细。治法宜选

A. 温补脾肾　　　　　B. 温扶元阳

C. 补益真阴　　　　　D. 利水消肿

E. 补气健脾益肾

70. TIA 患者，症见头晕目眩，动则加剧，语言謇涩，一侧肢体软弱无力，渐觉不遂，口角流涎，舌质暗淡，有瘀点，苔白，脉沉细无力。治疗首选

A. 镇肝息风汤　　　　B. 补阳还五汤

C. 黄连温胆汤　　　　D. 桃红四物汤

E. 膈下逐瘀汤

71. 患者，女，30 岁。放置宫内节育器后月经量增多，经期延长 2 年余，伴乏力、活动后心悸 2 个月。检查：Hb 50g/L，MCV 66fL，MCH 16pg，MCHC 22%，WBC $6.5×10^9$/L，PLT $240×10^9$/L，血清铁蛋白 3μg/L，最可能的诊断是

A. 功能性子宫出血　　B. 再生障碍性贫血

C. 地中海贫血　　　　D. 缺铁性贫血

E. 巨幼细胞性贫血

72. 患者，女，24 岁。因乏力、心悸 5 个月，牙龈出血、月经量增多 2 个月余就诊。查体：贫血面容，口腔黏膜见出血点，肝、脾、淋巴结未扪及。血常规示：Hb

56 g/L，WBC $2.1×10^9$/L，PLT $25×10^9$/L。分类计数：淋巴细胞 58%，中性粒细胞 42%。下一步应做的检查首选

A. 腹部 B 超　　　　　B. 骨髓检查

C. 凝血试验　　　　　D. 妇科检查

E. 口腔科检查

73. 患者，女，12 岁。全身皮肤多发出血点伴口腔血疱 3 天，黑便 1 天。查体：全身皮肤散在出血点及瘀斑，牙龈渗血，肝脾无肿大。检查：血红蛋白 120g/L，白细胞 $11×10^9$/L，血小板 $7×10^9$/L，骨髓增生活跃，粒系、红系正常，全片可见巨核细胞 31 个。诊断为原发免疫性血小板减少症（急性型）。最应急的处理不包括下列哪项

A. 血小板悬液输注

B. 静脉注射丙种球蛋白

C. 应用达那唑

D. 血浆置换

E. 大剂量甲泼尼龙

74. 患者，男，60 岁。面色苍白，乏力伴牙龈出血半年。现症见：唇甲淡白，气短懒言，疲乏无力，口干舌燥，五心烦热，潮热盗汗，失眠多梦，肋下癥积，舌淡红而瘦，舌苔少，脉细数。检查示 Hb 60g/L，WBC $3.3×10^9$/L，PLT $35×10^9$/L，经骨穿细胞学检查诊断为骨髓增生异常综合征。治疗首选

A. 四物汤　　　　　　B. 膈下逐瘀汤

C. 生脉散　　　　　　D. 八珍汤

E. 大补元煎

75. 患者，男，38 岁。查体发现外围血白细胞计数为 $3.0×10^9$/L，复查结果不变。现症见：神疲乏力，腰膝酸软，纳少便溏，面色㿠白，畏寒肢冷，大便溏薄，小便清长，舌质淡，舌体胖大，苔白，脉沉迟。治疗首选

A. 六味地黄丸

B. 归脾汤

C. 生脉散

D. 八珍汤合无比山药丸

E. 黄芪建中汤合右归丸

76. 患者，女，20岁，确诊1型糖尿病3年。三餐饭前自行注射普通胰岛素，早6U、午6U、晚6U，睡前注射中效胰岛素18U。夜间出现多汗，心悸，手抖，晨起查血糖10.3mmol/L。下一步的措施是

A. 增加晚餐胰岛素用量

B. 增加睡前胰岛素用量

C. 减少晚餐胰岛素用量

D. 减少早饭前胰岛素用量

E. 减少睡前胰岛素用量

77. 患者，女，57岁。有15年肺心病史。1周前，劳累后出现面浮肿，呼吸喘促难续，心悸，胸脘痞闷，尿少，怕冷，纳呆，舌苔白滑，脉沉细。超声心动图有肺动脉增宽和右心增大、肥厚的征象。治疗应首选

A. 苏子降气汤加减

B. 越婢加半夏汤加减

C. 涤痰汤送服安宫牛黄丸、至宝丹

D. 真武汤合五苓散加减

E. 生脉散合血府逐瘀汤加减

78. 患者，男，45岁。1年前体检发现血尿酸升高，当时无症状，未予重视，平时也不注意饮食控制。患者1日前参加同学聚餐，吃较多海鲜及肉食，并饮啤酒约500mL，晨起感觉右侧足大趾关节疼痛，局部肿胀、发热。不恰当的治疗和处理是

A. 足部制动，抬高患肢

B. 口服苯溴马隆

C. 口服秋水仙碱

D. 严格禁酒

E. 口服吲哚美辛

79. 患者，女，30岁，尿路感染反复发作。

现症见：小便淋沥不已，时作时止，劳累后加重，尿热，尿痛，面色无华，神疲乏力，少气懒言，腰膝酸软，食欲不振，口干不欲饮水，舌质淡，苔薄白，脉沉细。治疗首选

A. 八正散

B. 丹栀逍遥散合石韦散

C. 无比山药丸

D. 知柏地黄丸

E. 龙胆泻肝汤

80. 患者，男，50岁，高脂血症病史3年。形体肥胖，肢体困重，食少纳呆，胸腹满闷，头晕神疲，大便溏薄，舌胖边有齿痕，苔白腻，脉滑。查体：血清TC 6.0mmol/L，TG 2.9mmol/L。治疗首选

A. 逍遥散　　　　　B. 保和丸

C. 黄连温胆汤　　　D. 导痰汤

E. 二陈汤

81. 患者，女，65岁，二度Ⅰ型房室传导阻滞病史3年。现症见：心悸气短，动则加剧，汗出倦怠，面色苍白，形寒肢冷，舌淡苔白，脉沉细而无力，治疗首选

A. 参附汤合桂枝甘草龙骨牡蛎汤

B. 天王补心丹

C. 生脉散

D. 参附汤合生脉散

E. 人参四逆汤合桂枝甘草龙骨牡蛎汤

82. 患者，男，40岁。腹大胀满，按之软而不坚，胁下胀痛，饮食减少，食后胀甚，得嗳气或矢气稍减，小便短少，舌苔薄白腻，脉弦。查体见肝掌、蜘蛛痣。实验室检查：上腹部B超提示肝回声明显增强、不均、光点粗大。实验室检查：A/G倒置。治疗首选

A. 一贯煎合膈下逐瘀汤

B. 附子理中汤合五苓散

C. 中满分消丸合茵陈蒿汤

D. 柴胡疏肝散合胃苓汤

E. 实脾饮

83. 儿童手中玩具突然掉落，面色变白，两眼直视，持续十余秒，事后恢复如常，全无记忆，首先考虑为
    A. 癫痫失神发作　　　B. 癫痫阵挛性发作
    C. 癫痫强直性发作　　D. TIA
    E. 蛛网膜下腔出血

84. 患者，女，44 岁。发热、咳嗽 7 天，伴少尿 2 天入院，过去史不详。检查：血红蛋白 60g/L，血肌酐 883μmol/L，血钙 1.43 mmol/L，血清白蛋白 30g/L，尿蛋白（＋），尿红细胞 3 ～ 5/HP。最可能的临床诊断为
    A. 急性肾损伤
    B. 慢性肾功能不全急性加剧
    C. 急性肾小球肾炎
    D. 急性肾盂肾炎
    E. 急进性肾小球肾炎

85. 患者，男，58 岁，高血压病史 3 年。现症见：头痛经久不愈，固定不移，头晕阵作，偏身麻木，胸闷，时有心前区痛，口唇发绀，舌紫，脉弦细涩。血压 160/95mmHg。治疗应首选
    A. 桃红四物汤　　　　B. 涤痰汤
    C. 定痫丸　　　　　　D. 通窍活血汤
    E. 血府逐瘀汤

86. 患者呼吸急促，喉中哮鸣有声，胸膈满闷如塞，咳不甚，咳吐不爽，痰稀薄色白，面色晦滞，口不渴，形寒畏冷，伴恶寒、发热、头痛，舌质淡，舌苔白滑，脉浮紧。治疗首选
    A. 桑白皮汤　　　　　B. 三子养亲汤
    C. 越婢加半夏汤　　　D. 定喘汤
    E. 射干麻黄汤

87. 患者，男，23 岁。有癫痫病史，平素常神疲乏力，恶心泛呕，胸闷纳差，今日突然昏仆，不省人事，面色暗晦萎黄，

手足清冷，双眼半开半闭，僵卧拘急，口吐涎沫，口不啼叫，舌质淡，苔白而厚腻，脉沉细。治疗首选
    A. 左归丸
    B. 六君子汤
    C. 五生丸合二陈汤
    D. 涤痰汤
    E. 黄连解毒汤和定痫丸

88. 患者，男，35 岁。喘逆上气，胸胀，息粗，鼻扇，咳而不爽，吐痰稠黏，形寒，身热，烦闷，身痛，无汗，口渴，苔薄白微黄，舌边红，脉浮数。治疗首选
    A. 桑白皮汤
    B. 小青龙汤
    C. 黄连解毒汤
    D. 二陈汤合三子养亲汤
    E. 麻杏石甘汤

89. 患者，男，72 岁。近五年渐进出现头摇肢颤，运动迟缓，持物不稳，平素腰膝酸软，失眠心烦，头晕，耳鸣，善忘，神呆、痴傻，舌质红，舌苔薄白，脉象细数。治疗首选
    A. 龟鹿二仙膏　　　　B. 人参养荣汤
    C. 知柏地黄丸　　　　D. 右归丸
    E. 地黄饮子

90. 患者，女，62 岁。遍体浮肿，皮肤绷急光亮，胸脘痞闷，烦热口渴，小便短赤，舌红，苔黄腻，脉濡数。治疗首选
    A. 疏凿饮子
    B. 五皮饮合胃苓汤
    C. 越婢加术汤
    D. 麻黄连翘赤小豆汤合五味消毒饮
    E. 实脾饮

91. 患者，女，腹部时有条索状物聚起，腹胀腹痛，聚散无常，按之胀痛更甚，便秘，纳呆，舌苔腻，脉弦滑。治疗首选
    A. 越鞠丸合枳术丸
    B. 逍遥散合木香顺气散

C. 益胃汤

D. 柴胡疏肝散

E. 六磨汤

92. 患儿，5岁。近2天来腹痛绵绵，时作时止，痛时喜按，面色少华，神疲乏力，手足不温，食后腹胀，大便偏稀，唇舌较淡，脉沉稳。治疗应首选

A. 养脏散

B. 香砂平胃散

C. 大承气汤

D. 小建中汤合理中丸

E. 少腹逐瘀汤

93. 肠梗阻患者，症见腹痛腹胀，痞满拒按，恶心呕吐，无排气排便，发热，口渴，小便黄赤，舌质红，苔黄燥，脉洪数。治疗应首选的方剂是

A. 桃仁承气汤　　　B. 复方大承气汤

C. 甘遂通结汤　　　D. 温脾汤

E. 驱蛔承气汤

94. 患儿，7岁。咳嗽喘促2天。症见咳嗽喘息，声高息涌，喉间哮吼痰鸣，胸膈满闷，咳痰黄稠，身热，口渴咽干，大便秘结，舌红，苔黄腻，脉滑数。治疗首选方剂是

A. 大青龙汤　　　B. 小青龙汤

C. 清金化痰汤　　D. 黄连解毒汤

E. 麻杏石甘汤

95. 患者指端隐痛，继而刺痛，灼热肿胀，发红不明显，指末节呈蛇头状，舌红，苔黄，脉数。治疗首选

A. 托里消毒散　　　B. 透脓散

C. 龙胆泻肝汤　　　D. 五味消毒饮

E. 活血散瘀汤

96. 患儿，女，8岁。咳嗽日久不愈，晨起及夜间明显，咽痒阵咳，情志变化时咳甚，胸胁胀痛，烦躁易怒，舌红，苔少，脉弦细。治疗首选

A. 三拗汤合苍耳子散

B. 二陈汤合三子养亲汤

C. 清气化痰汤

D. 泻青丸合泻白散

E. 麻杏石甘汤

97. 患者，女，36岁。产后1个月，腰膝、足跟痛，艰于俯仰，头晕耳鸣，夜尿多，舌淡暗，脉沉细弦。治疗首选

A. 六味地黄丸　　　B. 地黄饮子

C. 养荣壮肾汤　　　D. 独活寄生汤

E. 身痛逐瘀汤

98. 患者，女，25岁。产后10日恶露不绝，量较多，色鲜红，质黏稠，有臭气，面色潮红，口燥咽干，舌红，苔少，脉细数。治疗首选

A. 保阴煎　　　　　B. 归脾汤

C. 清经散　　　　　D. 上下相资汤

E. 六味地黄丸

99. 患者，女，43岁。偶有小腹隐痛，经期剧痛，并常伴有呕吐，诊断为子宫内膜异位症。育有1子，无生育要求，口服中西药效果不明显，最佳处理方法为

A. 根治性手术

B. 切除子宫

C. 保留卵巢功能手术

D. 期待疗法

E. 用止痛药物

100. 患者，女，18岁。月经未初潮，体质虚弱，全身发育欠佳，第二性征发育不良，腰腿酸软，头晕耳鸣，倦怠乏力，夜尿频多，面色晦暗，眼眶暗黑。舌淡暗，苔薄白，脉沉细。治疗首选

A. 加减苁蓉菟丝子丸

B. 归肾丸

C. 毓麟珠

D. 右归丸

E. 圣愈汤

101. 患者，男，27岁。发现颈前肿块3个月，诊断为"甲状腺腺瘤"，局部时有发胀，胸闷，气急气短，有痰难咳，舌暗红有瘀斑，脉细涩。治疗应首选
    A. 八珍汤
    B. 海藻玉壶汤合神效瓜蒌散
    C. 逍遥散
    D. 柴胡疏肝散
    E. 二陈汤

102. 患者胸部受伤后胁肋刺痛，痛处固定，局部见瘀斑、瘀点，呼吸及咳嗽时疼痛加重，舌质紫暗，脉象沉涩。胸部X线：肋骨骨折。治疗首选
    A. 十灰散合止嗽散
    B. 柴胡细辛汤
    C. 复元活血汤
    D. 接骨紫金丹
    E. 补阳还五汤

103. 患者在输血的过程中，突发心率加快，咳嗽甚至呼吸困难，肺部大量湿性啰音，咳大量血性泡沫样痰，皮肤发绀，X线摄片显示肺水肿影像。应首先考虑的诊断是
    A. 非溶血性发热反应
    B. 细菌污染反应
    C. 循环超负荷
    D. 过敏反应
    E. 溶血反应

104. 患者，女，31岁。婚后3年未孕，月经先期，经期延长，淋漓不断，赤白带下，腰骶酸痛，少腹坠痛，低热起伏，舌红，苔黄腻，脉弦数。治疗首选
    A. 仙方活命饮　　　　B. 养精种玉汤
    C. 清骨滋肾汤　　　　D. 调经助孕丸
    E. 托里消毒散

105. 患儿，7岁。时值夏令，骤起发热，汗出热不解，头昏，头痛，胸闷，肢体困倦，泛恶，心烦口渴，食欲不振，大便

稀溏，小便短黄，舌质红，苔黄腻，脉数。其证型是
    A. 风热感冒　　　　　B. 时邪感冒
    C. 暑邪感冒　　　　　D. 感冒夹滞
    E. 感冒夹痰

106. 患者，女，60岁。绝经8年，近5个月阴道流血，色紫暗质稠，带下量多、色黄如脓、恶臭，胸闷腹痛，腰酸疼痛，口干咽苦，便秘溲赤；诊断性刮宫证实为子宫内膜癌，舌质红，苔黄腻，脉滑数。治疗首选
    A. 普济消毒饮　　　　B. 黄连解毒汤
    C. 知柏地黄丸　　　　D. 两地汤
    E. 生化汤

107. 患者，女，25岁。左乳内肿块，呈卵圆形，质地坚韧，表面光滑，活动度大，边缘清楚，无压痛。应首先考虑的是
    A. 乳房结核　　　　　B. 乳腺增生症
    C. 乳腺纤维腺瘤　　　D. 乳腺癌
    E. 乳腺导管扩张症

108. 患者肾部损伤，出现腰痛，活动不利，可触到腰部肿块，尿中夹有血块，小便涩痛不爽，面色无华，舌紫，有瘀斑，脉弦涩，首选方剂为
    A. 小蓟饮子　　　　　B. 补中益气汤
    C. 桃红四物汤　　　　D. 知柏地黄丸
    E. 活血散瘀汤

109. 患儿，2岁。舌上、舌边溃烂，色赤疼痛，烦躁多啼，口干欲饮，小便短黄，舌尖红，苔薄黄，指纹紫。治疗应首先考虑的方剂是
    A. 凉膈散　　　　　　B. 泻心导赤散
    C. 清热泻脾散　　　　D. 清胃散
    E. 泻黄散

110. 患者，女，32岁。产后1个月患急性乳腺炎，大量使用抗生素后，乳房结块，质硬不消，微痛不热，皮色暗红，日久

不消，无明显全身症状，舌质瘀紫，苔薄白，脉弦涩。首选方剂为

A. 桃红四物汤   B. 二仙汤

C. 普济消毒饮   D. 归脾汤

E. 四逆散

111. 患者，男，8 岁。轻微发热，一侧耳下腮部漫肿疼痛，边缘不清，触之痛甚，咀嚼不便。舌质红，舌苔薄黄，脉浮数。治疗首选

A. 银翘散   B. 清瘟败毒饮

C. 柴胡葛根汤   D. 龙胆泻肝汤

E. 普济消毒饮

112. 患儿，女，3 个月。口腔、舌面满布白屑，面赤唇红，烦躁不宁，吮乳啼哭，大便干结，小便短黄，舌红，苔黄厚，指纹紫滞，治疗应首选

A. 清热泻脾散   B. 泻黄散

C. 六味地黄丸   D. 导赤散

E. 清胃散

113. 患者，女，53 岁。近 3 年阵发性烘热汗出，头晕目眩，腰膝酸软，口燥咽干，月经紊乱，月经先期，月经量时多时少，色鲜红，质稠，失眠多梦，健忘，阴部干涩，感觉异常，溲黄便秘，舌红，少苔，脉细数。治疗首选

A. 镇肝息风汤   B. 苓桂术甘汤

C. 知柏地黄丸   D. 杞菊地黄丸

E. 二仙汤合二至丸

114. 患者，女，30 岁。妊娠 40 天，恶心呕吐，严重时食入即吐，呕吐酸水苦水，口苦咽干，头晕而胀，胸胁胀痛，舌质红，苔薄黄，脉弦滑数。治疗首选

A. 香砂六君子汤

B. 橘皮竹茹汤

C. 寿胎丸加党参、白术

D. 胎元饮

E. 生脉散合增液汤

115. 患儿，男，6 岁。梦中尿出，寐不安宁，易哭易惊，白天多动少静，记忆力差，五心烦热，形体较瘦，舌红少苔，脉沉细而数。首选方剂

A. 六味地黄丸

B. 交泰丸合导赤散

C. 补中益气汤合缩泉丸

D. 菟丝子散

E. 黄连阿胶汤

116. 患儿，8 岁。大便闭涩，嗳气频作，肠鸣矢气，胸胁痞闷，腹中胀痛，舌质红，苔薄白，脉弦。治疗首选

A. 润肠丸   B. 六磨汤

C. 大承气汤   D. 枳实导滞丸

E. 麻子仁丸

117. 患儿，13 岁。尿血淡红，小便频数，纳食减少，精神疲惫，面色苍黄，气短声低，头晕耳鸣，腰膝酸软，形寒肢冷，便溏，舌质淡，苔白，脉沉弱。其选方最宜

A. 知柏地黄丸   B. 济生肾气丸

C. 归脾汤   D. 小蓟饮子

E. 连翘败毒散

118. 患者有慢性前列腺炎史 3 年，症见少腹、睾丸、会阴胀痛不适，舌有瘀点，脉弦滑，治疗应首选的方剂是

A. 右归丸   B. 八正散

C. 抵当汤   D. 大分清饮

E. 前列腺汤

119. 患者，男，66 岁。有高血压病史 10 余年。2 年来双下肢发凉麻木，时有小腿部抽痛及间歇性跛行，近来足痛转为持久性静止痛，夜间尤甚，往往抱膝而坐，足背动脉搏动消失。其诊断是

A. 血栓闭塞性脉管炎

B. 雷诺氏病

C. 糖尿病足

D. 动脉硬化性闭塞症

E. 动脉栓塞

120. 患儿，男，4岁。发热咳嗽3天，喷嚏流涕，两目红赤，泪水汪汪，畏光羞明，咽喉肿痛，体倦食少，小便短黄，口腔两颊黏膜近臼齿处见麻疹黏膜斑，舌质偏红，苔薄黄，脉浮数。治疗应首选

A. 宣毒发表汤　　　B. 清解透表汤

C. 透疹凉解汤　　　D. 解肌透痧汤

E. 凉营清气汤

121. 患者，女，39岁。近半年时发少腹部隐痛，痛连腰骶，低热起伏，劳累时加重，带下量多、色黄、质黏稠；胸闷纳呆，口干不欲饮，大便溏，小便黄赤；舌体胖大，色红，苔黄腻，脉弦数。治疗首选

A. 银甲丸　　　　　B. 少腹逐瘀汤

C. 膈下逐瘀汤　　　D. 理冲汤

E. 理中汤

122. 患者，女，38岁。外阴奇痒难忍，灼热疼痛1周，自外用达克宁栓无明显好转。带下量多、色黄气秽，局部皮肤黏膜粗糙肥厚，平素胸闷烦躁，口苦口

干，溲赤便秘，舌红，苔黄腻，脉弦数。治疗首选

A. 五味消毒散　　　B. 完带汤

C. 逍遥散　　　　　D. 龙胆泻肝汤

E. 知柏地黄丸

123. 患者，女，32岁。经行时间延长，带血时间常在10天左右，量少，色深红，混杂黏液，质稠，平时带下量多、色黄臭秽，腰腹胀痛，小便短赤，大便黏滞，舌红，苔黄腻，脉滑数。治疗首选

A. 固经丸　　　　　B. 龙胆泻肝汤

C. 安冲汤　　　　　D. 两地汤

E. 完带汤

124. 患者，女，31岁，已婚。人工流产术后1年，经行腹痛逐渐加重，喜按喜温，月经经量多，色淡质稀，面色少华，神疲乏力，纳差便溏，舌淡暗，边有齿痕，苔白腻，脉细无力。妇科检查：后穹隆可触及蚕豆大小的触痛性结节。治疗应首选

A. 血府逐瘀汤　　　B. 理冲汤

C. 桃红四物汤　　　D. 补中益气汤

E. 银甲丸

A3 型题

答题说明

以下提供若干个案例，每个案例下设若干道试题。请根据案例所提供的信息，在每一道试题下面的 A、B、C、D、E 五个备选答案中选择一个最佳答案，并在答题卡上将相应题号的相应字母所属的方框涂黑。

（125～127题共用题干）

患者，男，51岁。高血压病史20年。平素头晕目眩，头重如蒙，肢体麻木，胸脘痞闷。突然出现短暂性神经功能缺失。彩色经颅多普勒（TCD）可见血管狭窄，动脉粥样硬化斑块。舌质暗，苔白腻，脉涩。

125. 应首先考虑的诊断是

A. PD　　　　　　　B. TIA

C. ICH　　　　　　　D. SAH

E. VD

126. 中医治法为

A. 平肝息风，育阴潜阳

B. 补气养血，活血通络

C. 豁痰化瘀，通经活络

D. 祛风通络，养血和营

E. 辛温开窍，豁痰息风

127. 首选中医方剂为
    A. 黄连温胆汤合桃红四物汤
    B. 天麻钩藤饮
    C. 真方白丸子
    D. 补阳还五汤
    E. 镇肝息风汤

（128～130题共用题干）

患者，女，30岁，已婚。月经周期正常，但经量多（5包纸/次），色深红、质稠，心烦口渴，尿黄便结，舌红苔黄，脉滑数。妇科盆腔及B型超声波检查无异常，基础体温呈双相。

128. 西医诊断为
    A. 无排卵性异常子宫出血
    B. 排卵性月经过多
    C. 黄体功能不足
    D. 子宫内膜不规则脱落
    E. 排卵期出血

129. 中医治法为
    A. 清热凉血，固冲止血
    B. 滋肾养阴，固冲止血
    C. 补气升提，固冲止血
    D. 养阴清热，养血调经
    E. 清热除湿，化瘀止痛

130. 中医治疗应首选
    A. 保阴煎   B. 清经散
    C. 两地汤   D. 固阴煎
    E. 丹栀逍遥散

（131～133题共用题干）

患者，男，72岁。腹股沟内侧出现半球形疝出物，不能完全回纳，不进入阴囊，不伴有疼痛及其他症状。

131. 应首先考虑的是
    A. 腹股沟斜疝   B. 腹股沟直疝
    C. 股疝   D. 脐疝
    E. 腹部切口疝

132. 发生部位为
    A. 腹股沟三角   B. 腹股沟管浅环
    C. 卵圆窝   D. 闭孔
    E. 腹股沟管深环

133. 早期可采取的治疗方法是
    A. 疝带治疗   B. 疝修补术
    C. 高位结扎   D. 巴西尼法
    E. 麦可威法

（134～136题共用题干）

患儿，女，8岁。1年前出现皮肤出血点而后消失，后反复出现数次。现症见：皮肤紫斑，颜色暗淡，神疲乏力，面色萎黄，食欲不振，大便溏泄，头晕心悸。查体：肝脾未触及，皮肤瘀斑，色暗淡，舌淡红，苔薄，脉细弱。辅助检查：白细胞计数 $8.71×10^9$/L，血红蛋白118g/L，血小板计数 $30×10^9$/L，网织红细胞计数1.4%。骨髓象示巨核细胞增加，有成熟障碍。

134. 最可能的诊断是
    A. 免疫性血小板减少症气不摄血证
    B. 免疫性血小板减少症血热伤络证
    C. 过敏性紫癜血热妄行证
    D. 过敏性紫癜脾胃虚弱证
    E. 贫血肝肾阴虚证

135. 下列说法错误的是
    A. 免疫性血小板减少症临床以出血为主要症状
    B. 免疫性血小板减少症血小板计数 $< 100×10^9$/L，急性型大多 $< 20×10^9$/L
    C. 过敏性紫癜多见于下肢、臀部皮肤，为出血性斑丘疹
    D. 过敏性紫癜对称分布，血小板常减少
    E. 再生障碍性贫血呈全血细胞减低现象

136. 治疗首选方剂是

A. 归脾汤　　　　B. 参苓白术散　　　　　E. 四君子汤

C. 犀角地黄汤　　D. 清瘟败毒饮

B 型题

答题说明

两道试题共用 A、B、C、D、E 五个备选答案，备选答案在上，题干在下。每题请从中选择一个最佳答案，并在答题卡上将相应题号的相应字母所属的方框涂黑。每个备选答案可能被选择一次、两次或不被选择。

（137～138 题共用备选答案）

A. 一度房室传导阻滞

B. 二度Ⅱ型房室传导阻滞

C. 二度Ⅰ型房室传导阻滞

D. 三度房室传导阻滞

E. 窦房传导阻滞

137. P 波与 QRS 波群无固定关系，可见室性自主心律的心电图表现是

138. P-R 间期固定，QRS 波群有脱漏的心电图表现是

（139～140 题共用备选答案）

A. 类风湿关节炎

B. 风湿热

C. 系统性红斑狼疮

D. 痛风

E. 假性痛风

139. 患者，女，40 岁。四肢近端小关节呈对称性梭形肿胀畸形，晨僵明显。实验室检查：RF（＋），最可能的诊断是

140. 患者，男，66 岁。膝关节疼痛、僵硬，X 线检查见软骨钙化。实验室检查：血尿酸正常，滑囊液检出焦磷酸钙结晶，最可能的诊断是

（141～142 题共用备选答案）

A. 重点沟通　　　B. 深入沟通

C. 全面沟通　　　D. 细致沟通

E. 快速沟通

141. 对门诊初诊患者，医生沟通的方式

142. 对复诊患者，医生沟通的方式

（143～144 题共用备选答案）

A. 清水

B. 生理盐水

C. 2% 碳酸氢钠溶液

D. 高锰酸钾溶液（1∶5000）

E. 0.45% 氯化钠

143. 口服美曲膦酯急性中毒时洗胃液忌用

144. 口服有机磷乐果农药急性中毒时，洗胃液忌用

（145～146 题共用备选答案）

A. 增殖期子宫内膜

B. 子宫内膜不典型增生

C. 混合型子宫内膜

D. 高度分泌反应

E. 分泌期内膜腺体分泌不良

145. 基础体温单相，子宫内膜可能出现的变化是

146. 黄体功能不足，子宫内膜可能出现的变化是

（147～148 题共用备选答案）

A. A 组乙型溶血性链球菌感染

B. 肺炎链球菌感染

C. 大肠杆菌感染

D. EB 病毒感染

E. 柯萨奇 A 组病毒感染

147. 引起小儿急性肾小球肾炎最常见的病因是

148. 引起小儿疱疹性咽峡炎的病因是

（149～150题共用备选答案）

A. 皮色焮红，灼热疼痛，遇冷则痛减

B. 皮色不红、不热，酸痛，得温则痛缓

C. 痛无定处，忽彼忽此，走注甚速，遇风则剧

D. 攻痛无常，时感抽掣，喜缓怒甚

E. 痛而酸胀，肢体沉重，按之出现可凹陷性水肿或见糜烂流滋水

149. 风痛的特点是

150. 气痛的特点是